방제학 입문

필독서

편저 최현명

시리즈 2 탕두가결

ORIENTAL MEDICINE

GUIDE BOOK

도서출판 정담

탕두가결 서문

고인(古人)이 병을 치료할 때, 약에 군신좌사(君臣佐使)를 두고, 처방에 기우(奇偶)를 두며, 방제(方劑)에는 대소(大小)를 두어, 이로써 탕두(湯頭, 처방의 이름)가 유래하였다.

장중경(張仲景)은 방서(方書)의 조상이라 할 수 있는데, 그가 지은 상한론(傷寒論)에는 태양증(太陽證), 소양증(少陽證), 태음증(太陰證), 소음증(少陰證)을 기록해놓았고, 또 마황증(麻黃證), 계지증(桂枝證), 시호증(柴胡證), 승기증(承氣證) 등이 있다. 후자는 질병을 부를 때 병명(病名)으로 하지 않고, 약재나 처방의 이름으로 병증을 부른 것인데, 이것은 후인들이 편하게 사용하기 위함이니 장중경이 탕두(湯頭)를 대강 지었겠는가? 지금 사람들은 증후(症候)를 제대로 변증하지도 않고, 탕두(湯頭)를 사용하지 않는다. 그렇게 해놓고, 마음가는대로 치료하니, 이는 기구를 만드는데 법도가 없는 것이고, 행진할 때 행렬이 맞지 않는 것이다. 이러한 상황이니 질병치료가 어려울 수밖에 없다.

옛 사람들은 처방을 만들 때 군신좌사로써 기초를 삼고, 배오를 합당하게 하였다. 따라서 옛 사람을 좇아서 치료하는 것이 결국 올바르게 치료하는 것이다. 이 말은 의미가 심히 깊고, 금과옥조(金科玉條) 같아 후인들은 모범을 삼아야한다.

처방을 잘 사용하게 되면, 신명(神明)이 생기고, 처방과 약재를 능수능란하게 변통(變通)하게 된다. 잘 모르는 사람이 언뜻 보면, 약을 쓰는 것이 회음에 배수진[1]을 친 것과 같아서 처방의 의미를 의심하나, 그것은 병법(처방)의 중심을 알지 못하는 것이다.

구본(舊本)에는 말이 많고, 잘못된 것이 있으며, 뜻이 뚜렷하지 않아 좋은 판본이라 할 수 없었다. 그래서 다시 편집하였는데, 주병증(主病證)을 가결에 넣고, 사이에 고인(古人)들이 용약(用藥)하고 창방(創方)한 의미를 넣었다. 어떤 병에 어떤 처방이라는 문(門)을 나누어 의미를 갖추었고, 이법(理法)을 갖추었으며 체용(體用)을 온전하게 갖추었다. 천고(千古)의 심전(心傳)이 이에 올곧아졌다.

이는 실로 의문(醫門)의 정종(正宗)이고 사람을 살리는 도(道)이다. 그러나 옛 처방들의 수가 심히 많아서, 다 싣기에 어려움이 있어 자주 사용하는 것만 가려, 200여개의 가결(歌訣)을 실었고, 정방(正方)과 부방(附方)을 모두 합하면 300여개인데 실로 뛰어남이 있다. 대체로 쉬워, 쉽게 알 수 있고, 짧아서 쉽게 외울 수 있다. 이로써 강령을 내걸으니, 능히 처방에 통달할 수 있고 무궁한 변화에 응할 수 있다. 좋은 독자가 뜻을 더함이 옳다.

康熙 甲戌 夏月 休寧 八十老人 汪昂 題

강희년 33년 (1694년) 여름 아무 걱정없는 팔순 노인 왕앙이 표제함.

[1] 한신의 고사

편저자 서문

예로부터 의학에 입문하는 의생들에게 가결로 된 책들을 암송하게 했습니다. 가결은 노래이기 때문에 쉽게 외워지는데, 음률에 맞게 쓰였기 때문에 의학서 이전에 예술적 가치도 높다고 할 수 있습니다.

그렇게 가결로 된 책들은 한 가지가 아닌데, 대표적인 예는 우리가 흔히 아는 약성가(藥性歌)입니다. 본초학을 가장 쉽게 배우는 방법은 바로 이 약성가를 외우는데 있습니다. 워낙 유명한 약성가이기 때문에 여러 가지 버전(7언시, 8언시)이 존재합니다. 본초학에 약성가가 있다면 방제학에는 왕앙이 지은 탕두가결(湯頭歌訣)이 있습니다. 이 탕두가결은 임상에서 유용한 처방을 가결로 만들어 쉽게 학습할 수 있도록 만들어놓은 책입니다.

왕앙(汪昻, 1615~1699)은 명나라 말과 청나라 초에 활동한 의학자입니다.[2] 주요 저서로는 본초비요(本草備要)가 있습니다. 주로 활동한 지역은 강서성(江西省)이었는데, 소년 시절부터 고금(古今)의 문헌에 탁월했고, 의학 뿐만 아니라 문학에 능한 것이 여러 가결(歌訣)을 지은 것으로 드러납니다. 왕앙은 30대에 의학에 입문하였는데, 늦은 나이였지만 의학에 정진하여 진단과 변증을 잘 하

---

[2] 汪昻의 著書에 나타난 醫學思想에 관한 硏究, 류호균, 2003년 대전대학교

였고, 저술에 힘썼습니다. 본초비요(本草備要), 의방집해(醫方集解), 탕두가결(湯頭歌訣), 소문영추유찬약주(素問靈樞類纂約注) 등의 좋은 책들을 저술하였습니다.

탕두가결은 그가 1694년도에 지은 책입니다. 당시의 의사들이 증후를 분별하지 않고, 마음대로 치료를 하는 것을 개탄하며, 고인(古人)들이 군신좌사(君臣佐使)의 배합을 맞게 사용한 방법을 따라야 한다고 주장하였습니다. 탕두가결을 잘 살펴보면 이법방약(理法方藥)을 완벽하게 나누어 놓은 것을 살펴볼 수 있는데, 왕앙이 가결의 암기에만 중점을 둔 것이 아니라 체계적인 방제 분석과 이해를 통해 방제의 완법(完法)을 추구했던 것을 알 수 있습니다. 탕두가결은 특히 언어가 깔끔하고 운율이 아름다워 현재까지도 의학에 입문하는 사람들이 많이 찾고 있습니다.

탕두가결은 증보(增補)가 된 것까지 따지면 본방(本方)만 300개가 넘습니다. 부방(附方)까지 따지면 400개가 넘어가기 때문에 모든 가결을 암기하는 것은 불가능합니다. 그렇지만 자주 사용하는 처방이나 유명한 처방들 위주로 암기를 한다면 큰 도움이 될 것입니다.

특히 이 책은 군신좌사를 명확히 나누었기 때문에 처방에서 군약(君藥)과 신약(臣藥)이 어떻게 조화가 되는지, 그리고 좌사약(佐使藥)이 어떤 식으로 짝을 이루고, 어떤 식으로 배오가 되는지 분석해볼 수 있고 학습할 수 있습니다. 이것은 나중에 왕앙과 기존 처방을 뛰어넘어 창방을 하게 될 때 많은 참고가 될 것입니다.

아무쪼록 방제학 학습에 많은 도움이 되길 바라면서, 책에 대한 문의가 있으신 분들은 카카오톡 nicehmchoi로 연락주시면 도움을 드리도록 하겠습니다.

특히 세밀하게 교정을 봐주고, 아낌없는 조언을 해준 문주호 한의사에게 깊이 감사드립니다.

한의원 진료실에서 한의사 **최 현 명** 올림

일러두기

1. 이 책은 가결, 가결의 번역, 조성 및 용법, 효능 및 주치, 설명으로 구성되어 있다.
2. 처방의 제목은 처방명 - 처방의 핵심주치 - 출전으로 구성되어 있다.
3. 가결은 7언시로 되어 있으며, 일곱 글자라는 한계가 있기 때문에 많은 가결에 처방명에 들어간 본초가 빠져 있는데, 그것을 감안하여 해석하였다.(예를 들면 황기별갑산의 가결에는 황기와 별갑이 글자수 한계 때문에 빠져 있다.)
4. 옛날 처방의 경우 도량형이 현재와 맞지 않기 때문에 동의보감과 근대에 주로 사용하는 용량으로 환산해서 기재하였다.
5. 최대한 원전의 의미를 해치지 않도록 해석하였다.

도량형 참고

1분(分) = 375밀리그람

생강 1편(片) = 500밀리그람

대추 1매(枚) = 1.0그람

1촬(撮) = 2g

1돈(錢) = 3.75g

1냥(兩) = 37.5g

1합(合) = 200g

1근(斤) = 600g

생강 1편(片) = 0.5g

대추 1매(枚) = 1g

녹두대(綠豆大) = 94mg

소두대(小豆大) = 188mg

오미자대(五味子大) = 205mg

완두대(豌豆大) = 250mg

검실대(芡實大) = 289mg

오자대(梧子大) = 0.375g

탄자대(彈子大) = 3.75g

1시(匙) = 10ml

1합(合) = 100ml

1홉 = 200ml

1승(升) = 1L

1두[(斗)=말] = 10L

1석[(石)=섬] = 100L

목 차

보익지제(補益之劑)

발표지제(發表之劑)

공리지제(攻裏之劑)

용토지제(湧吐之劑)

화해지제(和解之劑)

표리지제(表裏之劑)

소보지제(消補之劑)

이기지제(理氣之劑)

리혈지제(理血之劑)

거풍지제(祛風之劑)

거한지제(祛寒之劑)

거서지제(祛暑之劑)

리습지제(利濕之劑)

윤조지제(潤燥之劑)

사화지제(瀉火之劑)

제담지제(除痰之劑)

수삽지제(收澁之劑)

살충지제(殺蟲之劑)

옹양지제(癰瘍之劑)

경산지제(經産之劑)

유과(幼科)

1

보익지제 (補益之劑)

보익지제(補益之劑)는 각종
허증(虛證)을 다스리는 처방들이다

허(虛)라는 것은 인체의 정기부족(正氣不足)을 말하는 것으로 기허(氣虛), 혈허(血虛), 음허(陰虛), 양허(陽虛)등의 각종 허손(虛損)을 포괄한다.

허증(虛證)을 다스릴 때는 "虛者補之"라는 소문 삼부구후론(三部九候論)의 원칙에 근거하여 보기(補氣), 보혈(補血), 보음(補陰), 보양(補陽)하는 약재와 처방을 사용하며, 환자에 맞게 변증(辨證)하여 처방을 선택해야 한다.

1. 사군자탕四君子湯[1] 助陽補氣

四君子湯中和義사군자탕중화의 蔘朮茯苓甘草比삼출복령감초비
益以夏陳名六君익이하진명육군 祛痰補氣陽虛餌거담보기양허이
除卻半夏名異功제각반하명이공 或加香砂胃寒使혹가향사위한사

四君子湯은 中和[2]의 의미이며, 人蔘, 白朮, 茯苓, 甘草로 구성된다. 半夏, 陳皮를 더하면 六君子湯이라고 이름하며, 祛痰, 補氣하고 陽虛를 낫게 한다. 半夏를 제거하면 異功散이라 이름하고, 香附子, 砂仁을 가하여 胃寒을 치료한다.

【附方】

육군자탕(六君子湯), 이공산(異功散), 향사육군자탕(香砂六君子湯)

【조성 및 용법】

人蔘, 白朮, 茯苓, 炙甘草 各8g을 水煎服한다.

【효능 및 주치】

益氣健脾.

脾胃氣虛으로 인한 面色萎白, 語聲低微, 四肢無力, 食少便溏, 舌質淡, 脈虛緩無力한 증을 다스린다.

---

1 태평혜민화제국방(太平惠民和劑局方)

2 중화는 성질이 화평하고 한곳으로 치우치지 않는 것을 말함

【설명】

사군자탕(四君子湯)은 보기(補氣)의 기본 처방이다.

후세방(後世方)에서 사용하는 처방들 중에 사군자탕에서 파생된 처방이 많다. 사군자탕을 복용하면 기(氣)를 보충하고, 비위(脾胃)를 보하여 기혈(氣血)을 생겨나게 할 수 있다.

- **君藥**: 인삼 – 大補脾胃之氣
- **臣藥**: 백출 – 燥濕健脾
- **佐藥**: 복령 – 淡滲利濕, 小便出
- **使藥**: 자감초(甘溫) – 益氣, 調和諸藥

사군자탕(四君子湯)에 반하(半夏)와 진피(陳皮)를 가미하면 육군자탕(六君子湯)이 된다.

부인양방(婦人良方)에 수록되어 있는 육군자탕은 사군자탕에 거담(祛痰)을 더한 처방으로 소화기 증세가 있거나 담음(痰飮)을 겸할 때 사용한다. 건비지구(健脾止嘔)의 효능이 있어서 불사음식(不思飮食), 오심구토(惡心嘔吐), 흉완비민(胸脘痞悶), 대변불실(大便不實), 해수담다희백(咳嗽痰多稀白) 등의 증을 다스린다.

육군자탕에서 반하(半夏)를 빼면 이공산(異功散)이 된다.

소아약증직결(小兒藥證直訣)에 수록된 이공산은 익기건비(益氣健脾), 화위(和胃)하는 효능이 있어서 비위허약(脾胃虛弱)으로 식욕부진(食欲不振), 흉완비민(胸脘痞悶), 구토설사(嘔吐泄瀉)하는 증세를 다스린다. 특히 이공산은 어린아이들 식욕부진에 다용하는 처방으로 약성이 부드럽다.

육군자탕에 목향(木香)과 사인(砂仁)을 가미하면 향사육군자탕(香砂六君子湯)이 된다.

의방집해(醫方集解)에 실려있는 향사육군자탕은 육군자탕에 건비화위(健脾和胃)하는 효능을 강화한 처방이다. 이기지통(理氣止痛)하는 효능이 있어서 비위기허(脾胃氣虛), 한습기체(寒濕氣滯)로 인한 납매애기(納呆噯氣), 완복창만동통(脘腹脹滿疼痛), 구토설사(嘔吐泄瀉)를 다스리는 처방이다.

2. 승양익위탕升陽益胃湯[1] 升陽益胃

升陽益胃蔘朮芪승양익위삼출기 黃連半夏草陳皮황련반하초진피

苓瀉防風羌獨活령사방풍강독활 柴胡白芍薑棗隨시호백작강조수

升陽益胃湯은 人蔘, 白朮, 黃芪, 黃連, 半夏, 甘草, 陳皮, 茯苓, 澤瀉, 防風, 羌活, 獨活, 柴胡, 白芍藥, 乾薑, 大棗로 구성되어있다.

【조성 및 용법】

黃芪 80g, 人蔘, 半夏, 炙甘草 各40g, 羌活, 獨活, 防風, 白芍藥 各20g, 陳皮 16g, 白朮, 茯苓, 澤瀉, 柴胡 各12g, 黃連 8g을 粗末하여 12g씩 生薑, 大棗를 加하여 水煎服한다.

【효능 및 주치】

健脾益氣, 升陽祛濕.

脾胃氣虛에 兼感濕邪로 인한 怠惰嗜臥, 飮食無味, 身體酸重, 肢節疼痛, 口苦舌乾, 大便不調, 小便頻數하거나 惡寒, 舌淡苔白膩, 脈緩無力 등의 증을 다스린다.

【설명】

승양익위탕(升陽益胃湯)은 비위론(脾胃論)에 나오는 처방이다.

이 처방은 기본적으로 비위허약(脾胃虛弱)을 다스리며, 겸하여 습사(濕邪)로 인한 신체산중(身體酸重), 지절동통(肢節疼痛) 등의 증세와 허열(虛熱)로 인한 구고설건(口苦舌乾)등의 증상을 다스린다.

---

[1] 비위론(脾胃論)

- **君藥**: 황기 – 益氣固表
- **臣藥**: 인삼, 백출, 감초 – 益氣健脾
- **佐藥**: 진피, 반하 – 理氣和胃, 化痰降逆
  시호, 방풍, 강활, 독활 – 散風祛濕
  택사, 복령 – 淡滲利尿, 除濕
  백작약 – 調和營衛, 補益氣血
  황련 – 淸熱瀉火, 風藥의 過燥를 豫防

이 약재들이 배오되면, 청양(淸陽)이 원활히 상승(上升)하게 된다.

결론적으로 처방의 이름대로 승양익위(升陽益胃)하면서, 건비보폐(健脾補肺), 청열제습(淸熱除濕), 부정거사(扶正祛邪)하는 처방이 된다.

3. 황기별갑산黃芪鼈甲散[1] 勞熱

黃芪鼈甲地骨皮황기별갑지골피　艽菀蔘苓柴半知교완삼령시반지

地黃芍藥天冬桂지황작약천동계　甘桔桑皮勞熱宜감길상피노열의

黃芪鱉甲散은 黃芪, 鱉甲, 地骨皮, 秦艽, 紫菀, 人蔘, 茯苓, 柴胡, 半夏, 知母, 生地黃, 白芍藥, 天門冬, 肉桂, 甘草, 桔梗, 桑白皮로 구성되며, 勞熱을 다스린다.

【조성 및 용법】

黃芪, 鱉甲, 天門冬 各20g, 地骨皮, 秦艽, 茯苓, 柴胡 各12g, 紫菀, 半夏, 知母, 生地黃, 白芍藥, 桑白皮, 炙甘草 各14g, 人蔘, 桔梗, 肉桂 各6g을 산제로 만들어 40g씩 生薑을 加하여 水煎服한다.

【효능 및 주치】

益氣陰, 淸虛熱.

氣陰兩虛, 虛勞內熱로 인한 五心煩熱, 日晡潮熱, 自汗 或 盜汗, 四肢無力, 飮食減少, 咳嗽咽乾, 脈細數無力 등의 증을 다스린다.

【설명】

황기별갑산(黃芪鱉甲散)은 노열(勞熱)을 다스리는 처방이다.

허로(虛勞)가 심해지게 되면 허열(虛熱)이 생기게 되는데, 이것을 노열(勞熱)이라고 한다. 노열의 증상 중에 오심번열(五心煩熱)은 신음허(腎陰虛)로 인해서 심화(心火)가 비토(脾土)의 중앙에서 날뛰는 것이다. 해수인건(咳嗽咽乾)과 일포조열(日晡潮熱)은 모두 신수부족(腎水不足)과 폐음부족(肺陰不足)으로 발생하게 된다.

---

[1] 위생보감(衛生寶鑑)

- **君藥**: 황기 – 益氣固表
  천문동 – 滋腎清肺
  별갑 – 滋陰除蒸
- **臣藥**: 인삼 – 大補元氣
  생지황, 지모 – 滋陰清熱
  진피, 지골피 – 清虛熱
- **佐藥**: 반하, 복령, 길경 – 健脾化痰, 降肺氣
  자완, 상백피 – 下氣止咳
  시호, 백작약 – 舒肝養血, 調暢氣機
  육계 – 陽生陰長, 陰藥의 滋膩를 豫防
- **使藥**: 자감초 – 調和諸藥

모든 약이 배오되면 표리음양기혈(表裏陰陽氣血)을 전체적으로 보하면서 특히 허로(虛勞)로 인한 번열(煩熱)을 치료하는 좋은 처방이 된다.

현대적으로 몸이 허약하여 발생하는 폐결핵이나 만성기관지염 등에 투여하며, 기침과 허열(虛熱)이 있는 경우에 잘 맞는다. 결핵이 아니더라도 비폐신(脾肺腎)의 기음(氣陰)부족과 허열(虛熱)이 있는 경우라면 처방할 수 있다.

4. 진교별갑산 秦艽鱉甲散[1] 風勞

秦艽鱉甲治風勞 진교별갑치풍로 地骨柴胡及青蒿 지골시호급청호

當歸知母烏梅合 당귀지모오매합 止嗽除蒸斂汗高 지수제증렴한고

秦艽鱉甲散은 風勞를 치료하며,

秦艽, 鱉甲, 地骨皮, 柴胡, 菁蒿에 當歸, 知母, 烏梅이다.

咳嗽를 멎게 하고 骨蒸熱을 제거하며 땀을 收斂한다.

【조성 및 용법】

鱉甲, 地骨皮, 柴胡 各40g, 秦艽, 當歸, 知母 各20g을 粗末하여 20g씩 青蒿5葉, 烏梅5個를 넣어 전탕하고, 空心服한다.

【효능 및 주치】

滋陰養血, 清熱除蒸.

風勞病으로 인한 骨蒸勞熱, 肌肉消瘦, 唇紅頰赤, 困倦盜汗, 咳嗽, 脈細數 등의 증을 다스린다.

【설명】

풍로(風勞)라고 하는 것은 풍사(風邪)가 외부에서 들어왔는데, 치료시기를 놓쳐서 노병(癆病)이 된 것이다.

풍사는 양사(陽邪)로, 인체 내부로 들어오면 열을 발생시키고 음혈(陰血)을 손상시킨다. 이것이 오래되면, 노병(癆病)이 되어 골증열(骨蒸熱)을 발생시키고 도한(盜汗)이 생긴다. 또 오후조열(午後潮熱)이 생기는데, 이것은 풍열(風熱)이 서로 상박(上搏)하고 허화(虛火)가 상염(上炎)하여 발생하는 것으로 관골(顴骨)부위가 붉어지

[1] 위생보감(衛生寶鑑)

는 것을 말한다. 음혈(陰血)이 손상이 되면 몸이 영양을 공급받지 못하여 신체가 마르게 된다. 진교별갑산(秦艽鱉甲散)은 자음(滋陰), 청열제증(清熱除蒸)하여 이러한 풍로(風勞)를 다스리는 처방이다.

- **君藥**: 별갑, 지골피 – 滋陰清虛熱
- **臣藥**: 진교, 시호, 청호 – 解肌退熱
- **佐藥**: 당귀, 지모 – 滋陰養血
  오매 – 斂陰止汗

모든 약재가 배오되면, 자음양혈(滋陰養血)하고 청열제증(清熱除蒸)하는 효능이 있다. 만약 땀이 과다하게 난다면 황기(黃芪)를 가미하여 익기고표(益氣固表)시켜야 하는데, 황기와 오매가 만나면, 오매는 영혈(營血)을 수렴하고 황기는 위기(衛氣)를 실(實)하게 하여 지한(止汗)하는 효능이 배가 된다.

5. 진교부리탕秦艽扶羸湯[1] 肺勞

秦艽扶羸鱉甲柴진교부리별갑시, 地骨當歸紫菀偕지골당귀자완해

半夏人蔘兼炙草반하인삼겸자감, 肺勞蒸嗽服之諧폐로증수복지해

秦艽扶羸湯은 秦艽, 鱉甲, 柴胡, 地骨皮, 當歸, 紫菀, 半夏, 人蔘, 炙甘草이다.
肺癆, 骨蒸, 咳嗽가 있을 때 복용한다.

【조성 및 용법】

柴胡 8g, 秦艽, 人蔘, 當歸, 炙鱉甲, 地骨皮 各6g, 紫菀, 半夏, 炙甘草 各4g에 生薑 3片, 大棗 1枚를 넣고 水煎服한다.

【효능 및 주치】

滋陰退熱, 益氣補血, 化痰止嗽

肺勞로 인한 消瘦乏力, 潮熱自汗, 聲音嘶啞, 咳嗽吐血, 胸悶氣短, 舌紅少苔, 脈細數無力 등의 증을 다스린다.

【설명】

진교부리탕(秦艽扶羸湯)이 다스리는 폐로(肺癆)는 허로(虛勞)의 일종으로 폐(肺)가 약해져서 생긴다.

본방은 폐허화울(肺虛火鬱)과 그로 인한 음허화동(陰虛火動)을 다스려서, 골증조열(骨蒸潮熱), 해수(咳嗽), 권태(倦怠), 자한(自汗) 등의 증상을 다스린다.

[1] 직지방(直指方)

- **君藥**: 시호, 진교 – 解肌熱, 退骨蒸
- **臣藥**: 별갑, 지골피 – 補陰血, 除虛熱
- **佐藥**: 인삼, 당귀 – 益氣養血
  자완, 반하 – 除痰止嗽
- **使藥**: 생강, 대조 – 益氣血, 和營衛
  자감초 – 調和諸藥

모든 약이 배오되면 자음퇴열(滋陰退熱), 익기보혈(益氣補血), 화담지해(化痰止咳)하여 폐의 숙강(肅降)작용을 회복하게 한다.

진교부리탕(秦艽扶羸湯)과 진교별갑산(秦艽鱉甲散)은 모두 청허열(淸虛熱)에 좋은 방제들인데, 원인과 증상에 따라서 선방(選方)한다.

6. 자완탕紫菀湯[1] 勞熱久咳

紫菀湯中知貝母자완탕중지패모, 蔘茯五味阿膠偶삼복오미아교우

再加甘桔治肺傷재가감길치폐상, 咳血吐痰勞熱久해혈토담로열구

紫菀湯의 紫菀, 知母, 貝母는 人蔘, 茯苓, 五味子, 阿膠와 짝을 이루고, 甘草, 桔梗을 다시 加하여 肺傷, 咳血, 吐痰, 勞熱이 오래된 것을 치료한다.

【조성 및 용법】

紫菀, 阿膠, 知母, 貝母 各8g, 桔梗, 人蔘, 茯苓, 甘草 各2g, 五味子 12粒을 水煎溫服한다.

【효능 및 주치】

潤肺化痰, 清熱止嗽.

肺氣大傷와 陰虛火旺으로 인한 久嗽不止, 咳血吐痰, 少氣懶言, 胸脅逆滿 및 肺痿變成肺癰한 증을 다스린다.

【설명】

자완탕(紫菀湯)은 폐기(肺氣)가 크게 상해서 폐위(肺痿)나 폐옹(肺癰)이 된 것을 다스리는 처방이다.

폐허(肺虛)하면 화(火)가 폐(肺)를 상하게 한다. 그로 인해 발열(發熱)과 구수(久嗽)가 생긴다. 또 열(熱)이 진액(津液)을 핍박하게 되면 폐락(肺絡)에 손상이 생겨 가래에 피가 섞여서 나오게 된다. 이것이 심해지면 폐위(肺痿)가 생기게 되며, 더 나아가 부패(腐敗)하게 되면 폐옹(肺癰)이 된다. 이것의 근본 원인은 폐허(肺虛)이기 때문에 보허윤조(補虛潤燥), 보폐청화(補肺清火)하는 자완탕을 투여한다.

---

[1] 왕호고(王好古)

- **君藥**: 아교, 자완 – 潤肺補虛, 消痰止嗽
- **臣藥**: 지모, 패모 – 淸肺瀉火, 潤燥消痰
- **佐藥**: 인삼, 복령 – 補脾益肺
  오미자 – 滋腎斂肺, 助止久嗽
- **使藥**: 길경 – 諸藥上行入肺
  감초 – 益氣, 調和諸藥

모든 약이 배오되면 기음(氣陰)이 회복되고 허화(虛火)가 내려가, 오래된 기침과 담혈(痰血)이 낫게 된다.

7. 백합고금탕百合固金湯[1] 肺傷咳血

百合固金二地黃백합고금이지황 玄蔘貝母桔甘藏현삼패모길감장

麥冬芍藥當歸配맥동작약당귀배 喘咳痰血肺家傷천해담혈폐가상

百合固金湯은 百合, 生地黃, 熟地黃, 玄蔘, 貝母, 桔梗, 甘草, 麥門冬, 芍藥, 當歸가 配合되어 喘咳, 痰血과 肺가 손상된 질병을 치료한다.

【조성 및 용법】

生地黃 8g, 熟地黃 12g, 麥門冬 6g, 百合, 芍藥, 當歸, 貝母, 生甘草 各4g, 玄蔘, 桔梗 各3.2g을 水煎服한다.

【효능 및 주치】

養陰淸熱, 潤肺化痰.

肺腎陰虧, 虛火上炎으로 인한 咳嗽氣喘, 痰中帶血, 咽喉燥痛, 頭暈目眩, 午後潮熱, 舌紅少苔, 脈細數한 증을 다스린다.

【설명】

백합고금탕(百合固金湯)은 폐신음허(肺腎陰虛)를 다스리는 처방이다.

폐(肺)와 신장(腎臟)은 모자(母子)의 관계로 폐가 손상되어 음허(陰虛)하게 되면 신장이 자양(滋養)을 받지 못해서 신수부족(腎水不足)이 발생하게 된다.[2] 역으로 신수(腎水)가 부족해지면 허화(虛火)가 상염(上炎)하게 되어 폐음(肺陰)의 손상이 더욱 심해지고, 해수기천(咳嗽氣喘)의 증세가 나타나게 된다.

[1] 조즙암(趙蕺庵)

[2] 金不生水

- **君藥**: 백합 – 滋陰潤肺, 清熱止咳

  생지황, 숙지황(甘寒) – 滋補腎陰, 清心凉血
- **臣藥**: 맥문동, 현삼 – 滋養肺腎, 增液止咳
- **佐藥**: 패모, 길경 – 潤肺化痰, 清利咽喉, 載藥上行

  당귀, 백작약 – 養血柔肝, 保肺止咳
- **使藥**: 생감초 – 清熱瀉火, 調和諸藥

백합고금탕의 전체 구성을 보면 금수(金水)를 치료하면서 간목(肝木)까지 고려한 처방이라고 할 수 있다.

허화(虛火)가 내려가면 폐가 편안하게 되고 천해(喘咳), 담혈(痰血) 등의 증상은 저절로 낫게 된다. 오후조열(午後潮熱), 맥세삭(脈細數) 등의 증상이 있지만 고한(苦寒)한 약재들은 사용하지 않고, 백합(百合), 생지황(生地黃), 숙지황(熟地黃)등의 감한(甘寒)한 약재들을 사용한 것은 생발지기(生發之氣)를 손상하지 않으면서 근본(根本)을 보(補)하는 의미이다.

8. 보폐아교산 補肺阿膠散[1] 止嗽生津

補肺阿膠馬兜鈴보폐아교마두령 鼠粘甘草杏糯停서점감초행나정

肺虛火盛人當服폐허화성인당복 順氣生津嗽哽寧순기생진수경녕

補肺阿膠散은 阿膠, 馬兜鈴, 鼠黏子(牛蒡子), 甘草, 杏仁, 糯米이다.
肺虛火盛한 사람이 복용하면, 順氣, 生津하여 기침이 멎게 된다.

【조성 및 용법】

阿膠 60g, 黍粘子(牛蒡子) 10g, 甘草 10g, 馬兜鈴 20g, 杏仁 7個, 糯米 40g을 水煎하여, 食後溫服한다.

【효능 및 주치】

養陰補肺, 清熱止咳.

小兒肺虛有熱로 인한 咳嗽氣喘, 咽喉乾燥, 喉中有聲, 或痰中帶血, 舌紅少苔, 脈細數한 증을 다스린다.

【설명】

폐(肺)는 교장(嬌臟)으로 한사(寒邪)와 열사(熱邪)를 견디지 못한다.

특히 폐의 진액부족으로 화열(火熱)이 생기면, 선발숙강(宣發肅降)작용이 원활하지 못하여 해수(咳嗽)와 가래가 생긴다. 만약 기침이 오래되면, 폐락(肺絡)이 손상을 받아 가래에 피가 섞여서 나오게 된다.

1 소아약증직결(小兒藥證直訣)

- **君藥:** 아교 – 滋陰補肺, 養血止血
- **臣藥:** 마두령, 우방자 – 清肺化痰
- **佐藥:** 행인 – 宣降肺氣, 止咳平喘
  나미 – 補脾益肺, 培土生金
- **使藥:** 감초 – 調和諸藥

여섯 가지 약재가 배오되면, 기순진생(氣順津生)하면서 사화녕폐(瀉火寧肺)하여 표본을 겸치한다.

특히 소아의 폐허유화(肺虛有火)로 인해 건해(乾咳)가 있을 때 가장 먼저 고려해야 할 처방이다.

9. 소건중탕 小建中湯 溫中散寒[1]

小建中湯芍藥多소건중탕작약다, 桂薑甘草大棗和계강감초대조화

更加飴糖補中臟갱가이당보중장, 虛勞腹冷服之瘥허로복랭복지차

增入黃芪名亦爾증입황기명역이, 表虛身痛效無過표허신통효무과

又有建中十四味우유건중십사미, 陰斑勞損起沈屙음반노손기침아

十全大補加附子십전대보가부자, 麥夏蓯蓉仔細哦맥하종용자세아

小健中湯은 芍藥이 많이 들어가고 桂枝, 生薑, 甘草, 大棗와 조화를 이루며, 재차 飴糖을 넣어 中臟(脾胃)을 보하는 약이 된다. 虛勞와 腹冷에 사용하면 차도가 있다. 黃芪를 증량하여 넣으면 黃芪健中湯으로 이름하니 表虛身痛에 효과가 지나침이 없다. 또 十四味建中湯이 있는데, 陰瘢과 勞損이 고질병이 된 것에 사용하는데, 十全大補湯에 附子, 麥門冬, 半夏, 肉蓯蓉을 加味한 것이다.

【附方】

황기건중탕(黃芪建中湯), 십사미건중탕(十四味建中湯)

【조성 및 용법】

芍藥 20g, 桂枝 12g, 炙甘草 8g, 生薑 12g, 大棗 4枚, 飴糖 0.5升을 水煎服한다.

[1] 상한론(傷寒論)

【효능 및 주치】

溫中補虛, 和裏緩急.

虛勞裏急으로 인한 腹中時痛, 喜溫喜按, 舌淡苔白, 脈細弦하거나 虛勞而心中動悸, 虛煩不寧, 面色無華, 或手足煩熱, 咽乾口燥 등의 증에 사용한다.

【설명】

소건중탕(小健中湯)은 계지탕(桂枝湯)에 작약(芍藥)을 증량하고 이당(飴糖)을 넣어서 만든 것으로 오장(五臟)과 기혈음양(氣血陰陽)이 모두 허한 사람에게 사용하는 처방이다.

특히 중초가 허한(虛寒)하여 배에 연급(攣急)과 복통(腹痛)이 있는 아이에게 사용할 수 있는데, 이것은 간기(肝氣)가 승비(乘脾)하여 생기는 현상이다.

비(脾)는 중초에 위치하며, 영위와 기혈의 생화지원(生化之源)이 되니, 중초(中焦)를 잘 다스리면 화원(化源)이 충만(充滿)해지고 오장(五臟)이 모두 길러지게 된다. 금궤심전(金匱心典)에서 '음양의 조화로움을 얻으려는 것의 해답은 중기(中氣)에 있으니 중기가 바로 서려면, 반드시 건중(建中)해야 한다[2]'고 하였는데 이것을 말한 것이다.

- **君藥:** 이당 – 補脾益氣, 和裏緩急
- **臣藥:** 작약(酸甘) – 益陰, 養血緩急(桂枝湯의 倍를 使用)
  계지(辛甘) – 化陽, 溫陽祛寒
- **佐藥:** 생강 – 溫胃止嘔
  대조 – 補脾養血
- **使藥:** 자감초 – 養陽, 化陰, 調和諸藥

소건중탕의 핵심 뜻은 온건중초(溫建中焦)이다.

이 여섯 가지 약재의 배합은 신감(辛甘)한 약재로 화양(化陽)하면서도 산감(酸甘)한 약재로 화음(化陰)하게 하여, 리급복통(裏急腹痛), 심중계번(心中悸煩), 수족번열(手足煩熱), 사지산초(四肢酸楚), 몽유실정(夢遺失精)이 나을 수 있는 것이다.

---

2 欲求陰陽之和者, 必于中氣, 求中氣之立者, 必以建中

본 처방에 다시 황기(黃芪)를 가하면 금궤요략(金匱要略)에 나온 황기건중탕(黃芪健中湯)이 된다.

황기를 가하면, 안으로는 기혈을 보익하게 하고, 밖으로는 영위(營衛)를 조화롭게 하기 때문에 외사(外邪)와 정기(正氣)를 겸하여 다스리는 처방이 된다. 허로(虛勞)뿐만 아니라, 상한(傷寒)에 발한(發汗)한 뒤 몸이 아픈 증상과 표허오한(表虛惡寒), 신열유한(身熱有汗), 맥지약(脈遲弱)한 증을 다스린다.

태평혜민화제국방(太平惠民和劑局方)에는 십사미건중탕(十四味建中湯)이 실려 있는데, 이 처방은 십전대보탕(十全大補湯)의 변방이다.

십전대보탕에 부자(附子), 육종용(肉蓯蓉), 반하(半夏), 맥문동(麥門冬)을 가미하고, 생강(生薑), 대조(大棗)를 더한 처방이다. 처방 구성에서도 알 수 있듯이 십사미건중탕은 지냉색탈(肢冷色脫) 등의 허한(虛寒)에 사용할 수 있으며, 심종경계(心忪驚悸), 실혈허적(失血虛積), 음증발반(陰證發斑) 등도 치료할 수 있는 처방이다.

10. 익기총명탕 益氣聰明湯[1] 聰耳明目

益氣聰明湯蔓荊익기총명탕만형, 升葛蔘芪黃柏並승갈삼기황백병
再加芍藥炙甘草재가작약자감초, 耳聾目障服之清이롱목장복지청

益氣聰明湯은 蔓荊子, 升麻, 葛根, 人蔘, 黃芪, 黃栢에 다시 白芍藥과 炙甘草를 가미한 처방으로 耳聾, 目障에 복용하면 낫는다.

【조성 및 용법】

黃芪, 人蔘 各20g, 葛根, 蔓荊子 各12g, 白芍藥, 黃柏 各8g, 升麻 6g, 炙甘草 4g을 水煎服한다.

【효능 및 주치】

補中益氣, 助升清陽

中氣不足, 清陽不升으로 인한 目內生障, 視物昏花, 耳鳴耳聾 등의 증을 다스린다.

【설명】

익기총명탕(益氣聰明湯)은 중기(中氣)의 허약으로 인해 청양(清陽)이 불승(不升)하여 생긴 이목(耳目)의 증상을 치료하는 처방이다.

비위(脾胃)는 십이경맥(十二經脈)의 청기(清氣)를 상승시켜서 두면(頭面)과 공규(空竅)로 가게 하는데, 만약 중기(中氣)가 부족하게 되면 청양(清陽)이 불승(不升)하게 되고, 그로 인해서 간신(肝腎)에 해당하는 이목(耳目)이 총명함을 잃게 된다.

1 동원시효방(東垣試效方)

- **君藥**: 황기, 인삼 – 溫補脾陽, 意在治本
- **臣藥**: 갈근, 승마, 만형자 – 鼓舞清陽, 上行頭目
- **佐藥**: 백작약 – 養血平肝
  황백 – 清熱瀉火
- **使藥**: 자감초 – 調和諸藥

중기(中氣)와 간신(肝腎)을 보하게 되면, 청양(淸陽)이 순조롭게 상승하게 되고, 음화(陰火)가 억제되기 때문에 자연히 구규(九竅)가 통리(通利)되고, 이롱(耳聾)과 목장(目障) 등이 낫게 된다. 그래서 이름을 익기총명탕(益氣聰明湯)이라고 지은 것이다.

11. 독삼탕 獨蔘湯[1] 專補元氣 [增補]

獨蔘功擅得嘉名 독삼공천득가명　血脫脈微可返生 혈탈맥미가반생

一味人蔘濃取汁 일미인삼농취즙　應知專任力方宏 응지전임력방굉

獨蔘湯은 효능이 뛰어나 훌륭한 이름을 얻었다.
血脫하여 脈微한 것을 돌이켜 살릴 수 있다.
人蔘 한 가지를 진하게 즙을 취한 것인데,
사용하면 처방의 힘이 큰 것을 알게 한다.

【조성 및 용법】

人蔘을 濃煎하여 取汁한다.

【효능 및 주치】

大補元氣.

元氣欲脫로 인한 突然出血不止, 大汗出, 面色白, 氣短脈微 등의 증을 다스린다.

【설명】

인삼(人蔘)은 허로내상(虛勞內傷)을 다스리는 가장 중요한 약이다.

일체의 기혈(氣血), 진액(津液)의 부족을 다스리고, 특히 폭탈(暴脫)의 증상을 다스린다. 또한 인삼은 비폐(脾肺)의 기(氣)를 보충하고, 원기(元氣)를 충만하게 하여 탈증(脫證)을 제거한다.

여기에서는 대량의 실혈(失血)로 위급한 상황에서 인삼(人蔘)을 대용량 사용하여 구급하는데, 30~60g을 진하게 달여서 복용하면, 무형(無形)의 기(氣)가 유형(有形)의 혈(血)을 생성하여 혈탈(血脫)의 증을 구할 수 있다.

---

[1] 상한대전(傷寒大全)

12. 구록이선교龜鹿二仙膠[1] 大補精髓 [增補]

龜鹿二仙最守眞구록이선최수진　補人三寶氣精神보인삼보기정신

人蔘枸杞和龜鹿인삼구기화구록　益壽延年實可珍익수연년실가진

龜鹿二仙膠는 眞氣를 수호하는데 가장 좋아서,
사람의 세 가지 보물인 精氣神을 보한다.
人蔘, 枸杞子와 龜板, 鹿角은 수명을 늘리는 진실한 보배라 할 수 있다.

【조성 및 용법】

鹿角 6kg, 龜甲, 枸杞子 1.2kg, 人蔘 600g을 清酒로 교로 만든다. 6g~12g을 淡鹽溫水와 함께 복용한다.

【효능 및 주치】

滋陰填精, 益氣壯陽.
眞元虛損, 精血不足으로 인한 全身瘦削, 陽痿遺精, 兩目昏花, 腰膝酸軟, 久不孕育 등의 증을 다스린다.

【설명】

구록이선교(龜鹿二仙膠)는 녹각(鹿角)과 구갑(龜甲)을 이용하여 정혈(精血)을 보(補)하는 처방이다.

---

[1] 증치준승(證治準繩)

- **君藥:** 녹각 – 溫腎陽, 益精血, 善通督脈
  구갑 – 補陰精, 益氣血, 善通任脈
- **臣藥:** 인삼 – 補益脾肺
  구기자 – 滋養肝腎

본방은 음양(陰陽)을 보익(補益)하는 무난한 보약이다. 특히 수명을 늘려주고, 생정(生精)하여 임신을 돕는다.

13. 보원탕保元湯[1] 溫補氣虛 [增補]

保元補益總偏溫보원보익총편온 桂草蔘芪四味存계초삼기사미존

男婦虛勞幼科痘남부허로유과두 持綱三氣妙難言지강삼기묘난언

保元湯은 補益함이 溫性에 치우쳐 있는데, 肉桂, 甘草, 人蔘, 黃芪의 네 가지이다.
男科, 婦科의 虛勞와 幼科의 痘瘡을 치료하며,
三氣(肺氣, 胃氣, 腎氣)를 보존하는 신묘함이 말하기 어렵다.

【조성 및 용법】

黃芪 12g, 人蔘 4g, 炙甘草 4g, 肉桂 2g에 生薑 1片을 가하여 水煎服한다.

【효능 및 주치】

益氣溫陽.

虛損勞怯, 元氣不足으로 인한 倦怠乏力, 少氣畏寒 및 小兒痘瘡, 陽虛頂陷, 不能發起灌漿 등의 증을 다스린다.

【설명】

보원탕(保元湯)은 원기부족(元氣不足)을 다스리는 처방이다.

다만 양기(陽氣)에 편중되어 있어서 양허(陽虛)를 다스리는 힘이 크다.

---

1 박애심감(博愛心鑑)

• **君藥**: 황기 – 補氣升陽, 托毒生肌
• **臣藥**: 인삼 – 補益脾肺, 大補元氣
• **佐藥**: 육계 – 溫暖元陽
• **使藥**: 자감초 – 益氣和中, 調和諸藥

이 처방은 원기(元氣)를 온보(溫補)하는 처방이다.

기운이 보충되고 허손(虛損)이 회복된다. 다만 처방의 기운이 온성(溫性)에 치우쳐 있어서 음허혈소(陰虛血少)한 사람에게는 사용하지 말아야 한다.

14. 환소단還少丹[1] 溫腎補脾 [增補]

還少溫調脾腎寒환소온조비신한, 茱懷苓地杜牛餐수회령지두우찬

蓯蓉楮實茴巴枸종용저실회파구, 遠志菖蒲味棗丸원지창포미조환

還少丹은 脾腎의 虛寒을 조리하는데, 山茱萸, 懷山藥, 茯苓, 熟地黃, 杜仲, 牛膝, 肉蓯蓉, 楮實, 小茴香, 巴戟天, 枸杞子, 遠志, 石菖蒲, 五味子, 大棗를 丸으로 만든 것이다.

【조성 및 용법】

熟地黃 80g, 懷山藥, 牛膝, 枸杞子 各60g, 山茱萸, 茯苓, 杜仲, 遠志, 五味子, 楮實, 小茴香, 巴戟天, 肉蓯蓉 各40g, 石菖蒲 20g, 紅棗 100枚를 梧桐子 크기의 蜜丸으로 만들고, 12g씩 淡鹽湯과 함께 복용한다.

【효능 및 주치】

溫腎暖脾, 陰陽並補.

脾腎兩虛로 인한 身體瘦弱, 腰膝酸軟, 神疲乏力, 飮食無味, 健忘怔忡, 遺精白濁, 陽痿早泄, 牙齒浮痛 등의 증을 다스린다.

【설명】

환소단(還少丹)은 비신양허(脾腎陽虛)와 정혈부족(精血不足), 심신불교(心腎不交)를 다스리는 처방이다.

환소단이 다스리는 정충(怔忡), 건망(健忘), 유정(遺精), 백탁(白濁)은 심신불교(心腎不交) 때문에 생긴 허증(虛證)들이다.

[1] 양씨가장방(楊氏家藏方)

- **君藥**: 육종용, 파극천 - 溫補腎陽
  숙지황, 구기자 - 滋補腎陰, 陰陽並補
- **臣藥**: 소회향, 저실자 - 散寒補火
  두충, 우슬 - 補腎强腰膝
- **佐藥**: 산약, 복령, 대조 - 健脾益氣
  산수유, 오미자 - 固腎澁精
  창포, 원지 - 交通心腎, 安神

이 처방은 수화(水火)의 평형을 맞추고, 비신(脾腎)을 쌍보(雙補)하는 처방이다.

만약 식욕부진(食欲不振)이 있는 사람은 사인(砂仁), 목향(木香), 진피(陳皮)를 가미해 이기건위(理氣健胃)시킨다.

15. 금궤신기환金匱腎氣丸[1] 治腎祖方 [增補]

金匱腎氣治腎虛금궤신기치신허, 熟地懷藥及山萸숙지회약급산유
丹皮苓澤加附桂단피령택가부계, 引火歸原熱下趨인화귀원열하추
濟生加入車牛膝제생가입차우슬, 二便通調腫脹除이변통조종창제
錢氏六味去附桂전씨육미거부계, 專治陰虛火有餘전치음허화유여
六味再加五味麥육미재가오미맥, 八仙都氣治相殊팔선도기치상수
更有知柏與杞菊경유지백여기국, 歸芍蔘麥各分途귀작삼맥각분도

金匱腎氣丸은 腎虛를 다스리는데,
熟地黃, 懷山藥, 山茱萸, 牧丹皮, 茯苓, 澤瀉에 附子, 肉桂이며
引火歸原하여, 下焦를 따뜻하게 한다.
濟生方에는 車前子, 牛膝을 더 넣어, 濟生腎氣丸을 만들어 사용하였는데,
二便을 通調하고, 腫脹을 제거한다.
錢氏의 六味地黃湯은 金匱腎氣丸에서 附子와 肉桂를 뺀 것인데,
陰虛와 火가 有餘한 것을 전적으로 다스린다.
六味地黃湯에 五味子, 麥門冬을 가한
八仙長壽丸(麥味地黃丸)과 都氣丸[2]은 서로 다른 것을 다스린다.
六味地黃湯에 다시 知母, 黃柏이나 枸杞子, 菊花를 가미하거나,
當歸, 芍藥이나 人蔘, 麥門冬을 가미하면 제각기 主治의 길이 나뉜다.

[1] 금궤요략(金匱要略)

[2] 八仙長壽丸에서 麥門冬을 제거한 것

【附方】

제생신기환(濟生腎氣丸), 육미지황탕(六味地黃湯), 맥미지황환(麥味地黃丸), 도기환(都氣丸), 지백지황환(知柏地黃丸), 기국지황환(杞菊地黃丸), 귀작지황환(歸芍地黃丸), 삼맥지황환(蔘麥地黃丸)

【조성 및 용법】

熟地黃 320g, 山藥, 山茱萸 各160g, 澤瀉, 茯苓, 牡丹皮 各120g, 肉桂, 附子 各40g을 細末하고 蜜丸으로 만들어 9g씩 1일2회 복용한다.

【효능 및 주치】

補腎助陽.

腎陽虛損으로 인한 腰痛脚軟, 身半以下常有冷感, 少腹拘急, 小便不利, 或小便反多, 入夜尤甚, 陽痿早泄, 舌淡胖, 脈虛弱 등의 증을 다스린다.

【설명】

금궤신기환(金匱腎氣丸)은 신양부족(腎陽不足)을 다스리는 유명한 처방이다.

- **君藥**: 숙지황 – 滋補腎陰
  육계, 부자 – 助命門之火, 溫陽化氣
- **臣藥**: 산수유, 산약 – 補肝益脾, 化生精血
- **佐藥**: 택사, 복령 – 利水滲濕, 地黃의 滋膩를 방지
  목단피 – 淸瀉肝火

모든 약이 배오되면, 신양(腎陽)을 보(補)하고, 기화(氣化)를 회복시킨다.

제생방(濟生方)에 실린 제생신기환(濟生腎氣丸)은 금궤신기환(金匱腎氣丸)에 차전자(車前子), 우슬(牛膝)을 넣은 것인데, 신기환의 효능에 리수소종(利水消腫)을 강화한 것으로 신허수종(腎虛水腫), 양허수종(陽虛水腫), 소변불리(小便不利)를 다스린다.

소아약증직결(小兒藥證直訣)에 실려 있는 육미지황환(六味地黃丸)은 금궤신기환(金匱腎氣丸)에서 육계(肉桂)와 부자(附子)를 뺀 것이다.
신음(腎陰)을 자보(滋補)하는 가장 유명한 처방이다. 탕제로도 복용할 수 있는 육미지황환은 남녀노소의 신음부족(腎陰不足)을 다스리는데, 요슬산연(腰膝酸軟), 자한도한(自汗盜汗), 해수발열(咳嗽發熱), 이명인건(耳鳴咽乾) 등의 증을 다스린다.

육미지황탕은 유명한 만큼 변방(變方)도 많다.
수세보원(壽世保元)에는 맥미지황환(麥味地黃丸)이 실려 있다. 원래 이름은 팔선장수환(八仙長壽丸)인데, 육미지황환에 오미자(五味子), 맥문동(麥門冬)을 넣어 만들고, 폐신음허(肺腎陰虛)로 인한 천수(喘嗽)를 다스린다. 여기에서 맥문동을 제거하면 도기환(都氣丸)이 되는데, 폐허노수(肺虛勞嗽), 천부득와(喘不得臥)를 다스린다.

의종금감(醫宗金鑑)에 실려 있는 지백지황환(知柏地黃丸)은 육미지황환에 지모(知母), 황백(黃栢)을 넣은 것인데, 자음강화(滋陰降火)에 효능이 뛰어나기 때문에 골증조열(骨蒸潮熱), 허번도한(虛煩盜汗) 등에 효과가 좋다.

의급(醫級)에 실려 있는 기국지황환(杞菊地黃丸)은 육미지황환에 구기자(枸杞子), 국화(菊花)를 넣은 것인데, 양간명목(養肝明目)하기 때문에 양목혼화(兩目昏花), 시물모호(視物模糊), 안정건삽(眼睛乾澁), 영풍류루(迎風流淚) 등의 허증성의 안질환을 다스릴 수 있다.

증강맥치(症岡脈治)에 실려 있는 귀작지황환(歸芍地黃丸)은 육미지황환에 당귀(當歸), 백작약(白芍藥)을 넣은 처방인데, 신음간혈(腎陰肝血)을 보하며, 두현이명(頭眩耳鳴)과 양협공통(兩脅攻痛)을 다스린다.

험방(驗方)의 삼맥지황환(蔘麥地黃丸)은 육미지황환에 인삼(人蔘), 맥문동(麥門冬)을 넣은 처방이다. 육미지황환의 효능에 익기보폐(益氣補肺)의 효능을 더하여 해수기천(咳嗽氣喘)을 다스린다.

16. 우귀음右歸飮[1] 溫補腎命 [增補]

右歸飮治命門衰우귀음치명문쇠 附桂山萸杜仲施부계산유두충시

地草懷山枸杞子지초회산구기자 便溏陽痿服之宜변당양위복지의

左歸飮主眞陰弱좌귀음주진음약 附桂杜除易茯苓[2]부계두제역복령

右歸飮은 命門火衰를 다스리는데, 附子, 肉桂, 山茱萸, 杜仲, 熟地黃, 甘草, 山藥, 枸杞子이다. 便溏과 陽痿에 복용하면 낫는다.
左歸飮은 眞陰虛弱을 主治하는데, 附子, 肉桂, 杜仲을 제거하고, 茯苓으로 대체한다.

【附方】

좌귀음(左歸飮)

【조성 및 용법】

熟地黃 8~12g, 炒山藥, 枸杞子, 杜仲 各8g, 山茱萸 4g, 炙甘草, 肉桂 各 1~8g, 制附子 1~12g을 水煎服한다.

【효능 및 주치】

溫補腎陽, 填精補血.

腎陽不足으로 인한 氣怯神疲, 腹痛腰酸, 肢冷脈細, 舌淡苔白, 或 陰盛格陽, 眞寒假熱 등의 증을 다스린다.

---

[1] 경악전서(景岳全書)

[2] 탕두가결 원서에는 附桂當除易麥龜라고 하여 좌귀음은 우귀음에서 부자, 육계를 맥문동, 구갑으로 대체한다고 하였지만 실제로는 부자와 육계를 빼고, 복령을 넣었기 때문에 가결(歌訣)을 편저자가 수정하였음

【설명】

우귀음(右歸飮)은 신양부족(腎陽不足), 명문화쇠(命門火衰)를 다스리는 처방이다.

- **君藥**: 부자, 육계 - 溫養腎陽
- **臣藥**: 숙지황, 구기자 - 培補腎陰, 化生腎氣
- **佐藥**: 산약, 산수유 - 補脾益肝, 收斂澁精
  두충 - 强壯益精
- **使藥**: 자감초 - 和中益氣, 調和諸藥

본 처방은 육미지황환(六味地黃丸), 더 나아가서는 금궤신기환(金匱腎氣丸)의 변방으로 익화지원(益火之源)하는 방제이다.

경악전서(景岳全書)에는 우귀음(右歸飮)에서 부자(附子), 육계(肉桂), 두충(杜仲)을 제거하고, 복령(茯苓)을 가미한 좌귀음(左歸飮)이 실려 있다. 좌귀음(左歸飮)은 신음(腎陰)을 보하고, 허화(虛火)를 내려주는 처방으로 요산유정(腰酸遺精), 구건도한(口乾盜汗), 설홍소태(舌紅少苔), 맥세삭(脈細數) 등의 증에 사용한다.

우귀음(右歸飮)은 우신(右腎) 즉 명문지화(命門之火)를 보하기 때문에 우귀(右歸)라는 이름이 붙여졌고, 좌귀음(左歸飮)은 좌신(左腎) 즉 신음(腎陰)을 보하기 때문에 좌귀(左歸)라는 이름이 붙여졌다.

17. 당귀보혈탕當歸補血湯[1] 血虛身熱 [增補]

當歸補血有奇功당귀보혈유기공 歸少芪多力最雄귀소기다력최웅

更有芪防同白朮갱유기방동백출 別名止汗玉屛風별명지한옥병풍

當歸補血湯에는 기이한 효능이 있는데,
當歸 약간과 黃芪를 많이 넣어서 힘이 가장 雄大하다.
또 黃芪, 防風에 白朮을 같이 사용하면,
止汗의 효능이 있는 玉屛風散이라 따로 부른다.

【附方】

옥병풍산(玉屛風散)

【조성 및 용법】

黃芪 40g, 當歸 8g을 水煎溫服한다.

【효능 및 주치】

補氣生血.

血虛發熱로 인한 肌熱面紅, 煩渴欲飮, 脈洪大而虛, 重按無力 등의 증을 다스린다.

【설명】

당귀보혈탕(當歸補血湯)은 혈허발열(血虛發熱)을 다스리는 처방이다.

1 내외상변혹론(內外傷辨惑論)

• **君藥**: 황기 – 補氣生血

• **臣藥**: 당귀 – 養血和血

당귀보혈탕은 황기(黃芪)와 당귀(當歸)로 구성된 간단한 처방이다.

처방에서 황기의 용량은 당귀의 5배에 달하는데 이것은 양생음장(陽生陰長)의 의미를 담고 있다.

본방은 혈허발열(血虛發熱)을 다스리는데, 백호탕증(白虎湯證)과 유사한 점이 있다. 그러나 백호탕증이 실열증(實熱證) 때문에 생긴 대열(大熱), 대한(大汗), 대갈(大渴), 맥홍대(脈洪大)의 증이 있다면, 본방은 허증(虛證)을 다스리는 처방으로 신열(身熱)이 있지만 무한(無汗)하고, 맥대(脈大)하지만 누르면 무력(無力)한 것이 백호탕증과 다르다.

세의득효방(世醫得效方)에 실려 있는 옥병풍산(玉屛風散)[1]은 익기(益氣), 고표지한(固表止汗)의 효능이 있어서 표허자한(表虛自汗)과 허인(虛人)이 풍사(風邪)에 자꾸 감수(感受)되는 것을 다스린다.

---

[1] 백출(白朮) 10g, 황기(黃芪), 방풍(防風) 各4.8g

18. 칠보미염단七寶美髥丹[2] 補益肝腎 [增補]

七寶美髥何首烏칠보미염하수오, 菟絲牛膝茯苓俱토사우슬복령구
骨脂枸杞當歸合골지구기당귀합, 專益腎肝精血虛전익신간정혈허

七寶美髥丹은 何首烏, 菟絲子, 牛膝, 茯苓, 補骨脂, 枸杞子, 當歸를 합한 것이다.
전적으로 肝腎의 精血부족을 補益한다.

【조성 및 용법】

赤何首烏, 白何首烏 各600g, 菟絲子, 牛膝, 當歸, 枸杞子, 茯苓 各300g, 補骨脂 160g을 10g 크기의 煉蜜丸으로 만들고, 하루 2회 1환씩 淡鹽溫水와 함께 복용한다.

【효능 및 주치】

補腎水, 益肝血, 烏鬚髮.
肝腎不足으로 인한 鬚髮早白, 脫發, 齒牙動搖, 腰膝痿軟, 夢遺滑精, 腎虛不育 등의 증을 다스린다.

【설명】

칠보미염단(七寶美髥丹)은 일곱 가지 약재로 수염과 모발(鬚髮)을 아름답게 하기 때문에 미염(美髥)이라는 이름이 붙은 처방이다.
주로 간신부족(肝腎不足)과 정혈휴허(精血虧虛)를 다스린다.

---

2 의방집해(醫方集解)

• **君藥**: 하수오 – 補肝腎, 益精血, 强筋骨, 烏鬚髮
• **臣藥**: 구기자, 토사자, 당귀 – 益肝腎, 補精血
• **佐藥**: 우슬, 보골지 – 溫腎陽, 强筋骨, 固腎精
복령 – 滲濕運脾, 補而不滯

본방은 보익정혈(補益精血)하면서 양기(陽氣)를 고려한 처방으로 양생음장(陽生陰長)의 의미가 있다.

19. 천왕보심단天王補心丹[1] 寧心益智 [增補]

天王補心柏棗仁천왕보심백조인 二冬生地與歸身이동생지여귀신

三蔘桔梗朱砂味삼삼길경주사미 遠志茯苓共養神원지복령공양신

或以菖蒲更五味혹이창포갱오미 勞心思慮過耗眞노심사려과모진

天王補心丹은 柏子仁, 酸棗仁, 二冬(麥門冬, 天門冬), 生地黃, 當歸身, 三蔘(人蔘, 玄蔘, 丹蔘), 桔梗, 朱砂, 五味子, 遠志, 茯苓인데, 모두 합해 養神한다. 혹은 石菖蒲로 五味子를 대신하는데, 勞心思慮가 지나쳐 眞氣를 損耗한 것을 다스린다.

【조성 및 용법】

生地黃 160g, 柏子仁, 酸棗仁, 天門冬, 麥門冬, 當歸, 五味子 各40g, 人蔘, 玄蔘, 丹蔘, 桔梗, 遠志, 茯苓 各20g을 細末하여 煉蜜로 丸을 만든다. 朱砂로 丸衣를 입히고, 9g씩 溫開水로 복용하거나, 탕제로 만들어 水煎服한다.(어떤 책에는 五味子가 없고, 石菖蒲 16g이 있는 경우가 있다.)

【효능 및 주치】

滋陰養血, 補心安神.

陰虛血少, 神志不安으로 인한 心悸失眠, 虛煩神疲, 夢遺健忘, 手足心熱, 口舌生瘡, 舌紅少苔, 脈細數 등의 증을 다스린다.

1 도장(道藏)

【설명】

천왕보심단(天王補心丹)은 음허화왕(陰虛火旺)과 심신불교(心腎不交)로 인한 실면건망(失眠健忘), 혈불양심(血不養心) 등의 증을 다스리는 처방이다.

- **君藥**: 생지황 - 滋陰淸熱, 生津除煩
- **臣藥**: 천문동, 맥문동, 현삼 - 養陰淸熱
- **佐藥**: 당귀, 인삼 - 益氣養血
  산조인, 백자인 - 養心安神
  복령, 원지 - 交通心腎
  오미자 - 益氣斂陰
  단삼 - 淸心活血
  주사 - 鎭心安神
- **使藥**: 길경 - 載藥上行入心

천왕보심단은 자음(滋陰)하여 치본(治本)하고 안신(安神)하여 치표(治標)한다.
간혹 오미자(五味子)를 빼고, 석창포(石菖蒲)를 넣어 사용하는데, 심신(心腎)을 교통(交通)하는 효능이 조금 더 강력해진다.

20. 호잠환虎潛丸[1] 脚痿 [增補]

虎潛脚痿是神方호잠각위시신방 虎脛膝陳地鎖陽호경슬진지쇄양

龜板薑歸知芍柏구판강귀지작백 再加羊肉搗丸嘗재가양육도환상

虎潛丸은 脚痿에 神通한 처방이다. 虎脛, 牛膝, 陳皮, 熟地黃, 鎖陽, 龜板, 乾薑, 當歸, 知母, 白芍藥, 黃栢에 羊肉을 짓이겨 丸으로 복용한다.

【조성 및 용법】

熟地黃 120g, 龜板 160g, 知母, 黃柏 各120g, 虎脛 40g, 牛膝, 陳皮, 白芍藥 各80g, 鎖陽, 當歸 各60g, 乾薑 40g을 細末하여 羊肉과 함께 삶고, 찧어 梧桐子 크기의 환약으로 만들고, 9g씩 淡鹽湯과 함께 복용한다(乾薑은 겨울철에만 사용한다).

【효능 및 주치】

滋陰降火, 强壯筋骨.

肝腎不足, 陰虛火旺, 筋骨痿弱으로 인한 腰膝痠痛, 筋骨痿軟, 腿足消瘦, 步行乏力, 舌紅少苔, 脈細弱등의 증을 다스린다.

【설명】

호잠환(虎潛丸)은 음허화왕(陰虛火旺), 간신부족(肝腎不足)으로 인한 근골위연(筋骨痿軟)을 다스리는 처방이다.

- **君藥**: 숙지황, 구판 – 滋陰養血, 生精補髓
- **臣藥**: 황백, 지모 – 滋陰降火
- **佐藥**: 당귀, 백작약, 양육 – 養血補肝

---

1 단계심법(丹溪心法)

호골, 우슬, 쇄양 – 益精潤燥, 健骨强筋
진피 – 健脾理氣
건강 – 溫中健脾

모든 약이 배오되면, 익간보신(益肝補腎), 자음강화(滋陰降火)하고, 근골을 강하게 하는 호잠환이 된다.

처방의 이름에도 들어가는 중요 약재인 호골(虎骨)은 현재 구할 수 없기 때문에 구골(狗骨)로 대체하며, 대신에 용량을 2배 이상 넣는다.

21. 하거대조환河車大造丸[1] 大補眞元 [增補]

河車大造膝蓯蓉하거대조슬종용 二地天冬杜柏從이지천동두백종
五味鎖陽歸杞子오미쇄양귀기자 眞元虛弱此方宗진원허약차방종

河車大造丸은 紫河車, 牛膝, 肉蓯蓉, 二地(熟地黃, 生地黃, 天門冬, 杜仲, 五味子, 鎖陽, 當歸, 枸杞子인데, 眞元이 虛弱함에 이 처방이 祖宗이 된다.

【조성 및 용법】

紫河車 1具, 牛膝, 淡蓯蓉, 天門冬, 黃柏, 五味子, 鎖陽, 當歸 各28g, 熟地黃 80g, 生地黃, 枸杞子 各60g, 杜仲 40g을 細末하여 梧桐子크기의 환으로 만든다. 12g씩 溫開水와 함께 복용한다.

【효능 및 주치】

補氣養血, 滋陰益陽.

眞元虛弱, 精血衰少, 虛損勞傷을 다스린다.

【설명】

하거대조환(河車大造丸)은 정기부족(精氣不足)을 다스리는 처방이다.

[1] 의방집해(醫方集解)

• **君藥**: 자하거 – 補氣, 養血, 益精
• **臣藥**: 숙지황, 생지황, 당귀 – 滋陰養血
• **佐藥**: 천문동, 구기자 – 清肺滋陰
두충, 쇄양, 우슬, ~~육종용~~ – 溫補腎陽, 强壯筋骨
오미자 – 滋腎澁精, 斂肺止咳
황백 – 清瀉相火

모든 약이 배오되면, 익기양혈(益氣養血)하고, 음양을 쌍보(雙補)하기 때문에 진원(眞元)을 크게 보한다.

22. 반룡환斑龍丸[1] 補益元陽 [增補]

斑龍丸用鹿膠霜반룡환용록교상 苓柏菟脂熟地黃령백토지숙지황

等分爲丸酒化服등분위환주화복 玉龍關下補元陽옥룡관하보원양

斑龍丸[2]은 鹿角膠, 鹿角霜, 茯苓, 柏子仁, 菟絲子, 補骨脂, 熟地黃 等分을 환으로 만들어 술과 함께 복용하는 것이다.

斑龍丸의 효능은 關元 아래의 元陽을 보하는데 있다.

【조성 및 용법】

鹿角膠, 鹿角霜, 茯苓, 柏子仁, 菟絲子, 補骨脂, 熟地黃 各等分을 研末하고, 酒에 鹿角膠를 녹여 梧桐子 크기의 환으로 만든다. 60~70환씩 溫酒와 함께 복용한다.

【효능 및 주치】

溫補腎陽.

元陽虛損, 腎虧陽痿를 다스린다.

【설명】

반룡환(斑龍丸)은 신허(腎虛)로 인한 양위(陽痿)를 다스리는 처방이다.

---

1 의학정전(醫學正傳)

2 사슴의 이명(異名)이 반룡(斑龍)이다.

• **君藥**: 녹각교, 녹각상 – 益腎助陽, 補精養血
• **臣藥**: 보골지, 토사자 – 補火壯陽, 澁精止遺
• **佐藥**: 숙지황 – 滋補肝腎
　　백자인 – 養心補脾
　　복령 – 滲濕健脾, 養心安神

반룡환을 상복하면, 원양(元陽)이 충실(充盛)해지고, 정신이 맑아진다.

동의보감에는 옛날 촉나라에 반룡환을 시장에서 파는 노인이 있었는데, 이 약을 팔 때마다 본인 나이가 380이라고 하면서 자주 다음과 같은 노래를 불렀다고 기록되어 있다. "미려(尾閭)활동 계속하면 창해(滄海)도 마르거든, 구전금단(九轉金丹) 있단 말을 누구라서 믿을손가, 이마 위에 야광주로 반룡환이 나왔다네, 가슴속에 피를 도와 장생불사 시킨다네". 이것은 약효를 과장한 전설에 불과하지만, 약재 구성을 보면 원양(元陽)을 보하는 약재가 군신약으로 들어가고, 겸하여 노인의 정신불청(精神不淸)이나 치매를 예방하는 백자인을 배오하였기 때문에 노인들이 상복(常服)하면 좋은 처방임은 틀림없다. 다만 음허화왕(陰虛火旺)한 증에는 사용하지 않는다.

2

발표지제 (發表之劑)

발표지제(發表之劑)는
주로 표증(表症)을 다스리는 처방들이다

외감육음(外感六淫)의 사기가 인체의 체표에 침입하여 발생한 오한발열(惡寒發熱), 두신동통(頭身疼痛), 설태박(舌苔薄), 맥부(脈浮) 등의 증상을 해결하는 처방들로 이루어져 있다.

표증은 표한(表寒), 표열(表熱), 표실(表實), 표허(表虛)로 나눌 수 있으며, 허인(虛人)의 외감은 위의 구분과는 다른 치법을 사용해야 한다. 기본적인 치법은 "其在皮者, 汗而發之"라는 소문 음양응상대론(陰陽應象大論)의 원칙에 따른다. 해표제는 신온해표제(辛溫解表劑)와 신량해표제(辛凉解表劑), 그리고 부정해표제(扶正解表劑)의 세 종류로 나눌 수 있고, 증에 따라서 적절하게 사용해야 한다.

1. 마황탕麻黃湯[1] 寒傷營無汗

麻黃湯中用桂枝마황탕중용계지, 杏仁甘草四般施행인감초사반시
發熱惡寒頭項痛발열오한두항통, 傷寒服此汗淋漓상한복차한림리

麻黃湯은 麻黃, 桂枝, 杏仁, 甘草 네 가지로 구성되는데 發熱, 惡寒, 頭項痛의 傷寒에 이 탕제를 복용하면 땀이 흥건하게 나게 된다.

【조성 및 용법】

麻黃 12g, 桂枝 8g, 杏仁 10個, 甘草 4g을 水煎溫服한다.

【효능 및 주치】

發汗解表, 宣肺平喘.
外感風寒表實證으로 인한 惡寒發熱, 頭疼身痛, 無汗而喘, 舌苔薄白, 脈浮緊 등의 증을 다스린다.

【설명】

마황탕(麻黃湯)은 풍한표실증(風寒表實證)을 다스리는 처방이다.
표실증은 무한(無汗)과 천증(喘證)이 나타나는데, 땀이 나지 않는 것은 한사(寒邪)가 한공(汗孔)을 막아서 생기고, 천증은 폐가 선강(宣降)기능을 잃게 되어 나타나게 된다. 이러한 증세에는 발한법을 사용하여 산한(散寒), 선폐평천(宣肺平喘)하는데, 풍한의 사기를 발산하고 주리(腠理)를 열어주어 영위(營衛)가 소통이 잘 되면 자연히 표가 풀리고, 발열(發熱), 두통(頭痛), 천역(喘逆) 등의 증상은 저절로 없어진다.

[1] 상한론(傷寒論)

- **君藥**: 마황 – 辛溫發汗, 開宣肺氣
- **臣藥**: 계지 – 通達營衛, 解肌發汗(助麻黃之發汗)
- **佐藥**: 행인 – 降利肺氣, 平喘
- **使藥**: 자감초 – 調和諸藥, 損傷正氣를 防止

마황(麻黃)과 계지(桂枝)는 상수(相須)하는 약으로 같이 사용하면 발한해표(發汗解表) 능력이 증강되고, 두통과 몸의 동통을 제거한다.

행인(杏仁)은 폐를 숙강(肅降)시키고 해기(解肌)하는데, 마황(麻黃)과 조합되면 선발숙강(宣發肅降) 작용이 강화되고, 해울(解鬱), 평천(平喘)작용 역시 강화된다.

상한론에서 마황탕은 '복용 후 땀을 조금 낼 것'이 요구되는데 가결의 '傷寒服此汗淋漓' 구절은 마황탕만 복용해도 충분한 발한이 되기 때문에 따로 땀을 내지 않아도 된다는 뜻이다. 과도한 발한은 망양(亡陽)의 우려가 있기 때문이다.

2. 계지탕桂枝湯[1] 風傷衛有汗

桂枝湯治太陽風계지탕치태양풍　芍藥甘草薑棗同작약감초강조동

桂麻相合名各半계마상합명각반　太陽如瘧此方功태양여학차방공

桂枝湯은 太陽傷風證을 치료하니 芍藥, 甘草, 生薑, 大棗를 함께 사용한다.
麻黃湯과 桂枝湯을 합하여 사용하면 이름을 桂麻各半湯이라 하며,
太陽病에 마치 瘧疾과 같을 때 이 처방이 효과가 있다.

【附方】

계마각반탕(桂麻各半湯)

【조성 및 용법】

桂枝 12g, 芍藥 8g, 炙甘草 4g, 生薑 3片, 大棗 2枚를 水煎服한다. 熱粥을 복용하여 藥力을 돕고, 약간의 땀을 나게 한다.

【효능 및 주치】

解肌發表, 調和營衛.
外感風寒表虛證으로 인한 發熱頭痛, 汗出惡風, 鼻鳴乾嘔, 口不渴, 舌苔薄白, 脈浮緩한 증을 다스린다.

【설명】

계지탕(桂枝湯)은 마황탕과 동일하게 외감풍한(外感風寒)을 치료하는 처방이다.
위기(衛氣)가 강하고 영기(營氣)가 약하여 영위불화(營衛不和)한 표허증(表虛證)을 치료한다. 이 증은 풍한(風寒) 중에 한사(寒邪)보다는 풍사(風邪)가 질병의 핵심이다.

---

[1] 상한론(傷寒論)

평소 주리(腠理)가 고밀(固密)하지 않은 상황에서 풍사(風邪)가 위기(衛氣)를 상하게 하면, 위기(衛氣)가 외설(外泄)되고 안에서는 영혈(營血)이 지킬 수 없는 상황이 된다. 결국 영기(營氣)가 땀을 따라 외설(外泄)되어 약해져서, 위기와 영기가 불화(不和)하게 된다. 실제로는 영위(營衛)가 모두 약한 것이기 때문에, 해기(解肌)와 해표(解表)의 방법을 사용하지만 영위(營衛)를 조화시키는 데 핵심이 있다.

- **君藥**: 계지 – 通達營衛, 解肌發表
- **臣藥**: 백작약 – 益陰斂營, 調和營衛
- **佐藥**: 생강 – 發表散邪, 和胃降逆
  대조 – 補脾生津, 益血養營
- **使藥**: 자감초 – 調和藥性

계지탕은 풍한 표허증을 다스리는 대표적인 처방이다.

발한력이 부드러운 방제이기 때문에, 상한론(傷寒論)에서는 '계지탕을 복용한 뒤에 뜨거운 죽을 먹을 것'을 지시한다. 그 뜻은 수곡의 정기(正氣)를 이용하여 중초(中焦)를 충분히 기르게 하는 것으로, 단지 발한하는 것에 그치는 것이 아니라 다시 외사(外邪)에 감수되지 않게 하는 의미이다.

계지탕은 단지 5가지의 약재만 들어가지만 배오의 의미가 심오하다.

발산(發散)하면서도 보(補)하는 의미가 있고, 익음(益陰)하면서도 화양(和陽)시키니 장중경의 여러 처방에서 으뜸이라할 수 있다.

해표약의 대표적인 처방이 계지탕과 마황탕이다.

계지탕은 영위(營衛)를 조화하면서 해기발표(解肌發表)하는 처방으로 한출(汗出), 오풍(惡風), 맥부(脈浮)한 표허증(表虛證)에 사용하는 약이라면, 마황탕은 발한(發汗)으로 산한(散寒)하여 무한(無汗), 천(喘), 맥부긴(脈浮緊)한 표실증(表實證)을 치료하는 처방이다.

계지탕과 마황탕을 용량조절하여 합방한 것을 '계마각반탕(桂麻各半湯)'이라고 하는데 발한해표(發汗解表)하는 경제(輕劑)이다.

태양병(太陽病)에 증상이 마치 학질과 비슷하고, 발열오한(發熱惡寒), 열다한소(熱多寒少), 기인불구(其人不嘔) 등의 증상을 다스린다.

3. 대청룡탕大青龍湯[1] 風寒兩解

大青龍湯桂麻黄대청룡탕계마황 杏草石膏薑棗藏행초석고강조장

太陽無汗兼煩躁태양무한겸번조 風寒兩解此方良풍한량해차방량

大靑龍湯은 桂枝, 麻黃, 杏仁, 甘草, 石膏, 生薑, 大棗를 품고 있다. 太陽病 無汗에 煩燥를 겸한 증에 사용하고, 風과 寒 양쪽을 풀 때 이 처방이 좋다.

【조성 및 용법】

麻黃 12g, 桂枝 8g, 炙甘草 4g, 杏仁 6g, 石膏 15g, 生薑 3片, 大棗 2枚를 水煎服한다.

【효능 및 주치】

發汗解表, 淸熱除煩.

外感風寒으로 인한 不汗出而煩躁, 身疼痛, 脈浮緊한 증을 다스린다.

【설명】

대청룡탕(大靑龍湯)은 풍한(風寒)이 위기(衛氣)를 외속(外束)하여 울체된 병증을 치료하는 처방이다.

마황탕과 비교하면, 대청룡탕증은 외한(外寒)이 더욱 심하고 울열(鬱熱)을 겸한 것이기 때문에 오한발열(惡寒發熱)의 증상이 더욱 심하고, 불한출(不汗出)하며 번조(煩燥)한 것이 특징이다.

1 상한론(傷寒論)

- **君藥**: 마황 – 發汗力 증가
- **臣藥**: 계지 – 通達營衛, 助麻黃發汗
- **佐藥**: 석고 – 清裏熱, 發汗之力을 制約

  생강, 대조 – 益氣和中, 正氣를 守護
- **使藥**: 자감초 – 調和藥性, 麻黃의 峻烈함을 緩和

대청룡탕은 외한(外寒)이 심하기 때문에 마황을 사용한 것이고, 울열(鬱熱)이 있기 때문에 대한(大寒)한 석고로 청열(清熱)하며, 동시에 생강, 대조, 감초로 위기(胃氣)를 보호하는 처방이다.

모든 약재가 배오되면 영기(營氣)와 위기(衛氣)를 화해(和解)하고 풍한을 풀며, 내부의 울열을 제거한다. 이 처방은 발한력이 강하여 자한(自汗)이 있는 표허증(表虛證)에는 사용하면 안 된다.

4. 소청룡탕 小青龍湯[1] 太陽行水發汗

小青龍湯治水氣소청룡탕치수기 喘咳嘔噦渴利慰천해구얼갈리위

薑桂麻黃芍藥甘강계마황작약감 細辛半夏兼五味세신반하겸오미

小青龍湯은 水氣, 喘咳, 嘔噦, 渴利에 쓴다.
生薑, 桂枝, 麻黃, 芍藥, 甘草, 細辛, 半夏에 五味子를 兼한다.

【조성 및 용법】

麻黃, 芍藥, 細辛, 乾薑, 炙甘草, 桂枝 各4g, 半夏, 五味子 各6g을 水煎溫服한다.

【효능 및 주치】

解表散寒, 溫肺化飮

外寒內飮으로 인한 惡寒發熱, 無汗, 胸痞喘咳, 痰多而稀, 或 痰飮喘咳, 不得平臥, 或身體疼重, 頭面四肢浮腫, 舌苔白滑, 脈浮 등의 증을 다스린다.

【설명】

소청룡탕(小青龍湯)은 본래 내부에 정음(停飮)을 가지고 있던 사람이 풍한(風寒)에 감모된 것을 치료한다.

소청룡탕이 다스리는 담다이희(痰多而稀), 담음천해(痰飮喘咳), 설태백활(舌苔白滑)은 모두 내음(內飮)으로 인한 증상들이다. 외한(外寒)과 내음(內飮)이 합쳐져 풀리지 않았기 때문에 둘 모두를 고려하여 발한(發汗)과 화음(化飮)을 동시에 해야 한다.

---

1 상한론(傷寒論)

- **君藥**: 마황, 계지 – 發汗散寒, 解表邪(麻黃湯의 의미)
- **臣藥**: 건강, 세신, 반하 – 溫肺化飮, 燥濕化痰
- **佐藥**: 오미자 – 斂肺止咳

  백작약 – 酸寒斂陰(發散, 發汗을 補完收斂)
- **使藥**: 자감초 – 益氣和中, 調和諸藥

여덟 가지의 약재가 배오되면 풍한(風寒)과 담음(痰飮)이 동시에 제거된다. 다만 소청룡탕 처방 중에서 오미자(五味子), 작약(芍藥)의 용량은 너무 과다하게 써서는 안 되는데, 너무 과다하게 사용하면 사기를 오히려 키울 수 있기 때문이다.

5. 갈근탕葛根湯[1] 太陽無汗惡風

葛根湯中麻黃襄갈근탕중마황양， 二味加入桂枝湯이미가입계지탕

輕可去實因無汗경가거실인무한， 有汗加葛無麻黃유한가갈무마황

葛根湯은 葛根과 麻黃을 桂枝湯에 加入한 것이다.
성질이 輕하여 無汗으로 인한 實症을 제거할 수 있다.
有汗하면 葛根을 더하고 麻黃을 뺀다.

【附方】

계지가갈근탕(桂枝加葛根湯)

【조성 및 용법】

葛根 12g, 麻黃 8g, 桂枝 4g, 生薑 3片, 炙甘草 3g, 芍藥 6g, 大棗 2枚를 水煎溫服한다.

【효능 및 주치】

發汗解表, 濡潤筋脈.
外感風寒, 筋脈失養으로 인한 惡寒發熱, 頭痛項强, 無汗, 苔薄白, 脈浮緊 등의 증을 다스린다.

【설명】

갈근탕(葛根湯)은 계지탕에서 계지의 용량을 줄이고 마황과 갈근을 추가한 것이다.
갈근탕은 외감풍한(外感風寒)으로 인해, 영기(營氣)와 위기(衛氣)가 울체되어 진액이 수포되지 못하고, 태양경맥(뒷목)으로 운송이 안되어 생긴 항강증을 다스리는

[1] 상한론(傷寒論)

처방이다. 마황탕과 비교하면 갈근탕증은 목이 뻣뻣한 항배강수수(項背强几几)가 있지만 천증(喘症)은 없다.

성무기(成無己)는 "태양병(太陽病)에서 뒷목과 등이 뻣뻣해지고 땀이 나며 바람을 싫어하는 것은 중풍표허증(中風表虛證)이고, 뒷목과 등이 뻣뻣하며 땀이 안 나면서 바람을 싫어하는 것은 중풍표실증(中風表實證)이다. 표허증(表虛證)이면 마땅히 解肌시키고, 표실증(表實證)은 마땅히 發汗시켜야 한다."고 말했다.[2]

- **君藥:** 갈근 – 解表祛邪, 濡潤筋脈
- **臣藥:** 마황, 계지 – 發汗解表
- **佐藥:** 작약 – 調和營衛, 緩和(麻黃之性)
  생강, 대조 – 和中益氣
- **使藥:** 자감초 – 調和諸藥

갈근탕은 계지탕에 마황, 갈근을 추가한 것이기 때문에, 계지탕의 기초 위에 마황의 발한(發汗)과 산한(散寒)작용을 더하여 해표(解表)하는 약이라 할 수 있다.
따라서 영기(營氣)와 위기(衛氣)를 모두 잘 통하게 하고, 진액이 수포되며 굳었던 경맥이 풀리게 된다.

항강증이 있어도 만약 유한(有汗)하고 맥부완(脈浮緩)하다면 갈근탕을 사용할 수 없다.
마황이 과도하게 발한(發汗)하여 정기를 상하게 할 우려가 있기 때문이다. 이런 경우에는 계지탕에 갈근만을 더하여 계지가갈근탕(桂枝加葛根湯)을 만들어 사용하는데, 이 처방은 해기발표(解肌發表), 승진서경(升津舒經)하는 효능이 있다.

---

2 太陽病項背强幾幾, 汗出惡風者, 中風表虛也; 項背强幾幾, 無汗惡風者, 中風表實也. 表虛宜解肌, 表實宜發汗.

6. 승마갈근탕升麻葛根湯[1] 陽明升散

升麻葛根湯錢氏승마갈근탕전씨, 再加芍藥甘草是재가작약감초시

陽明發熱與頭疼양명발열여두동, 無汗惡寒均堪倚무한오한균감의

亦治時疫與陽斑역치시역여양반, 痘疹已出愼勿使두진이출신물사

升麻葛根湯은 전을의 처방인데, 升麻, 葛根에 芍藥과 甘草를 재차 더한 처방이다.
陽明發熱과 頭疼, 無汗惡寒 등의 증상에 모두 뛰어나다.
또한 時疫과 陽癍을 다스리는데, 痘疹이 已出한 경우는 함부로 사용하지 않는다.

【조성 및 용법】

乾葛 8g, 升麻, 芍藥, 甘草 各4g을 水煎溫服한다.

【효능 및 주치】

解肌透疹

痲疹初起未發, 或發而不透, 身熱頭痛, 無汗口渴 및 陽斑, 發疹과 時疫初起 등의 병증을 다스린다.

【설명】

승마갈근탕(升麻葛根湯)은 양명감모(陽明感冒)를 다스리는 처방이다.

사기가 족양명위경을 침범하여 생긴 구갈(口渴), 목통(目痛), 비건(鼻乾), 부득와(不得臥) 같은 증상과 풍한이 표를 침범하여 생긴 두통신통(頭痛身痛), 장열오한(壯熱惡寒), 무한(無汗) 등의 증세를 다스린다.

---

1 소아약증직결(小兒藥證直訣)

- **君藥**: 승마 – 升散陽明, 解毒透疹
- **臣藥**: 갈근 – 發散透疹, 升津除熱
- **佐藥**: 작약 – 和營泄熱
- **使藥**: 자감초 – 甘以化陰, 調和諸藥

네 가지 약재가 배오되면 승양산사(升陽散邪)하면서 해기발표(解肌發表)하는 효능을 가진 승마갈근탕이 된다.

승마갈근탕은 시역(時疫)과 반진(斑疹)을 다스리는 유명한 처방인데, 시역은 계절적 특징을 가진 각종 유행성 전염병을 가리키고, 반진은 피부에 열이 올라와 생긴 붉은 반점이다. 반진은 유행하는 온독(瘟毒)에 감수되어 많이 나타나는데, 이 온독이 위중(胃中)에 맺혀 있다가 반진을 발생시킨다.

승마갈근탕은 승양산사(升陽散邪)시키면서 발표해독(發表解毒)하기 때문에 반진이 욕출불출(欲出不出)한 증을 다스린다.

요즘에는 마진(痲疹)이 발병하지 않았을 때 예방하거나, 발병은 했으나 미투(未透)한 때에 다용한다.

승마갈근탕은 상한을 다스릴 수 있지만 태양증에는 사용할 수 없는데 만약 태양병에 사용하면 병사를 양명으로 끌고 들어갈 수 있기 때문이다.

또한, 반진이 이미 투발한 경우에는 함부로 투여해서는 안 되는데, 표를 더욱 허하게 할 수 있기 때문이다.

7. 구미강활탕 九味羌活湯[1] 解表通劑

九味羌活用防風구미강활용방풍, 細辛蒼芷與川芎세신창지여천궁

黃芩生地同甘草황금생지동감초, 三陽解表益薑葱삼양해표익강총

陰虛氣弱人禁用음허기약인금용, 加減臨時在變通가감임시재변통

九味羌活湯은 羌活, 防風, 細辛, 蒼朮, 白芷, 川芎, 黃芩, 生地黃과 甘草를 같이 쓰고, 三陽을 解表시키기 위해 生薑과 蔥白을 더한다.
陰虛氣弱한 사람은 禁用하며, 가감하여 임상에서 變通할 수 있다.

【조성 및 용법】

羌活, 防風, 蒼朮 6g, 細辛 2g, 川芎, 白芷, 生地黃, 黃芩, 甘草 各4g을 水煎服한다.

【효능 및 주치】

發汗祛濕, 兼清裏熱.

外感風寒濕邪로 인한 惡寒發熱, 肌表無汗, 頭痛項强, 肢體酸楚疼痛, 口苦而渴, 舌苔薄白微膩, 脈浮 등의 증을 다스린다.

【설명】

구미강활탕(九味羌活湯)은 풍한습사(風寒濕邪)를 다스리는 처방이다.

풍한의 사기가 외속(外束)하면 내부에 온열(蘊熱)을 생기게 하여, 구고(口苦), 갈증(渴症)이 생기게 된다. 또한 습사(濕邪)는 성질이 중탁(重濁)하여 지체(肢體)를 산초동통(酸楚疼痛)하게 한다.

---

[1] 차사난지(此事難知)

- **君藥**: 강활 – 散寒除濕, 發汗解表
- **臣藥**: 방풍, 창출 – 發汗祛濕
- **佐藥**: 세신, 천궁, 백지 – 頭痛을 除祛, 解表
  황금 – 淸上焦, 淸裏蘊熱
  생지황 – 淸熱生津, 淸血分之熱, 防止燥藥損傷津液
- **使藥**: 감초 – 調和諸藥

구미강활탕은 아홉 가지 약재로 발한산한(發汗散寒), 거풍제습(祛風除濕)하고 내열(內熱)을 청열(淸熱)하는 효능이 있어서 사계절 감기에 다용하는 처방이다.
마황은 들어가 있지 않지만, 한출해표(汗出解表)하기 때문에 풍한습사를 모두 제거할 수 있어서 감기 뿐만 아니라 통증에도 응용할 수 있다.

8. 신출산神朮散[1] 散風寒濕

神朮散用甘草蒼신출산용감초창, 細辛藁本芎芷羌세신고본궁지강

各走一經祛風濕각주일경거풍습, 風寒泄瀉總堪嘗풍한설사총감상

太無神朮即平胃태무신출즉평위, 加入菖蒲與藿香가입창포여곽향

海藏神朮蒼防草해장신출창방초, 太陽無汗代麻黃태양무한대마황

若以白朮易蒼朮약이백출역창출, 太陽有汗此湯良태양유한차탕량

神朮散은 甘草, 蒼朮, 細辛, 藁本, 川芎, 白芷, 羌活이며,
각각 한 경락씩 走行하여 風濕을 없애니 風寒, 泄瀉에 모두 뛰어나다.
太無神朮散은 平胃散에 石菖蒲와 藿香을 더한다.
海藏神朮散은 蒼朮, 防風, 炙甘草인데,
太陽病 無汗을 麻黃湯을 대신하여 치료한다.
만약 蒼朮을 白朮로 바꾸면 太陽病 有汗에 좋은 처방이 된다.

【附方】

태무신출산(太無神朮散), 해장신출산(海藏神朮散), 백출탕(白朮湯)

【조성 및 용법】

蒼朮 12g, 川芎, 白芷, 羌活, 藁本, 細辛, 炙甘草 各4g에 生薑 3片, 蔥白 2本을 넣고 水煎服한다.

[1] 태평혜민화제국방(太平惠民和劑局方)

【효능 및 주치】

散寒祛濕.

外感風寒濕로 인한 惡寒發熱, 頭痛無汗, 鼻塞聲重, 身體疼痛, 咳嗽頭昏, 大便泄瀉 등의 증을 다스린다.

【설명】

화제국방(和劑局方)의 신출산(神朮散)은 구미강활탕에서 고본(藁本)을 더하고 황금(黃芩), 생지황(生地黃), 방풍(防風)을 뺀 것이다.

따라서 효능 및 주치가 구미강활탕과 거의 같지만 더 안전한 처방이라고 할 수 있다. 풍한습사(風寒濕邪)가 경맥을 저체(阻滯)하여 두신동통(頭身疼痛)한 것을 다스린다.

- **君藥:** 창출(芳香燥烈) - 解表發汗, 健脾燥濕(止瀉)
- **臣藥:** 강활 - 散寒祛濕止痛
- **佐藥:** 세신 - 入少陰經(頭身疼痛을 除祛)
  천궁 - 入少陽經(頭身疼痛을 除祛)
  고본 - 入膀胱(頭身疼痛을 除祛)
  백지 - 入陽明經(頭身疼痛을 除祛)
  생강, 총백 - 通陽解表
- **使藥:** 자감초 - 調和諸藥

위 약재들을 모두 배오하면 발한산한(發汗散寒), 거풍제습(祛風除濕)하는 효과가 있다.

구미강활탕과 신출산은 모두 해표거습(解表祛濕)하는 처방인데, 신출산은 창출(蒼朮)이 군약이기 때문에 비허설사(脾虛泄瀉)까지도 다스릴 수 있고, 구미강활탕은 황금(黃芩), 생지황(生地黃) 등의 성질이 찬 약재들이 들어가서 청리열(淸裏熱)한다는 것이다.

태무신출산(太無神朮散)은 화제국방의 평위산(창출, 후박, 진피, 자감초)에 석창포(石菖蒲), 곽향(藿香)을 가미하여 만든다.

거습해표(祛濕解表), 리기화중(理氣和中)하는 효능이 있어서 시행(時行)하는 사기로 인한 증한장열(憎寒壯熱), 주신동통(周身疼痛) 혹은 두면(頭面)의 경도부종(輕度浮腫)을 다스린다.

해장신출산(海藏神朮散)[1]은 창출, 방풍, 자감초, 생강, 총백으로 구성된 처방이다.
산한제습(散寒除濕)의 효능이 있어서 내상냉음(內傷冷飮), 외감한사(外感寒邪)로 인한 오한무한(惡寒無汗) 등의 증상에 사용한다. 해장신출산은 마황탕에 비해 발한력이 부드러운 처방이다.

만약 창출 대신에 지한(止汗)하는 효능이 있는 백출을 사용하고 통양발한(通陽發汗)하는 총백을 처방에서 뺀다면 백출탕(白朮湯)이 된다.
내상음냉(內傷飮冷), 외감풍사(外感風邪)로 발열유한(發熱有汗)한 증을 다스린다. 왕앙(汪昻)이 말한 것처럼 이 백출탕은 계지탕을 대체할 수 있고, 옥병풍산(玉屛風散)과 더불어 표허(表虛)를 다스릴 수 있다.

---

1 창출(蒼朮), 방풍(防風) 各80g, 자감초(炙甘草) 40g, 생강(生薑), 총백(蔥白)

9. 마황세신부자탕 麻黃細辛附子湯[2] 少陰表證

麻黃附子細辛湯마황부자세신탕 發表溫經兩法彰발표온경양법창

若非表裏相兼治약비표리상겸치 少陰反熱曷能康소음반열갈능강

麻黃細辛附子湯은 發表하면서 溫經하는 두 가지 효능이 뚜렷하다.
만약 表裏를 兼治하지 않으면, 少陰病에 도리어 열이 나는 증세를 어찌 치료하겠는가.

【조성 및 용법】

麻黃, 附子, 細辛 各20g을 잘게 썰어 15g씩 水煎溫服한다.

【효능 및 주치】

助陽解表

少陰病始得之, 反發熱, 脈沈 등의 증을 다스린다.

【설명】

상한론(傷寒論)에서 "소음병(少陰病)이 처음 생겼는데, 도리어 발열하고 맥이 침한 자는 마황세신부자탕을 사용한다."고 하였다.[3]

소음병이라는 것은 신양부족(腎陽不足)에 한사(寒邪)가 리(裏)에 있는 병증을 말한다. 소음은 허한(虛寒)하기 때문에 본래 발열(發熱)이 없으나, 도리어 발열이 보이는 것은 태양표한(太陽表寒)을 겸하였기 때문이다. 마황세신부자탕(麻黃細辛附子湯)은 신양(腎陽)이 평소 허한 상태에서 한사(寒邪)에 감촉되어, 태양과 소음 두 개의 경락에 병이 생긴 것이라 볼 수 있다. 치료방법은 당연히 조양(助陽), 해표(解表)시켜야 한다.

---

2 상한론(傷寒論)

3 少陰病始得之, 反發熱, 脈沈者, 麻黃細辛附子湯主之

- **君藥**: 마황 – 發汗解表
- **臣藥**: 세신(入少陰經) – 解少陰風寒
- **佐藥**: 부자 – 顧護腎陽

이 세 가지 약이 배오되면, 발산(發散)하면서도 보양(補陽)하기 때문에 해표(解表)하면서도 양기(陽氣)의 손실이 없다.

10. 인삼패독산人蔘敗毒散[1] 暑濕熱時行

人蔘敗毒茯苓草인삼패독복령초 枳桔柴前羌獨芎지길시전강독궁
薄荷少許薑三片박하소허강삼편 四時感冒有奇功사시감모유기공
去蔘名爲敗毒散거삼명위패독산 加入消風治亦同가입소풍치역동

人蔘敗毒散은 人蔘, 茯苓, 甘草, 枳殼, 桔梗, 柴胡, 前胡, 羌活, 獨活, 川芎에 薄荷 약간, 生薑 3쪽을 넣어서 사용하는데 사철 감기에 뛰어난 효과가 있다. 人蔘을 제거하면 敗毒散이 되고, 가미하면 消風敗毒散이 되는데, 主治는 동일하다.

【附方】

패독산(敗毒散), 소풍패독산(消風敗毒散)

【조성 및 용법】

人蔘, 羌活, 獨活, 柴胡, 前胡, 川芎, 枳殼, 桔梗, 茯苓, 甘草 各4g에 生薑 3片, 薄荷 약간을 넣고 달여 복용한다.

【효능 및 주치】

發汗祛濕, 益氣解表.

氣虛外感風寒濕으로 인한 憎寒壯熱, 頭項强痛, 肢體酸痛, 無汗, 鼻塞聲重, 咳嗽有痰, 胸膈痞滿, 舌淡苔白, 脈浮而按之無力 등의 증을 다스린다.

---

1 류증활인서(類證活人書)

【설명】

인삼패독산(人蔘敗毒散)은 외감풍한습사(外感風寒濕邪)를 다스리는 처방이다.
담사(痰邪)로 인한 해담흉민(咳痰胸悶)과 기허증(氣虛證)을 다스린다.

- **君藥:** 강활, 독활 – 辛溫發散, 通治一身上下風寒濕
- **臣藥:** 시호, 천궁 – 發散解肌, 行氣散風
- **佐藥:** 길경, 지각 – 宣降氣機
  전호, 복령 – 化痰止咳
  인삼 – 扶正祛邪, 散中有補
  박하, 생강 – 助解表透邪之力
- **使藥:** 감초– 調和諸藥

풍한습사(風寒濕邪)가 표(表)에 있기 때문에, 원래는 발한(發汗)을 해야 하지만, 체질이 원래 허(虛)한 사람에게 발산하는 약을 사용하면 기가 약기운을 따라서 밖으로 외설(外泄)되기만 하고, 외사는 제거되지 않는다.
그래서 인삼패독산에서는 인삼을 좌약(佐藥)으로 삼아 정기를 왕성하게 하여, 사기가 왕성해진 기운을 따라 밖으로 배출되도록 하는 것이다. 즉 익기발한(益氣發汗)하는 효능이 있기 때문에 특히 체질이 허약한 사람의 사철감기에 효과가 좋다.

유가언(喩嘉言)은 외사함리(外邪陷裏)하여 이질(痢疾)이 된 증에 이 인삼패독산을 상용하였는데, 내부로 침입한 사기를 표로 나오게 하여 낫도록 하였다.
그러나 처방에 신온(辛溫)하고, 향이 강한 조(燥)한 약재가 많기 때문에 서온습열(暑溫濕熱)로 인한 이질(痢疾)의 경우에는 사용하지 못한다.

인삼패독산에서 인삼을 빼면 패독산(敗毒散)이 된다.
외감풍한습사(外感風寒濕邪)에 감수되었으나 정기가 허하지 않은 사람에게 활용한다. 패독산에 형개와 방풍을 가하면 형방패독산(荊防敗毒散)이 되고, 소풍산(消風散)과 합방하면 소풍패독산(消風敗毒散)이 되는데 작용과 주치가 대체로 서로 비슷하다.

11. 재조산再造散[1] 陽虛不能作汗

再造散用蔘芪甘재조산용삼기감 桂附羌防芎芍參계부강방궁작참
細辛加棗煨薑煎세신가조외강전 陽虛無汗法當諳양허무한법당암

再造散은 人蔘, 黃芪, 甘草, 桂枝, 附子, 羌活, 防風, 川芎, 芍藥, 細辛에 大棗와 煨生薑을 넣고 끓인 것으로, 陽虛無汗에 마땅하니 기억하라

【조성 및 용법】

黃芪 8g, 人蔘, 桂枝, 芍藥, 熟附子, 細辛, 羌活, 防風, 川芎, 煨生薑 各4g, 甘草 2g을 水煎溫服한다.

【효능 및 주치】

解表散寒, 助陽益氣.

陽虛虛弱, 外感風寒으로 인한 惡寒發熱, 熱輕寒重, 無汗肢冷, 倦怠嗜臥, 面色蒼白, 語言低微, 舌淡苔白, 脈沈無力, 或浮大無力 등의 증을 다스린다.

【설명】

오국통(吳鞠通)이 말하기를 "땀이란 것은 양기(陽氣)와 음정(陰精)이 합쳐져 증화(蒸化)해 나오는 것이다[2]", "대개 땀은 양기(陽氣)로써 운용이 되고, 음정(陰精)으로써 재료가 된다.[3]"라고 하였다.

양기(陽氣)가 본래 허한 사람은 풍한의 사기에 감모되어, 신온(辛溫)한 발한지제(發汗之劑)를 사용하여도, 땀이 나지 않아 표(表)가 풀리지 않게 된다. 그것은 양기

1 상한육서(傷寒六書). 도절암(陶節庵)이 지은 의서이다.

2 汗也者, 合陽氣陰精蒸化而出者也

3 蓋汗之爲物, 以陽氣爲運用, 以陰精爲材料

가 미약하기 때문에 발한(發汗)을 하지 못하기 때문이다. 그래서 선현들이 양허(陽虛)하면 땀을 낼 수 없다고 말한 것이다. 도절암이 만든 재조산(再造散)의 뜻은 양기(陽氣)를 보하여 발한하는 것, 즉 조양해표(助陽解表)에 있다.

- **君藥**: 숙부자, 세신, 계지 – 發汗, 散寒解表
- **臣藥**: 황기, 인삼 – 補氣固表, 鼓邪外出, 陽隨汗脫을 豫防
- **佐藥**: 강활, 천궁, 방풍 – 疏風行血, 解表散寒
  작약 – 斂陰和營(資汗源), 溫燥함을 豫防
  외강(煨薑), 대조 – 補益脾胃, 調和氣血, 資助汗源
- **使藥**: 감초 – 益氣安中, 調和諸藥

마황세신부자탕(麻黃細辛附子湯)의 치법과 비교해보면, 이 재조산은 마황을 사용하지 않고 계지탕(桂枝湯)에 강활, 방풍, 천궁을 가미한 것이기 때문에 발한(發汗)과 영위(營衛)의 조화(調和)를 겸한 치료법이라 할 수 있다. 이 처방에서는 심지어는 생강도 외(煨)하고, 작약도 주초(酒炒)하여 사용하는데, 이것은 조양온위(助陽溫胃)하기 위함이다.

재조산을 정리하자면, 양기(陽氣)가 본래 허한 상태에서 외감풍사(外感風邪)에 감모된 사람에게 잘 맞는 처방으로 정기를 보하여 사기를 없애는 처방이다.

12. 마황인삼작약탕麻黃人蔘芍藥湯[1] 內虛感寒

麻黃人蔘芍藥湯마황인삼작약탕, 桂枝五味麥冬襄계지오미맥동양

歸芪甘草汗兼補귀기감초한겸보, 虛人外感服之康허인외감복지강

麻黃人蔘芍藥湯은 麻黃, 人蔘, 芍藥, 桂枝, 五味子, 麥門冬, 當歸, 黃芪, 甘草인데, 發汗과 補를 같이 하니, 虛한 사람의 外感病에 복용하면 편안해진다.

【조성 및 용법】

人蔘, 麥門冬 各1.2g, 桂枝 2g, 黃芪, 當歸身, 麻黃, 炙甘草, 白芍藥 各4g, 五味子 5粒을 水煎溫服한다.

【효능 및 주치】

散寒解表, 益氣養血.

脾胃虛弱, 外感風寒으로 인한 惡寒發熱, 無汗心煩, 倦怠乏力, 面色蒼白, 或見吐血 등의 증을 다스린다.

【설명】

마황인삼작약탕(麻黃人蔘芍藥湯)은 원래 이름은 마황계지탕(麻黃桂枝湯)이다.

이동원(李東垣)의 치험례 중에 비위가 허약한 사람이 피를 토할 때, 인삼을 사용하여 치료한 경우가 있다. 비위가 본래 약하면 허열(虛熱)이 안에 쌓인 상태가 되는데, 이 상황에서 풍한에 감모되면 밖의 한사(寒邪)와 내열(內熱)이 동시에 울체되어 결과적으로 박혈(迫血)하게 되고, 이것이 위로 넘치면 토혈(吐血)이 멈추지 않게 된다. 그러므로 외부의 한사 울체를 장중경의 마황탕의 치료법으로 발산해표(發散解表)하면서 동시에 내부의 울열(鬱熱)을 풀어주어야 한다. 또한 근본 체질이

[1] 비위론(脾胃論)

허하기 때문에 인삼으로 부정거사(扶正祛邪)해야 한다.

- **君藥**: 마황 - 發汗散寒
- **臣藥**: 계지 - 通達營衛, 發汗祛邪
- **佐藥**: 인삼, 황기 - 補中益氣
  당귀, 백작약 - 補血斂陰
  맥문동, 오미자 - 滋陰生津
- **使藥**: 자감초 - 調和諸藥

모든 약재가 배오되면 익기양혈(益氣養血)하면서 외산표사(外散表邪)하고, 자음청열(滋陰清熱)의 효능이 있는 마황인삼작약탕이 된다.

13. 신백산神白散[1] 一切風寒

神白散用白芷甘신백산용백지감, 薑葱淡豉與相蔘강총담시여상삼
一切風寒皆可服일절풍한개가복, 婦人鷄犬忌窺探부인계견기규탐
肘後單煎葱白豉주후단전총백시, 用代麻黃功不慚용대마황공불참

神白散은 白芷, 甘草, 生薑, 葱白, 淡豆豉와 人蔘을 사용한다.
일체의 風寒에 모두 복용할 수 있는데, 여자는 닭고기와 개고기를 금기한다.[2]
肘後備急方에서는 오직 葱白, 豆豉만 단독으로 사용하는데,
麻黃을 대용하는 효과가 부끄럽지 않다.

【附方】

총시탕(葱豉湯)

【조성 및 용법】

白芷 40g, 甘草 20g, 淡豆豉 50粒, 生薑 3片, 葱白 3寸을 水煎溫服한다.

【효능 및 주치】

解表散寒.

外感風寒初起에 惡寒發熱, 頭痛無汗, 舌苔薄白, 脈浮한 증을 다스린다.

---

[1] 위생가보(衛生家寶)

[2] 미신에 가까운 설이다.

【설명】

신백산(神白散)은 발한해표(發汗解表)하는 가벼운 처방이다.

외사가 속표(束表)하면 경락의 흐름이 막히기 때문에 두통이 생기고, 맥부(脈浮)하게 된다.

- **君藥**: 백지 – 散風止痛
- **臣藥**: 총백, 담두시 – 通陽解表, 外散風寒
- **佐藥**: 생강 – 散寒和胃
- **使藥**: 감초 – 調和諸藥

신백산은 마황, 계지 등의 약재는 들어있지 않지만 통양발한(通陽發汗), 해표산한(解表散寒)하는 약재들로 이루어져 있어서, 외감풍한초기(外感風寒初期)의 가벼운 증세에 사용할 수 있다.

주후비급방(肘後備急方)에는 오직 총백(蔥白) 1握(한 줌), 담두시(淡豆豉) 1升으로 구성된 총백탕(蔥白湯)이 실려 있는데, 마황, 계지가 빠져 있어서 발한력이 강하지는 않아도 발한해표(發汗解表)하기 때문에 상한초기의 오한발열(惡寒發熱), 두통비색(頭痛鼻塞), 무한(無汗) 등의 증에 사용할 수 있다. 그래서 왕앙(汪昻)이 탕두가결 조문에 마황탕을 대신할 수 있다는 말을 적어놓았던 것이다. 그러나 풍한외감(風寒外感)의 경증(輕證)에는 적용할 수 있어도 풍한표실중증(風寒表實重證)에는 효과가 떨어진다.

14. 십신탕 十神湯[1] 時行感冒

十神湯裏葛升麻십신탕리갈승마, **陳草芎蘇白芷加**진초궁소백지가

麻黃赤芍兼香附마황적작겸향부, **時疫感冒效堪誇**시역감모효감과

十神湯은 안에는 葛根, 升麻, 陳皮, 甘草, 川芎, 紫蘇葉, 白芷, 麻黃, 赤芍藥에 香附子를 넣은 처방인데, 時疫感冒에 효과가 뛰어나 자랑할 만하다.

【조성 및 용법】

葛根 8g, 升麻, 陳皮, 炙甘草, 川芎, 紫蘇葉, 白芷, 麻黃, 赤芍藥, 香附子 各 4g에 生薑 3片, 蔥白3莖을 넣고 水煎溫服한다.

【효능 및 주치】

解肌發表, 理氣和中.

感冒風寒, 鬱而化熱으로 인한 惡寒漸輕, 身熱增加, 無汗頭痛, 口微渴, 心煩, 胸脘痞悶, 不思飮食, 舌苔薄白 或 薄黃, 脈浮 등의 증을 다스린다.

【설명】

십신탕(十神湯)은 외감풍한(外感風寒)이 화열(化熱)된 것을 다스리는 처방이다.

또한 겸증으로 간위기체(肝胃氣滯)로 인한 흉완비민(胸脘痞悶), 불사음식(不思飮食)의 증도 다스린다.

---

[1] 태평혜민화제국방(太平惠民和劑局方)

• **君藥**: 갈근, 승마 - 解肌發表, 升津除煩
• **臣藥**: 마황, 자소엽, 백지 - 散表邪, 止頭痛
• **佐藥**: 향부자, 진피 - 疏肝理脾
적작약 - 清熱和營
생강, 총백 - 通陽解表
• **使藥**: 자감초 - 和中益氣, 調和藥性

십신탕은 적작약(赤芍藥), 승마(升麻) 등의 신량(辛凉)한 약들이 들어가 청리열(清裏熱), 해표거한(解表祛寒)하는 처방이 된다.
또한 갈근(葛根), 승마(升麻), 감초(甘草)가 투진해독(透疹解毒)하는 효능이 있어 풍한감모 외에도 마진(痲疹) 초기의 오한발열(惡寒發熱) 등에도 사용할 수 있다.

15. 은교산銀翹散[1] 溫邪初起 [增補]

銀翹散主上焦醫은교산주상초의, 竹葉荊牛薄荷豉죽엽형우박하시

甘桔蘆根凉解法감길노근량해법, 風溫初感此方宜풍온초감차방의

咳加杏貝渴花粉해가행패갈화분, 熱甚梔芩次第施열심치금차제시

銀翹散은 上焦를 다스리는데, 金銀花, 連翹, 竹葉, 荊芥, 牛蒡子, 薄荷, 淡豆豉, 甘草, 桔梗, 蘆根으로 凉解하는 治法이고, 風溫 초기에 이 처방이 마땅하다. 기침에는 杏仁, 貝母을 가하고, 갈증에는 天花粉을 가하며, 열이 심하면 梔子, 黃芩을 재차 가한다.

【조성 및 용법】

金銀花, 連翹 各40g, 苦桔梗, 牛蒡子, 薄荷 各24g, 荊芥穗 16g, 淡豆豉, 甘草 各20g에 신선한 蘆根을 넣어 달여 水煎服한다.

【효능 및 주치】

辛凉透表, 淸熱解毒.

風溫初起에 發熱無汗, 或汗出不暢, 微惡風寒, 頭痛口渴, 咳嗽咽痛, 舌尖紅, 苔薄白或微黃, 脈浮數 등의 증을 다스린다.

【설명】

은교산(銀翹散)은 외감풍열(外感風熱)을 다스리는 유명한 처방이다.

풍열로 인한 두통(頭痛), 구갈(口渴), 인통(咽痛), 해수(咳嗽) 등의 증을 다스리는데, 풍열이 인체로 침입하면 가장 먼저 인체의 상부의 장부인 폐(肺)에 영향을 주

1 온병조변(溫病條辨)

기 때문에 인통(咽痛)과 해수(咳嗽)가 발생하는 것이다. 또한 은교산이 다스리는 증들 중에 무한(無汗) 혹은 땀이 시원하게 나지 않는 증은 한사(寒邪)를 겸하기 때문에 나타나는 증세이다.

• **君藥**: 금은화, 연교 – 辛凉透表, 清熱解毒
• **臣藥**: 박하, 우방자 – 疏散風熱, 利咽止咳
• **佐藥**: 형개, 담두시 – 開汗孔, 透毛竅, 散表邪
노근, 담죽엽 – 清熱生津
• **使藥**: 감초 – 調和諸藥
길경 – 利咽, 載藥上行, 宣肺化痰

만약 폐열담다(肺熱痰多)로 해수(咳嗽)가 심하면 행인(杏仁), 패모(貝母)를 가하여 강기화담(降氣化痰)하고, 열성진상(熱盛津傷)으로 구갈(口渴)이 심하면 천화분(天花粉)을 가하여 청열생진(清熱生津)한다. 만약 열이 심하면 치자(梔子), 황금(黃芩)으로 청열사화(清熱瀉火)한다.

16. 상국음桑菊飮[1] 風溫咳嗽 [增補]

桑菊飮中桔梗翹상국음중길경교 杏仁甘草薄荷饒행인감초박하요

蘆根爲引輕淸劑노근위인경청제 熱盛陽明入母膏열성양명입모고

桑菊飮은 桑葉, 菊花, 桔梗, 連翹, 杏仁, 甘草, 薄荷에 蘆根으로 引經하는 輕淸劑이다. 熱이 陽明에 盛하면 知母, 石膏를 가미한다.

【조성 및 용법】

桑葉 10g, 菊花 4g, 杏仁, 蘆根, 桔梗 各8g, 連翹 6g, 薄荷, 生甘草 3.2g을 水煎服한다.

【효능 및 주치】

疏風淸熱, 宣肺止咳.

風溫初起에 但咳, 身不甚熱, 口微渴, 脈浮數 등의 증을 다스린다.

【설명】

상국음(桑菊飮)은 외감풍열(外感風熱)의 경증(輕證)을 다스리는 처방이다.

상국음이 다스리는 해수(咳嗽)는 온사(溫邪)가 폐(肺)를 침범하여 발생한다.

- **君藥**: 상엽, 국화 – 疏散風熱, 宣肺止咳
- **臣藥**: 연교, 박하 – 淸熱利咽
- **佐藥**: 행인, 길경 – 宣肺止咳
  노근 – 淸熱生津
- **使藥**: 생감초 – 利咽化痰, 調和諸藥

[1] 온병조변(溫病條辨)

상국음은 소산풍열(疏散風熱)하는 경제(輕劑)이다.

만약 폐위(肺胃)에 열이 성하면 지모(知母), 석고(石膏)를 가미한다.

은교산(銀翹散)과 상국음(桑菊飮)은 모두 풍온(風溫) 초기 증상을 다스리는 처방들이다. 연교(連翹), 박하(薄荷), 노근(蘆根), 길경(桔梗), 감초(甘草)의 다섯 가지 약재는 공통으로 들어가는데, 은교산에는 금은화(金銀花), 형개(荊芥), 담두시(淡豆豉), 우방자(牛蒡子), 죽엽(竹葉)이 들어가 해표투사(解表透邪), 청열해독(淸熱解毒)의 힘이 강하며, 상국음에는 상엽(桑葉), 국화(菊花), 행인(杏仁)이 들어가 선폐지해(宣肺止咳)의 힘이 강하다.

17. 방풍해독탕 防風解毒湯[1] 風溫痧疹 [增補]

防風解毒荊薄荷방풍해독형박하 大力石膏竹葉和대력석고죽엽화

甘桔連翹知木枳감길연교지목지 風溫痧疹肺經多풍온사진폐경다

防風解毒湯은 防風, 荊芥, 薄荷, 大力子(牛蒡子), 石膏, 竹葉, 甘草, 桔梗, 連翹, 知母, 木通, 枳實인데, 風溫痧疹[2]과 肺經을 많이 다스린다.

【조성 및 용법】

防風, 荊芥, 薄荷, 大力子(牛蒡子), 生石膏, 竹葉, 甘草, 桔梗, 連翹, 知母, 木通, 枳實 各4g을 水煎服한다.

【효능 및 주치】

解表透疹, 清熱瀉火.

大人과 小兒의 風溫痧疹 초기 表證이 심한 것을 다스린다.

【설명】

방풍해독탕(防風解毒湯)은 홍역(風溫痧疹)의 초기 표증(表證)이 심한 것을 다스리는 처방이다.

열사(熱邪)가 폐위(肺胃)를 침범하여 생긴 증세를 겸하여 다스린다.

---

[1] 강설원고방선주(絳雪園古方選注)

[2] 痧疹: 홍역

- **君藥**: 형개, 방풍 – 透疹解表
- **臣藥**: 박하, 우방자, 연교 – 辛凉透疹, 疏風解毒
- **佐藥**: 석고, 지모 – 內清肺胃

  죽엽, 목통 – 清心利尿

  길경, 지실 – 宣降氣機, 化痰利咽
- **使藥**: 감초 – 調和諸藥

모든 약이 배오되면, 투진해표(透疹解表)하면서 청리열(清裏熱)한다. 홍역을 다스리는 처방이지만 열증이 심한 피부병에도 사용할 수 있다.

18. 죽엽류방탕竹葉柳蒡湯[1] 小兒痧瘄 [增補]

竹葉柳蒡乾葛知죽엽류방건갈지 蟬衣荊芥薄荷司선의형개박하사

石膏粳米蔘甘麥석고갱미삼감맥 初起風痧此可施초기풍사차가시

竹葉柳蒡湯은 竹葉, 西河柳(檉柳), 牛蒡子, 乾葛, 知母, 蟬蛻, 荊芥, 薄荷, 石膏, 粳米, 玄蔘, 甘草, 麥門冬인데, 초기의 風痧에 이 처방을 사용할 수 있다.

【조성 및 용법】

西河柳(檉柳) 20g, 荊芥穗, 乾葛, 牛蒡子 各6g, 蟬蛻, 薄荷, 知母, 甘草 各4g, 玄蔘 8g, 麥門冬 12g, 淡竹葉 30片을 水煎服한다. 증세가 심한 경우 石膏 20g, 粳米 1撮을 가한다.

【효능 및 주치】

透疹解表, 淸泄肺胃.

痧疹透發不出로 인한 喘嗽, 煩悶躁煩, 咽喉腫痛 등의 증을 다스린다.

【설명】

죽엽류방탕(竹葉柳蒡湯)은 마진(痲疹) 초기에 풍한외속(風寒外束)으로 인해서 진출불창(疹出不暢)한 것과 사열(邪熱)의 침범을 다스리는 처방이다.

[1] 선성재의학광필기(先醒齋醫學廣筆記). 중국 명나라 무희옹(繆希雍)이 전 4권에 걸쳐 편찬한 종합 의서로, 그의 학술 경험과 견해가 잘 반영된 책임. -한국전통지식포탈

- **君藥**: 정류 – 入血分, 善透疹
  우방자, 죽엽 – 淸瀉上焦
- **臣藥**: 형개, 갈근, 박하, 선태 – 散風熱, 開腠理, 透疹邪
- **佐藥**: 현삼, 석고, 지모, 맥문동 – 淸裏熱, 生津液
  갱미 – 石膏의 和胃淸熱을 强化
- **使藥**: 감초 – 調和諸藥

정류(檉柳)는 발사(發瀉)하는 힘이 강하기 때문에 용량을 줄여서 사용하는 것이 좋고, 마진(痲疹)이 이미 나온 경우에는 사용하지 않는다.

19. 화개산華蓋散[1] 風寒致哮 [增補]

華蓋麻黃杏橘紅화개마황행귤홍, 桑皮苓草紫蘇供상피령초자소공
三拗只用麻甘杏삼요지용마감행, 表散風寒力最雄표산풍한력최웅

華蓋散은 麻黃, 杏仁, 橘紅, 桑白皮, 赤茯苓, 炙甘草, 紫蘇子이다. 三拗湯은 단지 麻黃, 甘草, 杏仁을 사용하는데, 風寒을 表散하는 힘이 가장 雄大하다.

【조성 및 용법】

麻黃 8g, 桑白皮, 紫蘇子, 杏仁, 赤茯苓, 陳皮 各4g, 炙甘草 2g을 水煎服한다.

【효능 및 주치】

宣肺解表, 祛痰止咳.
肺感風寒으로 인한 咳嗽上氣, 痰氣不利, 呀呷有聲, 脈浮 등의 증을 다스린다.

【설명】

화개산(華蓋散)은 외감풍한(外感風寒)으로 인한 해수상기(咳嗽上氣)를 다스리며, 담기불리(痰氣不利)를 다스리는 처방이다.

- 君藥: 마황 – 辛溫解表, 宣肺平喘
- 臣藥: 상백피, 자소자, 행인 – 瀉肺降氣, 止咳平喘
- 佐藥: 진피, 적복령 – 健脾理氣, 滲濕化痰
- 使藥: 감초 – 益胃和中, 調和諸藥

[1] 태평혜민화제국방(太平惠民和劑局方)

폐(肺)를 장부의 화개(華蓋)라 부르기 때문에 화개산(華蓋散)이라고 이름지었다. 화제국방(和劑局方)에 실려 있는 삼요탕(三拗湯)[1]은 마황(麻黃), 행인(杏仁), 감초(甘草)로 구성된 처방으로 선폐해표(宣肺解表)의 효능이 있어서 풍한감모로 인한 해수(咳嗽), 비색(鼻塞), 실음(失音) 등에 사용한다.

---

[1] 마황(麻黃), 행인(杏仁), 감초(甘草) 各6g, 생강(生薑) 5片

3

공리지제 (攻裏之劑)

공리지제(攻裏之劑)는 사하통변(瀉下通便), 소적(消積)의 효능을 가진 약물로 구성되며, 리실변비(裏實便秘)를 다스린다.

변비는 병인에 따라서 열결변비(熱結便秘), 냉적변비(冷積便秘), 허성변비(虛性便秘)로 구분된다.

"其下者, 引而竭之", "其實者, 散而瀉之" 라는 소문 음양응상대론(陰陽應象大論)의 원칙에 근거하여 한하(寒下), 온하(溫下), 윤하(潤下)하는 방제를 사용하는데, 기본적으로 사하제는 위기(胃氣)를 상하게 할 수 있어서 효과를 본 후에는 사용을 중지하고, 과도하게 사용하지 않아야 한다.

1. 대승기탕大承氣湯[1] 胃府三焦大熱大實

大承氣湯用芒硝대승기탕용망초, 枳實厚朴大黃饒지실후박대황요

救陰瀉熱功偏擅구음사열공편천, 急下陽明有數條급하양명유수조

大承氣湯은 芒硝, 枳實, 厚朴, 大黃을 사용한다.
救陰瀉熱에 효능이 치우쳐 있어서, 급히 陽明을 瀉下하는 여러 條文이 있다.

【조성 및 용법】

大黃 16g(後下), 厚朴, 枳實, 芒硝 各8g을 水煎하여 溫服한다. 만약 便通하면 복용을 중지한다.

【효능 및 주치】

峻下熱結, 急下存陰

陽明腑實證으로 인한 身熱汗出, 心下痞塞不通(痞), 胸腹膜脹(滿), 大便乾燥(燥), 腹痛拒按, 大便不通, 或熱結旁流, 下利清水, 其氣臭穢(實), 舌苔黃燥起刺, 或焦黑燥裂, 脈沈實 등의 증을 다스린다.

【설명】

대승기탕(大承氣湯)은 양명부실(陽明腑實)의 대표적인 처방이다.

양명부실증은 사열(邪熱)이 양명(陽明) 즉, 위부(胃腑)로 전해져 위장이 적체되고 결실(結實)하여 생기는 증상이다. 결실이 되면 장의 순환이 안 되고, 사열이 생겨 음액(陰液)이 손상을 입게 되고, 심하면 신지(神志)에도 영향을 미치게 된다.

---

[1] 상한론(傷寒論)

• **君藥:** 대황(苦寒) - 瀉熱, 蕩滌通便(除實)
• **臣藥:** 망초(鹹寒) - 軟堅, 潤燥通便(除燥)
• **佐藥:** 후박(苦溫) - 下氣, 消除脹滿
지실(苦辛) - 破結, 導滯消痞

이 네 가지 약을 서로 배오하면, 탕척(蕩滌)하면서 윤조(潤燥)하기 때문에 제비소만(除痞消滿), 사하행기(瀉下行氣), 준하열결(峻下熱結)하는 효과를 낸다.
대승기탕은 열결(熱結)을 급하(急下)하는 준제(峻劑)이면서도 음액(陰液)을 손상시키지 않기 때문에 "急下存陰"한다고 이야기하는 것이다.

임상에서 비(痞), 만(滿), 조(燥), 실(實)의 네 가지 증상은 비슷하면서도 다르다.
비증(痞症)은 위완부가 막힌 느낌이 나는 것이고, 만증(滿症)은 흉복부가 창만한 것이다. 조증(燥症)은 대변이 비결(秘結)하고 단단한 것을 말하는 것이고, 실증(實證)은 정기가 허하지 않은데 실사(實邪)가 폐색(閉塞)하게 하는 것을 말하는 것이다. 만약 정기가 허하거나 사기가 매우 실하지 않거나 혹은 표증(表證)이 아직 풀리지 않은 경우에 대승기탕을 함부로 사용하게 되면 정기를 손상시킬 수가 있으니 함부로 사용하면 안 된다.

2. 소승기탕 小承氣湯[1] 胃腑實滿

小承氣湯朴實黃소승기탕박실황, 譫狂痞硬上焦强섬광비경상초강

益以羌活名三化익이강활명삼화, 中風閉實可消洋중풍폐실가소양

小承氣湯은 厚朴, 枳實, 大黃인데, 譫狂, 痞硬과 上焦가 강한 증상에 사용한다. 羌活을 더한 것을 三化湯이라고 하며 中風 閉實을 가히 없앨 수 있다.

【附方】

삼화탕(三化湯)

【조성 및 용법】

大黃 16g, 厚朴, 枳實 各6g을 水煎하여 복용한다.

【효능 및 주치】

輕下熱結.

陽明腑實證으로 인한 大便不通, 譫語潮熱, 脘腹痞滿, 舌苔老黃, 脈滑疾 등의 증을 다스리고, 痢疾初起의 腹中脹痛, 裏急後重에도 사용한다.

【설명】

소승기탕(小承氣湯)이 다스리는 주치증은 기본적으로 대승기탕(大承氣湯)과 같은 양명부실증(陽明腑實證)이다.

다만 섬어(譫語), 조열(潮熱), 대변비결(大便秘結), 흉복비만(胸腹痞滿)은 같으나, 복통(腹痛)과 거안(拒按), 견경유결(堅硬有結)함은 아직 없다. 이것은 중초, 상초에 실열(實熱)이 성하지만 아직 비만실(痞滿實)과 조(燥)의 증상은 아직 갖추어지지 않

[1] 상한론(傷寒論)

은 것이다. 따라서 하초의 음혈(陰血)이 상할 수 있기 때문에 파설(破泄)하는 망초(芒硝)를 쓰지 않는 것이다.

- **君藥**: 대황 - 瀉熱通便
- **佐藥**: 지실, 후박 - 行氣導滯, 消除痞滿

소승기탕에서는 단지 대황, 지실, 후박만을 사용하여 비체(痞滯)를 제거하고, 열실(熱實)을 사하(瀉下)하며, 게다가 처방 중에 지실과 후박의 용량이 대승기탕보다 적다.
또한 대황을 후하(後下)하지 않고, 지실 후박과 함께 끓이기 때문에 약성이 가볍고, 그래서 이를 "경하지제(輕下之劑)"라고 부른다. 이질 초기의 복중창통(腹中脹痛), 완복창만(脘腹脹滿), 리급후중(裏急後重)에도 사용할 수 있다.

소승기탕에 강활을 더하면 삼화탕(三化湯)[2]이 된다.
구풍통변(驅風通便)하는 효능이 있어서 중풍(中風), 이변불통(二便不通)에 사용하는데, 체질이 장실(壯實)한 사람에게 활용한다.

---

2 장원소 <活法機要>

3. 조위승기탕 調胃承氣湯[1] 胃實緩攻

調胃承氣硝黃草 조위승기초황초　甘緩微和將胃保 감완미화장위보

不用枳朴傷上焦 불용지박상상초　中焦燥實服之好 중초조실복지호

調胃承氣湯은 芒硝, 大黃, 甘草인데, 甘緩함이 微和하며 위를 보호한다. 枳實, 厚朴은 上焦를 상하게 할 수 있어 사용하지 않고, 中焦의 燥實에 복용하면 좋다.

【조성 및 용법】

大黃 16g, 芒硝 8g, 炙甘草 4g을 水煎溫頓服한다.

【효능 및 주치】

緩下熱結.

陽明腑實證으로 인한 大便不通, 惡熱口渴, 舌苔正黃, 脈滑數한 증과 胃腸積熱로 인한 發斑, 口齒咽痛 등의 증에 사용한다.

【설명】

조위승기탕(調胃承氣湯)도 양명부실(陽明腑實)을 다스리는 처방이다.

주치증이 대승기탕, 소승기탕과 비슷하다. 다만 조위승기탕증은 조실(燥實)만 있고, 비만(痞滿)의 증후가 없거나 경미하다. 따라서 지실(枳實)과 후박(厚朴)을 사용하지 않는데, 상초의 양기(陽氣)가 상하게 할 수 있기 때문이다.

1 상한론(傷寒論)

- **君藥**: 대황 – 攻積瀉熱
- **臣藥**: 망초 – 軟堅潤燥
- **使藥**: 감초 – 調和藥性, 保護胃氣

대승기탕, 소승기탕, 조위승기탕을 속칭 삼승기탕(三承氣湯)이라고 부르는데, 모두 대황을 군약으로 사용하여 탕척열실(蕩滌熱實)하여 양명부실증(陽明腑實證)을 치료한다. 다만 대승기탕은 비만조실(痞滿燥實)이 모두 갖추어져 있어서 망초, 대황, 지실, 후박을 모두 사용하여 준하(峻下)하는 약이고, 소승기탕은 경증의 비만실(痞滿實)이 있기 때문에 망초를 제거한 경하(輕下)하는 처방이다. 조위승기탕은 조실(燥實)은 있으나 비만(痞滿)이 없어서 망초와 대황을 사용하지만, 대황과 감초를 같이 달여서 사하력을 완화시킨 완하(緩下)하는 처방이다.

삼승기탕은 모두 양명부실증을 다스리지만, 준완(峻緩)의 구별이 있기 때문에 수증치지(隨症治之)해야 한다.

4. 목향빈랑환木香檳榔丸[1] 一切實積

木香檳榔青陳皮목향빈랑청진피, 枳柏茱連稜朮隨지백수련릉출수

大黃黑丑兼香附대황흑축겸향부, 芒硝水丸量服之망초수환량복지

一切實積能推蕩일체실적능추탕, 瀉痢食瘧用咸宜사리식학용함의

木香檳榔丸은 木香, 檳榔, 靑皮, 陳皮, 枳殼, 黃栢, 吳茱萸, 黃連, 三稜, 莪朮, 大黃, 黑丑(牽牛子), 香附子를 芒硝水로 환을 만들어 복용한다. 일체의 實積을 쓸어내릴 수 있고, 瀉痢와 食瘧에 사용함이 모두 마땅하다.

【조성 및 용법】

木香, 檳榔, 靑皮, 陳皮, 莪朮, 黃連 各40g, 黃柏, 大黃 各120g, 香附子, 牽牛子 各160g을 細末하여 小豆크기(0.3g)로 芒硝水를 이용하여 환을 만든다. 30~70환씩 食後에 生薑湯과 함께 복용한다.

【효능 및 주치】

攻積泄熱, 行氣導滯.

痢疾, 食積으로 인한 赤白痢疾, 裏急後重하거나 食積內停으로 脘腹脹滿, 大便秘結, 舌苔黃膩, 脈沈實 등의 증을 다스린다.

【설명】

목향빈랑환(木香檳榔丸)은 음식적체(飮食積滯)로 습열이 장위에 울적(鬱積)하거나 이질이 된 것을 다스린다.

습열이 적체되면 흉복이 비만창통(痞滿脹痛)하게 되고 이변불통(二便不通)하게 된다.

---

[1] 유문사친(儒門事親)

심하면 습열이 증박(蒸迫)하게 되어 적백의 농혈(膿血)을 보는 이질이 생기고, 리급후중(裏急後重)하게 된다.

- **君藥**: 대황, 흑축 – 攻積導滯, 瀉熱通便
- **臣藥**: 황련, 황백 – 清熱瀉火, 燥濕止痢
- **佐藥**: 목향, 빈랑, 청피, 진피, 향부자 – 行氣導滯, 消除脹滿, 治裏急後重
  아출 – 疏肝解鬱, 破血中之氣滯

모든 약이 배오되면, 행기도체(行氣導滯)하고 공적설열(攻積泄熱)하는 준제(峻劑)가 된다.
기가 뭉친 것이 비교적 심한 경우에 사용하나, 정기가 허한 경우에는 사용할 수 없다.

5. 지실도체환枳實導滯丸[1] 濕熱食積

枳實導滯首大黃지실도체수대황, 芩連麯朮茯苓襄금련곡출복령양

澤瀉蒸餅糊丸服택사증병호환복, 濕熱積滯力能攘습열적체력능양

若還後重兼氣滯약환후중겸기체, 木香導滯加檳榔목향도체가빈랑

枳實導滯丸은 먼저 大黃, 黃芩, 黃連, 神麯, 白朮, 茯苓, 澤瀉를 쪄서
丸으로 빚어 복용한다. 濕熱積滯를 능히 물리치는데,
만일 後重과 氣滯를 兼하면 木香導滯丸에 檳榔을 加한다

【附方】

목향도체환(木香導滯丸)

【조성 및 용법】

大黃 40g, 枳實, 神麯 各20g, 茯苓, 黃芩, 黃連, 白朮 各12g, 澤瀉 8g을 細末하여 蒸餅한다. 梧桐子크기의 糊丸으로 만들어 50~90환씩 溫水와 함께 복용한다.

【효능 및 주치】

消食導滯, 清熱祛濕.

濕熱食積로 인한 脘腹脹滿, 下痢泄瀉, 或大便秘結, 小便短赤, 舌苔黃膩, 脈沈有力 등의 증을 다스린다.

[1] 내외상변혹론(內外傷辨惑論)

【설명】

지실도체환(枳實導滯丸)은 습열적체(濕熱積滯)가 내정(內停)한 증상을 다스리는 처방이다.
습열적체가 위장을 가로막으면 기기승강(氣機升降)이 원활하지 못하여 흉완(胸脘)이 비민(痞悶)하고, 장과 배변에 문제가 생겨서 대변비결(大便秘結), 불통(不通)하거나 설사하리(泄瀉下痢)하기도 한다.

- **君藥**: 대황 – 攻積瀉熱, 使積滯從大便出
- **臣藥**: 황금, 황련 – 清熱燥濕, 厚腸止痢
- **佐藥**: 지실 – 行氣導滯, 消除脹滿
  신곡 – 消食化滯
  백출, 복령, 택사 – 健脾利濕

모든 약재를 증병(蒸餅)하여 환으로 만든 것은 신곡, 백출의 건비양위(健脾養胃)하고 수곡을 운화하는 효능을 배가하기 위함이다.
모든 약이 서로 배오되면 공적도체(攻積導滯), 청열거습(清熱祛濕)하기 때문에 습열적체(濕熱積滯)로 인한 비민불안(痞悶不安), 복통설사(腹痛泄瀉)의 증세가 치료된다.

설사나 이질을 치료할 때, 수삽(收澁)하지 않고 오히려 공적도체(攻積導滯)하는 방법을 사용할 수 있는데, 이것을 가리켜 소문(素問)에서는 "통인통용(通因通用)"이라고 하였다.
만약 기체(氣滯)가 비교적 심하여 흉복(胸腹)이 막히고, 대변비결(大便秘結)이 심하면 목향, 빈랑, 후박 등을 가미하여 행기제창(行氣除脹), 도체통변(導滯通便)하는 효능을 배가시켜야 한다.

지실도체환에 목향, 빈랑을 가하면 "목향도체환(木香導滯丸)"이 되며, 행기도체(行氣導滯)의 효능이 원방에 비해 강해진다.

6. 온비탕溫脾湯[1] 溫藥攻下

溫脾蔘附與乾薑온비삼부여건강, 甘草當歸硝大黃감초당귀초대황

寒熱幷行治寒積한열병행치한적, 臍腹絞結痛非常제복교결통비상

溫脾湯은 人蔘, 附子, 乾薑, 甘草, 當歸, 芒硝, 大黃으로 구성되며, 寒熱이 幷行하여 寒積을 치료하고 臍腹의 絞痛으로 정상이 아닌 것을 치료한다.

【조성 및 용법】

大黃 12g, 當歸, 乾薑 各10g, 附子 15g, 人蔘, 芒硝, 甘草 各6g을 水煎服한다.

【효능 및 주치】

攻下冷積, 溫補脾陽.

寒積腹痛으로 인한 便秘腹痛, 臍下絞痛, 繞臍不止, 手足不溫, 苔白不渴, 脈沈弦而遲 등의 증을 다스린다.

【설명】

온비탕(溫脾湯)은 한적정체(寒積停滯)를 온약(溫藥)으로 공하(攻下)하는 처방이다.

비양(脾陽)이 평소에 허한 상태에서 식체불화(食滯不化)하거나 생랭(生冷)한 음식을 즐겨먹으면, 리한(裏寒)과 실적(實積)이 위장에 적체되어 대변불통(大便不通), 제복교통(臍腹絞痛)이 생긴다. 냉적(冷積)은 기혈어체(氣血瘀滯)하게 하여, 심한 경우 농혈(膿血)과 적백리(赤白痢)가 되기도 하는데, 이 모든 증상의 원인이 실적(實積)이기 때문에 공하(攻下)하지 않을 수 없다. 그런데 이 경우는 리한(裏寒) 때문에 보통의 공하법과 달리 온하(溫下)하는 방법을 사용한다.

---

[1] 비급천금요방(備急千金要方)

• **君藥**: 부자 – 溫補陽氣, 祛除寒邪
대황 – 攻積瀉下
• **臣藥**: 건강 – 溫中祛寒
망초 – 瀉下攻積
• **佐藥**: 당귀, 인삼 – 益氣養血, 顧護正氣
• **使藥**: 감초 – 調和諸藥

모든 약이 서로 배오되면 공하(攻下)하면서도 온보(溫補)하고, 온보(溫補)하면서도 하실(下實)을 제거하며, 공적(攻積)하면서도 비양(脾陽)이 상하지 않게 된다. 공하냉적(攻下冷積)의 좋은 처방이다.

7. 밀전도법 蜜煎導法[1] 通便

蜜煎導法通大便 밀전도법통대변, 或將膽法灌湯中 혹장담법관탕중
不欲苦寒傷胃府 불욕고한상위부, 陽明無熱勿輕投 양명무열물경투

蜜煎導法은 蜂蜜로 大便을 통하게 하는 방법인데, 혹은 豬膽汁導法으로 관장한다. 苦寒한 약으로 胃腸을 상하게 하면 안 되며, 陽明에 열이 없으면 가벼이 投與하면 안 된다.

【附方】

저담즙도법(豬膽汁導法)

【조성 및 용법】

食蜜七合.

蜂蜜을 銅器에 넣고, 微火煎하여 엉기게 졸여 손가락 굵기로 막대를 만들고, 2寸 길이로 만들어 막힌 肛門에 넣는다.

【효능 및 주치】

潤腸通便.

津液不足, 大便燥結을 다스린다.

【설명】

양명병(陽明病)은 원래 자한출(自汗出)하는 것이 특징이기 때문에 발한법을 잘못 사용하면 진액이 크게 상하게 된다.

이런 상황에서 소변마저 자리(自利)한다면, 진액의 고갈이 더욱 심해진다. 따라서 대변이 단단히 굳게 되는데, 이것을 일컬어 위실무열진휴증(胃實無熱津虧症)이라

[1] 상한론(傷寒論)

하며, 양명열실조결증(陽明熱實燥結症)과는 달라서 고한(苦寒)한 약으로 리(裏)를 함부로 공하(攻下)하면, 위기를 손상하기 쉽다. 이런 진상변비(津傷便秘)의 경우 꿀로 윤장통변하게 한다.

봉밀은 성질이 감완윤활(甘緩潤滑)하다.

체질이 허약하거나 진액이 부족하여 발생하는 대변난하(大便難下)를 치료할 수 있다.

저담즙도법(豬膽汁導法) 역시 상한론에 나오는 방법이다.

이것은 저담에 소량의 식초에 넣어서 항문 안에 넣는 것인데, 저담은 선기(宣氣)하면서 청열(淸熱)작용을 하여 윤조활장(潤燥滑腸)하고 통변(通便)하게 한다. 이 저담즙도법은 밀전도법과 같이 진액고갈(津液枯渴)로 인한 대변난(大便難)에 사용하고, 특히 열이 있는 사람에게 사용한다.

8. 작약탕芍藥湯[1] 痢下赤白 [增補]

芍藥芩連與錦紋작약금련여금문, 桂甘檳木及歸身계감빈목급귀신

別名導氣除甘桂별명도기제감계, 枳殼加之效若神지각가지효약신

芍藥湯은 芍藥, 黃芩, 黃連, 錦紋(大黃), 官桂, 甘草, 檳榔, 木香, 當歸身이다.
導氣湯은 芍藥湯에서 甘草, 官桂를 제거하고 枳殼을 가미한 것으로
효과가 마치 神과 같다.

【附方】

도기탕(導氣湯)

【조성 및 용법】

芍藥 40g, 當歸, 黃連, 黃芩 各20g, 大黃 12g, 木香, 檳榔, 甘草 各8g, 官桂 6g이다. 20g씩 水煎服한다.

【효능 및 주치】

清熱解毒, 調和氣血.

濕熱痢로 인한 腹痛便膿血, 赤白相兼, 裏急後重, 肛門灼熱, 小便短赤, 苔膩微黃, 脈弦滑數 등의 증을 다스린다.

【설명】

작약탕(芍藥湯)은 습열(濕熱)의 적체(積滯)로 인한 적백리(赤白痢)와 리급후중(裏急後重)을 다스리는 처방이다.

---

[1] 소문병기기의보명집(素問病機氣宜保命集)

• **君藥**: 황금, 황련 – 清熱燥濕, 苦寒止痢, 治濕熱痢

• **臣藥**: 대황 – 瀉熱祛積, 清腸除瘀(通因通用), 止痢

• **佐藥**: 작약 – 調和氣血, 緩急止痛

목향, 빈랑 – 調氣, 除後重

당귀, 육계 – 行血則膿血自愈

모든 약이 배오되면 습열을 제거하고 기혈을 조화롭게 하여, 이질이 낫게 된다.

작약탕은 이질을 다스리는 가장 유명한 처방 중에 하나이다.

작약탕에서 감초, 육계를 제거하고, 지각 3돈을 가미하면 본방보다 행기도체(行氣導滯)의 효능이 뛰어난 도기탕(導氣湯)이 된다.

도기탕은 작약탕과 마찬가지로 습열이질(濕熱痢疾)을 다스리는데, 기체(氣滯)의 증세가 비교적 심한 경우에 사용한다.

9. 향련환香連丸[1] 赤白痢 [增補]

香連治痢習爲常향련치리습위상 初起宜通勿遽嘗초기의통물거상

別有白頭翁可恃별유백두옹가시 秦皮連柏苦寒方진피련백고한방

香連丸은 痢疾을 치료하여 정상이 되게 하는데,
이질 초기에 마땅히 통하게 할 때 사용하나 급하게 복용하지 않는다.
또한 白頭翁湯도 가히 믿을 수 있는데, 秦皮, 黃連, 黃栢의 苦寒한 처방이다.

【附方】

백두옹탕(白頭翁湯)

【조성 및 용법】

黃連[2] 40g, 木香 10g을 細末하여 梧桐子크기의 환으로 만들어 20~30환씩 복용한다. 혹은 水煎服한다.

【효능 및 주치】

清熱燥濕, 行氣化滯.
濕熱痢疾로 인한 膿血相兼, 裏急後重 등의 증을 다스린다.

【설명】

향련환(香連丸)도 대장습열(大腸濕熱)과 적체내정(積滯內停)으로 인한 습열이질(濕熱痢疾)을 다스리는 처방이다.

---

1 병부수집방(兵部手集方)

2 오수유(吳茱萸) 20g과 함께 색이 변할 때까지 炒하고, 오수유를 제거하고 사용한다. 오수유와 함께 炒하는 이유는 온난(溫暖)한 약성을 얻기 위함이다.

- **君藥**: 황련 – 清熱燥濕, 厚腸止痢
- **佐藥**: 목향 – 行氣止痛

상한론(傷寒論)에 나오는 백두옹탕(白頭翁湯)[3]은 열독이질(熱毒痢疾)로 인한 리급후중(裏急後重), 항문작열(肛門灼熱), 하리농혈(下利膿血), 적다백소(赤多白少), 갈욕음수(渴欲飮水), 설홍태황(舌紅苔黃), 맥현삭(脈弦數) 등의 증에 사용한다.

[3] 백두옹(白頭翁), 황백(黃栢), 황련(黃連), 진피(秦皮) 各6g

10. 갱의환更衣丸[1] 津枯便秘 [增補]

更衣利便治津乾갱의리변치진건, 蘆薈朱砂滴酒丸노회주사적주환

脾約別行麻杏芍비약별행마행작, 大黃枳朴蜜和丸대황지박밀화환

更衣丸은 津乾으로 인한 便秘를 치료하는데, 蘆薈, 朱砂에 술을 넣고 환으로 만든다. 脾約證에는 麻子仁, 杏仁, 芍藥, 大黃, 枳實, 厚朴을 蜜丸으로 만들어 사용한다.

【附方】

마자인환(麻子仁丸)

【조성 및 용법】

朱砂 20g, 蘆薈 28g에 좋은 술을 약간 넣고, 梧桐子크기의 환으로 만든다. 4~8g씩 溫水와 함께 복용한다.

【효능 및 주치】

瀉火通便.

腸胃津傷으로 인한 大便不通, 心煩易怒, 睡眠不安 등의 증을 다스린다.

【설명】

갱의환(更衣丸)은 진고변비(津枯便秘)와 간화편왕(肝火偏旺)을 다스리는 처방이다.

[1] 태평혜민화제국방(太平惠民和劑局方)

- **君藥**: 노회 – 苦寒潤下, 瀉肝火
- **臣藥**: 주사 – 性寒下達, 清心安神

가결에 나와있는 비약증(脾約證)은 장의 조열(燥熱)과 비진부족(脾津不足)으로 인해 대변비결(大便秘結)하고 소변빈삭(小便頻數)한 증을 말한다.

비약증에는 상한론(傷寒論)에 실려 있는 마자인환(麻子仁丸)[2]을 사용하는데, 윤장사열(潤腸瀉熱), 행기통변(行氣通便)의 효능이 있다.

---

[2] 마자인(麻子仁) 12g, 작약(芍藥), 지실(枳實), 대황(大黃), 후박(厚朴) 各20g, 행인(杏仁) 8g을 綠豆大의 밀환으로 만들어 30환씩 복용한다.

4

용토지제

(湧吐之劑)

용토지제(涌吐之劑)는 토하게 하는 약들로 구성된다.

주로 담궐(痰厥), 식적(食積)을 다스리고, 상한 음식을 잘못 먹었을 때 사용한다. 주로 인후(咽喉), 흉격(胸膈), 위완(胃脘)에 머물러 있는 담연(痰涎), 숙식(宿食), 독물(毒物)을 토하게 하는데, 소문 음양응상대론(陰陽應象大論)의 "其高者, 因而越之"의 원칙에 따른다.

용토제를 사용하는 병증들은 병정이 급박하고 급히 토해야 낫는 것들이다. 다만 용토제는 작용이 맹렬하기 때문에 위기(胃氣)를 상하기 쉬워서 병이 나으면 즉시 복용을 금지해야 한다. 또한 연로한 사람이나 체질이 허한 사람, 임신부, 출산한지 얼마 되지 않은 사람은 사용하지 않거나 신중히 사용해야 한다.

1. 과체산瓜蒂散[1] 痰食實熱

瓜蒂散中赤小豆과체산중적소두 或入黎蘆鬱金湊혹입여로울금주

此吐實熱與風痰차토실열여풍담 虛者蔘蘆一味勻허자삼노일미구

若吐虛煩梔豉湯약토허번치시탕 劇痰烏附尖方透극담오부첨방투

古人尚有燒鹽方고인상유소염방 一切積滯功能奏일체적체공능주

瓜蒂散은 瓜蒂, 赤小豆, 혹은 藜蘆, 鬱金을 넣어 만든다.
이 처방은 實熱과 風痰을 土하게 하니, 虛弱한 사람은 人蔘의 蘆頭 단방을 사용한다.
만약 吐하고 나서 虛煩이 있으면 梔子豉湯을 쓰고, 심한 痰飮에는 烏附尖方을 사용한다.
古人이 일찍이 燒鹽方을 만드셨는데, 일체의 積滯를 치료하는 데 효과가 있다.

【附方】

삼로산(蔘蘆散), 삼성산(三聖散), 치자시탕(梔子豉湯), 오부첨방(烏附尖方), 소염방(燒鹽方)

【조성 및 용법】

瓜蒂, 赤小豆 같은 양을 細末하여 1~8g씩 복용한다. 豆豉9g을 煎湯한 탕액과 같이 복용한다. 不吐하면 깨끗한 깃털로 咽喉를 자극한다.

---

[1] 상한론(傷寒論)

【효능 및 주치】

湧吐痰涎宿食.

痰涎宿食이 胸脘에 壅滯하여 胸中痞硬, 懊憹不安, 氣上沖咽喉不得息, 寸脈微浮者한 증을 다스린다.

【설명】

과체산(瓜蒂散)은 흉완(胸脘) 부위에 담음(痰飮), 숙식(宿食)이 옹체된 것을 다스리는 처방으로 병위(病位)가 높은 경우에 사용한다.

- **君藥**: 과체(味苦) – 善吐痰涎宿食
- **臣藥**: 적소두(味酸) – 祛濕除煩
- **佐藥**: 豆豉湯 – 宣解胸中邪氣, 和胃

과체산은 용토제 중에서도 준제(峻劑)이며, 과체가 독이 있어서 위(胃)를 쉽게 상하게 할 수 있어서 실증(實證)에만 사용해야 한다.

오수(吳綬)는 인삼의 노두 한 가지를 3~6g 미세하게 갈아먹게 하여 토하게 했는데, 이것을 "삼로산(蔘蘆散)"이라 이름하였다. 삼로산은 부드럽게 토하게 하는 처방이기 때문에 연로하거나 체허한 사람들에게 사용하기 좋다. 주단계(朱丹溪)는 여기에 죽력을 적당히 가미하여 "삼로음(蔘蘆飮)"이라 명하고 같은 용도로 사용하였다.

장자화(張子和)는 유문사친(儒門事親)에 삼성산(三聖散)[2]을 수록해놓고, 또한 과체, 울금을 세말하여 구즙(韭汁)과 함께 복용하고 거위 깃털을 이용하여 토하게 하는 방법을 수록해놓았다. 이 처방들은 풍담(風痰)을 토하게 하는 효능이 있어서 중풍폐증(中風閉證)으로 실성민란(失聲悶亂), 구안와사(口眼喎斜), 인사불성(人事不省), 아관긴폐(牙關緊閉), 맥부활실자(脈浮滑實者)에게 사용한다.

---

[2] 방풍(防風) 120g, 과체(瓜蒂) 80g, 여로(藜蘆) 40g을 세말(細末)하여 20g씩 열수(熱水)와 복용하여 토하게 하는 것이다.

장중경은 상한에 발한(發汗)하거나 토법(吐法), 하법(下法)을 쓴 후에 허번불면(虛煩不眠), 심중오뇌(心中懊憹)가 생길 경우, "치자시탕(梔子豉湯)[1]"을 사용하였는데, 청열제번(淸熱除煩)의 효능이 있다. 상한론에 이르길, 치자시탕을 복용 후에 토하거나 땀을 흘리게 되면 예후가 좋은 것인데, 두 가지 모두 흉중 양기가 뻗어나는 증세로 울열(鬱熱)이 열리는 것이라고 설명하였다. 만약 기가 허한 사람은 자감초를 더하여 익기화중(益氣和中)하는데, 이것을 "치자감초시탕(梔子甘草豉湯)"이라 하였다. 만약 구역질이 난다면 생강을 더하여 화위지구(和胃止嘔)하였는데, 이것을 "치자생강시탕(梔子生薑豉湯)"이라 하였다.

주단계는 "오부첨방(烏附尖方)"이라 하여 오두(烏頭)와 지장수(地漿水)를 함께 달여 용토(涌吐)하게 하였다. 오부첨방은 한담식적(寒痰食積)이 상초(上焦)에 막힌 경우에 사용하였는데, 단지 오두만을 사용하기에 독성이 강하므로 신중하게 사용해야 한다.

손사막은 천금방(千金方)에 "소염방(燒鹽方)"을 수록해놓았는데, 이것은 식용 소금(食鹽)을 볶은 뒤, 열탕과 함께 복용하여 숙식(宿食)을 제거하는 방법이다. 숙식정체(宿食停滯) 혹은 건곽란(乾霍亂)으로 욕토부득토(欲吐不得吐), 욕사부득사(欲瀉不得瀉), 심번만(心煩滿)한 경우에 사용한다. 이 소염방은 약력이 비교적 약하기 때문에 최토(催吐)의 효능이 있는 보조약을 같이 사용해야 하는 경우가 있다.

---

[1] 치자(梔子), 향시(香豉) 各12g

2. 희연산稀涎散[2] 吐中風痰

稀涎皀角白礬班희연조각백반반 或益藜蘆微吐間혹익여로미토간

風中痰升人眩仆풍중담승인현부 當先服此通其關당선복차통기관

通關散用細辛皀통관산용세신조 吹鼻得嚏保生還취비득체보생환

稀涎散은 皀角刺와 白礬으로 구성되고,
혹은 藜蘆를 가미하여 약하게 吐하게 하는 약이다.
風痰으로 사람이 어지러워 넘어질 때,
마땅히 稀涎散을 먼저 복용하게 하여 通關한다.
通關散은 細辛과 皀角刺를 코로 불어넣어 재채기하여 살아나게 하는 처방이다.

【附方】

통관산(通關散)

【조성 및 용법】

豬牙皀角 4개, 白礬 40g을 細末하여 1~3g씩 溫水와 함께 복용한다.

【효능 및 주치】

開關湧吐

中風閉證으로 인한 痰涎壅盛, 喉中痰聲漉漉, 氣閉不通, 心神瞀悶, 四肢不發, 或 倒仆不省, 或 口角似喎, 脈滑實有力 등의 증을 다스린다.

[2] 제생방(濟生方)

【설명】

희연산(稀涎散)은 구급 처방의 으뜸이라고 할 수 있다.

- **君藥**: 조각자(辛溫走竄) – 祛痰開竅
- **臣藥**: 백반(酸苦) – 催吐化痰

희연산은 단지 조협과 백반 두 약을 합해 사용하는데, 담연(痰涎)을 토하게 하며, 구풍개규(驅風開竅)하는 작용을 한다.

중풍으로 인해서 담폐(痰閉)가 생겼을 때, 체질이 튼실한 사람에게는 먼저 희연산을 주어 담연(痰涎)을 토해내게 하고, 정신을 차리게 한 후에는 다른 처방으로 조리하게 한다. 희연산에 여로를 가할 수가 있는데 풍담(風痰)을 토하는 효능을 배가할 수 있다.

단계심법부여(丹溪心法附餘)에는 통관산(通關散)이 실려 있는데, 조협(皂莢), 세신(細辛) 각 등분한 것을 세말하여 소량을 코로 불어넣어 재채기를 유발함으로써 통관개규성신(通關開竅醒神)하는 처방이다.

통관산은 토하게 하는 약은 아니므로 사실 용토제의 범주에 속하지는 않는다. 중풍으로 인한 기폐(氣閉), 신혼(神昏), 인사불성(人事不省), 아관긴급(牙關緊急), 담연옹성(痰涎壅盛)한 사람에게 활용한다.

5

화해지제 (和解之劑)

화해지제(和解之劑)는 조화(調和)의 방법으로 치료를 하는 처방들이다.

주로 소양증(少陽證)과 간비불화(肝脾不和), 한열착잡(寒熱錯雜) 등의 병증을 다스린다. **화해제**는 원래 장중경이 반표반리(半表半裏)의 소양병(少陽病)을 치료하는 것에서 기인하는데, 소양병은 불가발한(不可發汗), 불가사하(不可瀉下), 불가용토(不可湧吐)하다. 따라서 화해(和解)하는 한 가지 방법으로 표리를 동치(同治)하기에 화해(和解)라는 이름으로 불리운다. 또한 "瘧屬少陽"의 학설에 따라서 치학(治瘧)하는 방제 역시 화해지제에 속한다.

1. 소시호탕 小柴胡湯[1] 半表半裏和解

小柴胡湯和解供소시호탕화해공 半夏人蔘甘草從반하인삼감초종

更用黃芩加薑棗갱용황금가강조 少陽百病此方宗소양백병차방종

小柴胡湯은 和解의 효능이 있는데, 柴胡, 半夏, 人蔘, 甘草에
다시 黃芩을 사용하고 生薑, 大棗를 가한다.
모든 少陽病에 이 처방이 祖宗이 된다.

【조성 및 용법】

柴胡 12g, 黃芩 8g, 人蔘, 半夏 各4g, 甘草 2g, 生薑 3片, 大棗 2枚를 水煎하여 溫服한다.

【효능 및 주치】

和解少陽.

①傷寒少陽證으로 인한 往來寒熱, 胸脅苦滿, 默默不欲飮食, 心煩喜嘔, 口苦, 咽乾, 目眩, 舌苔薄白, 脈弦 등의 증을 다스린다.

②婦人傷寒, 熱入血室 및 瘧疾, 黃疸과 內傷雜病으로 少陽證을 보일 때 사용한다.

【설명】

소시호탕(小柴胡湯)은 외감풍한(外感風寒)의 사기가 소양(少陽) 즉 반표반리(半表半裏)에 들어와서 추기불리(樞機不利), 정사상쟁(正邪相爭), 담화내울(膽火內鬱)한 경우에 쓰이는 처방이다.

[1] 상한론(傷寒論)

- **君藥**: 시호(少陽經藥) – 疏邪透表, 輕清升散
- **臣藥**: 황금(苦寒) – 瀉火, 善清膽經
- **佐藥**: 인삼, 생강, 대조 – 益胃氣, 和營衛, 扶正祛邪
  반하 – 和胃止嘔
- **使藥**: 자감초 – 調和諸藥, 益氣和胃

소시호탕에서 시호가 황금과 짝을 이루게 되면, 시호는 반표지사(半表之邪)를 치료하고, 황금은 반리지열(半裏之熱)을 청(淸)하기 때문에 상승의 효과를 내게 된다.
모든 약이 배오되면 소양(少陽)을 화해청투(和解淸透)하며 부정거사(扶正祛邪)하기 때문에 소양병(少陽病)을 화해시키는 대표 처방이 된다.
소양증은 구고(口苦), 인건(咽乾), 목현(目眩), 왕래한열(往來寒熱), 흉협고만(胸脇苦滿), 묵묵불욕음식(默默不欲飮食), 심번희구(心煩喜嘔)의 증상이 나타나는데, 모든 증상을 갖출 필요없이 한 증상만 있어도 사용이 가능하다. 심번희구(心煩喜嘔), 불욕음식(不欲飮食)은 담열범위(膽熱犯胃)로 인한 화강실조(和降失調) 때문에 생긴다.
이외에 여자의 생리기간 혹은 출산 후의 감기, 학질(瘧疾), 황달(黃疸)과 기타 감염병에 응용할 수 있는데 위에 나열한 소양병의 임상증상이 보이면 가감하여 응용할 수 있다.

2. 사역산四逆散[1] 陽證熱厥

四逆散里用柴胡사역산이용시호　芍藥枳實甘草須작약지실감초수

此是陽邪成厥逆차시양사성궐역　斂陰泄熱平劑扶염음설열평제부

四逆散은 柴胡, 芍藥, 枳實, 甘草를 이용한다.
이 처방은 陽邪가 厥逆이 된 것을 다스리는데, 斂陰하고 泄熱하는 平劑이다.

【조성 및 용법】

炙甘草, 柴胡, 芍藥, 枳實 같은 양을 8g씩 水煎服한다.

【효능 및 주치】

透邪解鬱, 疏肝理脾.

① 陽證熱厥로 手足厥逆, 但上不過肘, 下不過膝, 久按則有微熱, 脈弦한 증을 다스린다.

② 肝脾不和로 腹中痛, 或泄利下重한 증을 다스린다.

【설명】

상한론에 이르기를 "소음병에 사역(四逆)증이 있으면서 혹 기침을 하고, 혹 두근거리며, 혹 소변이 잘 나오지 않고, 혹 복통이 있거나 혹 설사를 하면 사역탕(四逆湯)이 다스린다[2]"라고 하였다.

여기서 사역(四逆)은 손발이 싸늘해지는 것인데, 보통의 사역은 한궐(寒厥)과 열궐(熱厥)로 나눌 수 있다. 한궐이라고 하면 양쇠음성(陽衰陰盛)하여 차가운 기운으로 생긴 것이고, 열궐은 뜨거운 기운으로 생긴 증상이다.

---

[1] 상한론(傷寒論)

[2] 少陰病, 四逆, 或咳, 或悸, 或小便不利, 或腹中痛, 或泄利下重者, 四逆散主之

사역산이 다스리는 사역은 열궐(熱厥)로 인한 사역이다.

사기가 소양(少陽)에 있다가 협목승비(挾木乘脾)하여 소음으로 전해지게 되는데, 간비기체(肝脾氣滯)와 양기내울(陽氣內鬱)하게 되어 양기(陽氣)가 울체되고, 퍼지지 않아서 사지불온(四肢不溫)하게 된다. 이것이 바로 사역산이 다스리는 열궐(熱厥)인 것이다.

또한 간비기체(肝脾氣滯), 승강실상(升降失常)하기 때문에 복통과 설리후중(泄利後重)이 나타나게 된다.

열궐이 폐, 심장, 수도(水道)에 영향을 미치게 되면, 기침, 심계(心悸), 소변불리(小便不利) 등의 증상이 나타나게 된다. 이러한 열궐을 치료할 때는 소리간비(疏理肝脾)하여 울양(鬱陽)을 투달(透達)해야 한다.

- **君藥**: 시호 – 升陽透邪, 舒肝解鬱
- **臣藥**: 지실 – 下氣破結, 升降氣機, 調和肝脾
- **佐藥**: 백작약 – 柔肝養血, 肝之本性(體陰用陽)을 치료
- **使藥**: 자감초 – 益氣健脾, 調和諸藥

모든 약이 배오되면 거사해울(祛邪解鬱), 조화간비(調和肝脾), 청승탁강(清升濁降), 창달기혈(暢達氣血)하게 되어 "사역(四逆)"이 저절로 따뜻해지게 된다.

3. 황련탕黃連湯[1] 升降陰陽

黃連湯內用乾薑황련탕내용건강 半夏人蔘甘草藏반하인삼감초장

更用桂枝兼大棗갱용계지겸대조 寒熱平調嘔痛忘한열평조구통망

黃連湯은 黃連, 乾薑, 半夏, 人蔘, 甘草에 다시 桂枝와 大棗를 넣은 것이다.
寒熱을 고르게 하며 嘔痛을 잊게 한다.

【조성 및 용법】

黃連 8g, 人蔘 6g, 乾薑, 桂枝 各4g, 半夏 5g, 炙甘草 2g, 大棗 2枚를 水煎服한다.

【효능 및 주치】

寒熱平調, 和胃降逆.

傷寒胸中有熱, 胃中有邪氣로 인한 腹中痛, 欲嘔吐 등의 증을 다스린다.

【설명】

상한론에서 이르기를 "상한병에 흉중(胸中)에 열이 있고, 위중(胃中)에 사기가 있어서 복통, 구토하려고 하는 것은 황련탕(黃連湯)이 다스린다[2]"라고 하였다.

"흉중(胸中)"과 "위중(胃中)"은 상부와 하부를 가리켜 말하는 것이다. 사열(邪熱)이 상부에 있으면, 위기(胃氣)를 핍박하여 구토(嘔吐)를 하려고 하고, 한사(寒邪)가 아래에 있으면 기를 응체(凝滯)시켜 복통이 생기게 된다.

---

1 상한론(傷寒論)

2 傷寒, 胸中有熱, 胃中有邪氣, 腹中痛, 欲嘔吐者, 黃連湯主之

• **君藥**: 황련 – 瀉胸中之熱
• **臣藥**: 건강, 계지 – 溫胃中之寒, 寒熱調和
• **佐藥**: 반하 – 和胃降逆
인삼, 대조 – 益氣和中, 升降複常
• **使藥**: 감초 – 調和藥性

황련탕은 성질이 찬 약과 더운약이 제멋대로 섞여있는 것 같지만, 모든 약이 배오되면 상초는 청열(淸熱)되고, 하초는 온하(溫下)하며, 한열을 고르게 해주니, 승강이 회복되고, 구토가 스스로 멈추게 되는 것이다.

만약 습가(濕家)에게 하법(下法)을 써서 사기입리(邪氣入裏)하여, 하열상한(下熱上寒)하다면, 황련탕과 증상은 정반대이지만, 근본원인이 동일한 음양불교(陰陽不交)이기 때문에 본 처방을 응용할 수 있다.

4. 황금탕黃芩湯[1] 太陽少陽合病下利

黃芩湯用芍甘幷황금탕용작감병 二陽合利棗加烹이양합리조가팽

此方遂爲治痢祖차방수위치리저 後人加味或更名후인가미혹갱명

再加生薑與半夏재가생강여반하 前症兼嘔此能平전증겸구차능평

單用芍藥與甘草단용작약여감초 散逆止痛能和營산역지통능화영

黃芩湯은 黃芩, 芍藥과 甘草를 함께 사용하는데,
太陽, 少陽이 합하여 痢疾이 된 경우에 사용하고 대추를 더해 끓인다.
이 처방은 治痢처방들의 祖宗인데, 후인들이 약재를 더하거나 혹은 이름을 고쳤다.
다시 生薑과 半夏를 더하면, 앞전의 증상들에다 嘔吐症도 평안케 할 수 있다.
芍藥과 甘草를 單用하면, 散逆, 止痛, 和營한다.

【附方】

황금작약탕(黃芩芍藥湯), 작약탕(芍藥湯), 황금가반하생강탕(黃芩加半夏生薑湯)

【조성 및 용법】

黃芩 12g, 芍藥 8g, 甘草 2g, 大棗 2枚를 水煎服한다.

【효능 및 주치】

淸腸止痢.

泄瀉 或 下痢膿血, 身熱不惡寒, 心下痞, 腹痛, 口苦, 舌紅苔膩, 脈弦數 등의 증을 다스린다.

---

[1] 상한론(傷寒論)

【설명】

태양병과 소양병이 합병(合病)되었을 때는 병의 선후보다는 병정의 심한 정도를 분별하는 것이 중요하다.

황금탕(黃芩湯)은 태양병과 소양병이 합병된 것을 다스리는 처방이다. 다만 소양화울(少陽火鬱)이 심하며 태양표사(太陽表邪)는 심하지 않다.

소양(少陽)의 심한 울열(鬱熱)은 양명을 핍박하고, 대장에 영향을 주어 자리복통(自利腹痛), 대변농혈(大便膿血), 항문작열(肛門灼熱), 리급후중(裏急後重) 등의 증상이 나타나게 된다.

- **君藥**: 황금 – 清熱燥濕
- **佐藥**: 백작약, 대조 – 緩急止痛
- **使藥**: 감초 – 益氣和胃, 調和諸藥

네 가지 약이 서로 배오되면, 소양의 사열(邪熱)을 식혀주고, 추기(樞機)가 통리(通利)되기 때문에 열리복통(熱痢腹痛) 등의 증상이 낫게 된다. 또한 태양표사(太陽表邪)도 저절로 풀어지게 된다.

본방은 임상에서 열리(熱痢)를 치료하는데 많이 사용되며, 상한론 이후에 이질을 치료하는 황금작약탕(黃芩芍藥湯), 작약탕(芍藥湯) 등과 같은 명방들은 이 황금탕의 변방들이다. 탕두가결의 왕앙(汪昂)은 이를 가리켜 "萬世治痢祖方" 라고 칭송하였다.

만약 앞의 증상과 겸하여 위기(胃氣)가 상역(上逆)하여 구토담수(嘔吐痰水)하는 경우는 생강과 반하를 더하여 화위(和胃), 강역지구(降逆止嘔)하는데 이를 황금가반하생강탕(黃芩加半夏生薑湯)이라고 한다.

또한 위기불화(胃氣不和)로 복통이 있거나 한법(汗法)을 사용한 후에 근육(筋肉)에 연급(攣急) 등의 증세가 있는 경우 본방에서 황금과 대조를 빼고, 작약감초탕(芍藥甘草湯)을 만들어 사용하는데, 작약, 감초 두 가지만 들어가며 완급지통(緩急止痛)의 효능이 있다. 작약감초탕은 각종 경련성 질환에 응용하는데, 위경련, 복통, 사지의 근육경련 등에 사용할 수 있다.

5. 소요산逍遙散[1] 散鬱調經

逍遙散用法歸芍소요산용법귀작, 柴苓朮草加薑薄시령출초가강박

散鬱除蒸功最奇산울제증공최기, 調經八味丹梔着조경팔미단치착

逍遙散은 當歸, 芍藥, 柴胡, 茯苓, 白朮, 甘草에 生薑과 薄荷를 더한 처방이다. 散鬱除蒸의 공로가 가장 뛰어나며, 調經에는 여덟 약물에 牧丹皮와 梔子를 가한다.

【附方】

가미소요산(加味逍遙散)

【조성 및 용법】

當歸, 茯苓, 芍藥, 白朮, 柴胡 各4g, 炙甘草 2g에 生薑 3片, 薄荷 少許를 넣고 水煎服하거나 丸劑로 복용한다.

【효능 및 주치】

疏肝解鬱, 養血健脾.

肝鬱脾虛血虛證으로 인한 兩脅作痛, 頭痛目眩, 口燥咽乾, 神疲食少, 或 往來寒熱, 或 月經不調, 乳房脹痛, 脈弦而虛 등의 증을 다스린다.

[1] 태평혜민화제국방(太平惠民和劑局方)

【설명】

소요산(逍遙散)은 간울혈허(肝鬱血虛)를 다스리는 처방이다.

간은 장혈(藏血)하는 체음용양(體陰用陽)의 장부이고, 조달(條達)과 소설(疏泄)을 한다. 간이 실상(失常)하는 원인은 여러 가지가 있는데, 주로 혈허(血虛)나 토허(土虛)하여 간목(肝木)이 자양(滋養)을 받지 못하거나 혹은 정지(情志)의 문제로 모혈상비(耗血傷脾)하여 발생한다. 이러한 경우 소간양혈(疏肝養血), 건비(健脾)하는 치법을 사용하여야 한다.

- **君藥**: 시호 – 疏肝解鬱
- **臣藥**: 당귀, 백작약 – 養血斂陰, 柔肝緩急, 補肝體養肝血, 助肝用行氣鬱
- **佐藥**: 백출, 복령, 생강(燒) – 健脾益氣
  박하 – 散肝鬱, 透鬱熱
- **使藥**: 감초 – 補中益氣, 調和諸藥

모든 약은 서로 배오되면 간울(肝鬱)이 소통(疏通)하게 되고, 간혈(肝血)이 자양(滋養)되어 간비(肝脾)가 모두 조화롭게 되며, 기혈을 모두 조리할 수 있다.

소요산의 입법(立法), 용약(用藥)을 살펴보면, 모두 양혈해울(養血解鬱)하는 좋은 약재로 구성되어있기 때문에 간비(肝脾)를 조화시키는 명방(名方)이 된다. 부인과에서 월경을 고르게 하는 데에도 많이 사용된다.

만약 간비혈허(肝脾血虛), 기울화화(氣鬱化火), 월경부조(月經不調)하면서 번조이노(煩燥易怒), 협적구건(頰赤口乾), 두통목삽(頭痛目澁), 소변삽통(小便澁痛) 등의 증상이 있으면, 소요산에 목단피와 치자를 가미하여 사용하는데, 이를 가미소요산(加味逍遙散) 혹은 단치소요산(丹梔逍遙散)이라고 부른다. 가미소요산은 소요산 원방의 소간건비(疏肝健脾), 화혈조경(和血調經)하는 효능에 혈의 복화(伏火)와 삼초(三焦)를 청열(淸熱)하며, 수도(水道)를 통리(通利)하는 효능을 배가한 처방이다.

6. 곽향정기산藿香正氣散[1] 辟一切不正之氣

藿香正氣大腹蘇곽향정기대복소, 甘桔陳苓朮朴俱감길진령출박구

夏曲白芷加薑蔘하곡백지가강삼, 感傷嵐瘴並能驅감상람장병능구

藿香正氣散은 藿香, 大腹皮, 紫蘇葉, 甘草, 桔梗, 陳皮, 茯苓,
白朮, 厚朴, 半夏麯, 白芷에 生薑, 人蔘을 가한다.
嵐瘴(풍토병)에 감수된 것을 능히 몰아낸다.

【조성 및 용법】

大腹皮, 白芷, 紫蘇葉, 茯苓 各4g, 半夏曲, 白朮, 陳皮, 厚朴, 桔梗 各2g, 藿香 6g, 炙甘草 2g에 生薑 3片, 大棗 2枚를 넣고 水煎服한다.

【효능 및 주치】

解表化濕, 理氣和中.

① 外感風寒, 內傷濕滯證으로 인한 發熱惡寒, 頭痛, 胸脘痞滿悶脹, 舌苔白膩한 증을 다스린다.

② 霍亂 및 不正之氣에 感受된 것을 다스린다.

【설명】

곽향정기산(藿香正氣散)은 여름철에 감한(感寒)하거나 내상습체(內傷濕滯)로 비위불화(脾胃不和)한 것을 다스리는 처방이다.

흉완비민(胸脘痞悶), 복통토사(腹痛吐瀉), 태니(苔膩)한 증세를 낫게 한다.

---

[1] 태평혜민화제국방(太平惠民和劑局方)

- **君藥**: 곽향(辛溫) – 解表, 芳香化濕, 升清降濁
- **臣藥**: 자소엽, 백지 – 表散風寒, 理氣化濕
- **佐藥**: 백출, 복령 – 健脾運濕, 和中止瀉

  반하곡, 진피, 후박, 대복피 – 行氣化濕, 和胃止嘔, 暢中除滿

  길경 – 宣利肺氣, 載藥上行

  생강, 대조 – 調和營衛
- **使藥**: 감초 – 調和諸藥

모든 약이 서로 배합되면 해표화습(解表化濕)하고 승청강탁(升淸降濁)하기 때문에 복통(腹痛), 토사(吐瀉), 한열두통(寒熱頭痛) 등이 저절로 낫게 되고, 특히 여름철에 상용할 수 있는 처방이 된다.

곽향정기산이 비록 표리를 모두 풀어주는 약이지만, 처방 구성을 보면 평위산(平胃散), 이진탕(二陳湯)과 많은 부분 중복된다. 그것을 보면 화습(化濕)작용의 힘이 해표(解表)하는 힘보다 강한 것을 알 수 있다. 그래서 곽향정기산은 표한(表寒)보다는 리습(裏濕)의 증상이 비교적 심한 경우에 사용한다. 현대에서는 여름철의 위장성 감기, 급성 위장염, 소화불량 등 증상에 좋은 효능을 보인다. 또 풍토병이나 물갈이하는 환자에게도 좋은 효능을 보인다.

7. 육화탕六和湯[1] 調和六氣

六和藿朴杏砂呈육화곽박행사정, 半夏木瓜赤茯苓반하목과적복령

朮蔘扁豆同甘草출삼편두동감초, 薑棗煎之六氣平강조전지육기평

或益香薷或蘇葉혹익향유혹소엽, 傷寒傷暑用須明상한상서용수명

六和湯은 藿香, 厚朴, 杏仁, 砂仁에 半夏, 木瓜, 赤茯苓, 白朮[2], 人蔘,
白扁豆와 甘草, 生薑, 大棗로 달인 것인데, 六氣를 平하게 한다.
혹 香薷와 紫蘇葉을 가미하며 傷寒, 傷暑에 쓰임이 매우 명쾌하다.

【조성 및 용법】

縮砂仁, 半夏, 杏仁, 人蔘, 炙甘草 各2g, 赤茯苓, 藿香葉, 白扁豆, 木瓜 各4g, 香薷, 厚朴 各6g에 生薑 3片, 大棗 2枚를 가하여 水煎服한다.

【효능 및 주치】

祛暑化濕, 健脾和胃.

暑濕外襲, 脾胃失和로 인한 霍亂吐瀉, 倦怠嗜臥, 胸膈痞悶, 頭目昏痛, 身體困倦, 惡寒發熱, 口微渴, 舌苔白滑한 증을 다스린다.

1 태평혜민화제국방(太平惠民和劑局方)

2 출전에 따라 어떠한 육화탕(六和湯)에는 백출(白朮)이 들어가고, 어떠한 육화탕에는 들어가지 않으며, 어떠한 육화탕에는 백출(白朮)대신에 창출(蒼朮)이 들어가 있다.

【설명】

육화탕(六和湯)은 풍한서습조화(風寒暑濕燥火)의 육기(六氣)[3]를 조화시키므로 육화탕(六和湯)이라고 한다.

특히 여름철의 감한(感寒)과 습상비위(濕傷脾胃)로 인한 흉격비민(胸膈痞悶), 토사곽란(吐瀉霍亂) 등의 증을 다스린다.

- **君藥:** 향유 – 辛溫發汗, 芳香化濕(夏季麻黃)
- **臣藥:** 곽향, 후박 – 化濕和中, 外散表邪
- **佐藥:** 반하, 사인 – 和胃止嘔

  인삼, 백편두 – 補氣健脾

  적복령, 목과 – 祛濕滲濕

  행인 – 宣肺利氣

  생강, 대조 – 調和營衛

使藥; 감초 – 益氣和胃, 調和藥性

간혹 향유 대신에 자소엽을 사용하는 경우가 있다.

이 두 가지 약재들은 모두 발한해표(發汗解表)하는 약들이지만, 향유는 화습거서(化濕祛暑)에 특히 좋고, 자소엽은 리기화중(理氣和中)에 좋다. 만약 서사(暑邪)에 감수되었으면 향유를 사용하고, 풍한사(風寒邪)에 감수되어 있으면 자소엽을 사용한다.

[3] 맥어(脈語)를 지은 오학고(吳鶴考)는 이것을 육부(六腑)라고 설명하였다.

8. 청비음淸脾飮[1] 陽瘧

清脾飮用青朴柴청비음용청박시, 苓夏甘芩白朮偕령하감금백출해

更加草果薑煎服갱가초과강전복, 熱多陽瘧此方佳열다양학차방가

清脾飮은 青皮, 厚朴, 柴胡, 茯苓, 半夏, 甘草, 黃芩, 白朮에
다시 草果, 生薑을 가하여 달여 복용한다.
熱이 많은 陽瘧에 이 처방이 좋다.

【조성 및 용법】

青皮, 厚朴, 柴胡, 黃芩, 半夏, 茯苓, 白朮, 草果 各4g, 甘草 2g에 生薑 3片을 가하여 發作前에 水煎服한다.

【효능 및 주치】

健脾祛濕, 化痰截瘧.

瘧疾濕痰內遏로 인한 熱重寒輕, 口苦心煩, 胸膈滿悶, 小便黃赤, 舌苔白膩, 脈象弦滑數 등의 증을 다스린다.

【설명】

학질(瘧疾)은 소양(少陽) 즉 간담(肝膽)의 병인데, 그 원인은 대부분 비위(脾胃)가 상한 것으로 인해 발생한다.

청비음(淸脾飮)은 비허(脾虛)로 인한 학질을 다스리는 처방인데, 담습내조(痰濕內阻)와 소양불화(少陽不和)한 사람에게 잘 맞는 처방이다.

[1] 제생방(濟生方)

- **君藥**: 시호, 황금 – 和解少陽, 除往來寒熱
- **臣藥**: 초과 – 能化濕痰, 截瘧要藥
- **佐藥**: 청피, 후박 – 理氣寬胸

  반하, 생강, 복령, 백출 – 健脾燥濕, 治生痰之源
- **使藥**: 감초 – 調和諸藥

각 약재가 서로 배오되면, 조습화담(燥濕化痰), 조화간비(調和肝脾), 화해소양(和解少陽)하여 지학(止瘧)한다.

다만 담습(痰濕)으로 인한 실학(實瘧)에는 사용할 수 있으나 허학(虛瘧)에는 사용하지 않다.

9. 통사요방 痛瀉要方[1] 痛瀉

痛瀉要方陳皮芍통사요방진피작 防風白朮煎丸酌방풍백출전환작

補土瀉木理肝脾보토사목리간비 若作食傷醫便錯약작식상의편착

痛瀉要方은 陳皮, 芍藥, 防風, 白朮을 달이거나 丸으로 복용하는데, 補土瀉木하여 肝脾를 다스리는데, 만약 食傷에 사용하면 의사의 잘못이다.

【조성 및 용법】

白朮 120g, 白芍藥 80g, 陳皮 20g, 防風 40g을 水煎服하거나 환으로 만들어 복용한다.

【효능 및 주치】

補脾瀉肝

痛瀉로 인한 腸鳴腹痛, 大便泄瀉, 瀉必腹痛, 舌苔薄白, 兩關脈弦而緩 등의 증을 다스린다.

【설명】

복통설사(腹痛泄瀉)는 원인이 복잡하여 그에 따른 치법이 다양하다.

통사요방(痛瀉要方)은 복통이 심하면서 설사를 하는 통사(痛瀉)를 다스리는데, 이는 비허간왕(脾虛肝旺)으로 인해 간기승비(肝氣乘脾)하여 발생한다.

1 유초창(劉草窓)

- **君藥**: 백출 – 健脾燥濕止瀉
- **臣藥**: 백작약 – 柔肝緩急止痛
- **佐藥**: 진피 – 理氣健胃

  방풍 – 升清止瀉

네 가지의 약재를 배오하면, 비토(脾土)를 보하고 간목(肝木)을 사하여, 건비조습(健脾燥濕), 유간완급(柔肝緩急)하기 때문에 통사(痛瀉)가 낫게 된다.

만약 설사가 오래되었다면, 이것은 비기허함(脾氣虛陷)으로 인한 것이니 반드시 승양(升陽)하는 승마(升麻)를 가해야 한다.

본 처방은 통사를 치료하는 처방이지만, 여기서 말하는 통사는 식상(食傷)으로 인한 복통설사와 다르다.

식상으로 인한 통사(食傷痛瀉)는 설사를 하고나면 통창(痛脹)이 감소되는 것이 특징이다. 그러나 통사요방증은 비록 설사를 하더라도 복통이 그치지 않는다. 임상에서 통사요방증을 상식(傷食)으로 오인하여 소도(消導)의 방법을 사용하면 비기(脾氣)를 손상시킬 수 있다.

10. 하인음何人飮[1] 虛瘧 [增補]

何人飮治久虛瘧하인음치구허학 蔘首歸陳薑棗約삼수귀진강조약
追瘧青陳柴半歸추학청진시반귀 首烏甘草正未弱수오감초정미약
若名休瘧脾元虛약명휴학비원허 蔘朮歸烏甘草酌삼출귀오감초작
四獸果梅入六君사수과매입육군 補中兼收須量度보중겸수수량도
更截實瘧木賊煎갱절실학목적전 青朴夏榔蒼朮著청박하랑창출저

何人飮은 오래된 虛瘧을 다스리는데,
人蔘, 何首烏, 當歸, 陳皮, 生薑, 大棗이다.
追瘧飮은 靑皮, 陳皮, 柴胡, 半夏, 當歸, 何首烏, 甘草인데,
正氣가 아직 약하지 않을 때 사용한다.
休瘧飮이라 이름한 처방은 脾元이 허할 때 사용하는데,
人蔘, 白朮, 當歸, 何首烏, 甘草이다.
四獸飮은 六君子湯에 草果, 烏梅를 가한 처방인데,
補中하며 겸하여 收斂하니 모름지기 법도를 헤아린다.
다시 實瘧을 치료할 때 木賊煎을 사용하는데,
木賊, 靑皮, 厚朴, 半夏, 檳榔, 蒼朮이다.

【附方】

추학음(追瘧飮), 휴학음(休瘧飮), 사수음(四獸飮), 목적전(木賊煎)

1 경악전서(景岳全書)

【조성 및 용법】

何首烏 12g~40g, 當歸 8~12g, 人蔘 12g~40g, 陳皮 8~12g, 煨生薑 3片을 水煎服한다. 瘧疾의 증상이 발생하기 2시간 전에 복용한다.

【효능 및 주치】

益氣養血, 治療虛瘧.

氣血兩虛로 인한 瘧疾發作日久不愈를 다스린다.

【설명】

하인음(何人飮)은 기혈양허(氣血兩虛)로 인한 구학(久瘧)을 다스리는 처방이다.

- **君藥:** 하수오 – 補肝腎, 益精血, 截虛瘧
- **臣藥:** 인삼, 당귀 – 益氣補血
- **佐藥:** 진피, 생강(煨) – 健脾理氣, 溫散中寒, 補藥의 膩膈를 예방

모든 약이 배오되면 부정(扶正)하기 때문에 허학(虛瘧)을 다스릴 수 있다.

추학음(追瘧飮)[2]은 하인음과 마찬가지로 구학(久瘧)을 다스리지만, 기혈의 허약한 정도가 심하지 않은 사람에게 사용한다.

휴학음(休瘧飮)[3]은 학질에 걸려서 발산약(發散藥)을 과도하게 사용하여, 비기(脾氣)가 허약해진 경우에 사용한다.

사수음(四獸飮)은 육군자탕(六君子湯)에 오매(烏梅), 초과(草果), 생강(生薑), 대조(大棗)를 가한 처방으로 역시 구학(久瘧)을 다스리지만, 특히 비허담습(脾虛痰濕)증이 있는 학질에 사용한다. 목적전(木賊煎)[4]은 체질이 장실하고, 습담(濕痰)이 많은 실학(實瘧)을 다스린다.

---

2 하수오(何首烏) 40g, 당귀(當歸), 감초(甘草), 반하(半夏), 청피(靑皮), 진피(陳皮), 시호(柴胡) 各12g이다.

3 하인음(何人飮)에서 진피(陳皮)를 제거하고 백출(白朮) 8g, 감초(甘草) 4g을 가한 처방이다.

4 목적(木賊), 후박(厚朴) 各12g, 창출(蒼朮), 빈랑(檳榔) 各4g, 반하(半夏), 청피(靑皮) 各20g이다.

11. 분돈탕奔豚湯[1] 腹痛氣上衝 [增補]

奔豚湯治腎中邪분돈탕치신중사, 氣上衝胸腹痛佳기상충흉복통가

芩芍芎歸甘草半금작궁귀감초반, 生薑乾葛李根加생강건갈리근가

奔豚湯은 腎中의 邪氣를 치료하는데, 氣가 上衝하는 것과 胸腹痛에 좋다.
黃芩, 芍藥, 川芎, 當歸, 甘草, 半夏에 生薑, 乾葛, 李根을 가한다.

【조성 및 용법】

李根白皮, 葛根 各4g, 甘草, 芍藥, 黃芩 各2.8g, 川芎, 當歸 各6g, 半夏 8g에 生薑 3片, 大棗 2枚를 가하여 水煎服한다.

【효능 및 주치】

補心氣, 平衝逆.

奔豚으로 인한 氣上衝胸, 腹痛, 往來寒熱을 다스린다.

【설명】

상한론(傷寒論)에 "분돈증으로 기가 상충(上衝)하고 흉복통(胸腹痛)이 있으며, 한열왕래(寒熱往來)가 있으면 분돈탕(奔豚湯)으로 다스린다.[2]"라고 하였다.

분돈탕(奔豚湯)은 심기(心氣)가 허하고, 신(腎)에 한(寒)이 있어서 기가 상충(上衝)하는 것을 다스리는 처방이다.

---

1 금궤요략(金匱要略)

2 奔豚, 氣上衝, 胸腹痛, 往來寒熱, 奔豚湯主之.

- **君藥**: 이근백피 – 腎水犯心奔豚의 要藥
- **臣藥**: 작약, 감초 – 緩急止痛
- **佐藥**: 당귀, 천궁 – 養血活血
  반하, 생강 – 降逆止嘔, 專下逆氣
  갈근 – 生津止渴
  황금 – 淸瀉肺熱

모든 약이 배오되면 충역(衝逆)을 내리고, 심혈(心血)을 보하기 때문에 분돈증이 낫게 된다.

분돈증은 아랫배에서 가슴으로 무언가가 치밀어 오르고, 오르락내리락하면서 통증이 있는 것인데, 현대에서는 분돈을 장부의 평활근 경련으로 보기도 하고, 불안장애로 인한 심신증(心身症)으로 보기도 한다.

12. 달원음達原飮[1] 瘟疫初起 [增補]

達原厚朴與常山달원후박여상산 草果檳榔共滌痰초과빈랑공척담

更用黃芩知母入갱용황금지모입 菖蒲靑草不容刪창포청초불용산

達原飮은 厚朴, 常山, 草果, 檳榔으로 滌痰하고,
다시 黃芩, 知母, 菖蒲, 靑皮, 甘草인데, 뺄만한 약재가 없다.

【조성 및 용법】

常山, 檳榔 各8g, 厚朴, 知母, 黃芩, 菖蒲, 靑皮 各4g, 草果, 甘草 各2g을 水煎하여 午後에 溫服한다.

【효능 및 주치】

開達膜原, 辟穢化濁.

溫疫初起 或瘧疾邪伏膜原으로 인한 憎寒壯熱, 或 一日三次, 或 一日一次, 發無定時, 胸悶嘔惡, 頭痛煩躁, 脈弦數, 舌苔垢膩 등의 증을 다스린다.

【설명】

달원음(達原飮)은 온역(溫疫) 초기 증상을 다스리는 처방이다.

사기가 막원(膜原)에 잠복해 있을 때 사용한다. 막원이라고 하는 것은 장부, 경락이 아닌 위장에 가까운 반표반리(半表半裏)를 말한다. 담습(痰濕)이 막원을 저체(阻滯)하여 생긴 흉민구오(胸悶嘔惡)와 번조(煩躁), 맥삭(脈數) 등의 열증에 사용한다.

---

1 온역론(溫疫論)

- **君藥**: 상산, 초과 – 宣可去壅, 善開痰結(截瘧要藥)
- **臣藥**: 빈랑, 후박 – 行氣化痰, 燥濕化痰
- **佐藥**: 석창포, 청피 – 清上焦膜原

  황금, 지모 – 清溫疫之熱, 君藥의 傷陰을 예방
- **使藥**: 감초 – 調和諸藥

13. 호금청담탕蒿芩淸膽湯[1] 少陽濕熱 [增補]

兪氏蒿芩淸膽湯유씨호금청담탕, 陳皮半夏竹茹襄진피반하죽여양

赤苓枳殼兼碧玉적령지각겸벽옥, 濕熱輕宣此法良습열경선차법량

兪根初의 蒿芩淸膽湯은 菁蒿, 陳皮, 半夏, 竹茹, 赤茯苓, 黃芩, 枳殼에 碧玉散[2]을 더한 것이다. 濕熱이 輕한 것에는 이 治法이 좋다.

【조성 및 용법】

靑蒿 6g~8g, 黃芩 6g~12g, 半夏, 枳殼, 陳皮 各6g, 竹茹, 赤茯苓, 碧玉散 各12g을 水煎服한다.

【효능 및 주치】

淸膽利濕, 和胃化痰.

少陽熱盛, 膽熱犯胃로 인한 寒熱如瘧, 寒輕熱重, 口苦胸悶, 吐酸苦水, 或嘔黃涎而黏, 乾嘔呃逆, 胸脅脹痛, 舌紅苔白, 間現雜色, 脈數而右滑左弦 등의 증을 다스린다.

【설명】

호금청담탕(蒿芩淸膽湯)은 소양(少陽)에 열성(熱盛)한 증을 다스린다.

담열(膽熱)이 범위(犯胃)하면 기역(氣逆)하고 내려가지 않아서 탄산(呑酸)을 토하거나 끈끈한 누런 침을 토하게 된다. 심하면 건구애역(乾嘔呃逆)하게 된다.

---

1 중정통속상한론(重訂通俗傷寒論)

2 滑石, 甘草, 靑黛

• **君藥**: 청호 – 清透少陽

황금 – 清泄膽熱

• **佐藥**: 반하, 진피, 적복령, 지각, 벽옥산 – 和胃降逆, 寬胸暢膈, 清利濕熱

모든 약을 배오하면 소양을 청투(清透)하기 때문에 위역(胃逆)이 내려가며, 담습(痰濕)이 제거되어 모든 증상이 낫게 된다.

6

표리지제 (表裏之劑)

표리지제(表裏之劑)는 표리(表裏)를 쌍해(雙解)하는 처방들이다.

보통 해표약(解表藥)에 사하(瀉下), 청리(淸裏), 온리(溫裏)하는 약들이 배오되어 구성된다.

임상에서 표증(表證)이 아직 제거되지 않았는데, 리증(裏證)의 증상이 심한 경우에, 해표(解表)하면 리사(裏邪)를 제거하기 어렵고, 치리(治裏)하면 표사(表邪)가 풀리지 않으며, 심지어 병이 전변되기 때문에 표리쌍해제(表裏雙解劑)를 사용하여 표리를 모두 치료해야 한다.

표리에 모두 병이 있기 때문에 표실리허(表實裏虛), 표허리실(表虛裏實), 표한리열(表寒裏熱), 표열리한(表熱裏寒) 및 표리구열(表裏俱熱), 표리구한(表裏俱寒), 표리구허(表裏俱虛), 표리구실(表裏俱實) 등의 증세가 천차만별이다. 따라서 세밀히 변증하여 선방(選方)해야 한다.

1. 대시호탕 大柴胡湯[1] 發表攻裏

大柴胡湯用大黃 대시호탕용대황 枳實芩夏白芍將 지실금하백작장
煎加薑棗表兼裏 전가강조표겸리 妙法內攻併外攘 묘법내공병외양
柴胡芒硝義亦爾 시호망초의역이 仍有桂枝大黃湯 잉유계지대황탕

大柴胡湯에는 柴胡, 大黃, 枳實, 黃芩, 半夏, 白芍藥에 生薑, 大棗를 넣고
달여 表裏를 치료하는데 攻裏와 外攘을 같이 하는 妙法이다.
柴胡加芒硝湯의 뜻도 역시 이러하고, 또 桂枝大黃湯도 같은 의미가 있다.

【附方】

시호가망초탕(柴胡加芒硝湯), 계지가대황탕(桂枝加大黃湯)

【조성 및 용법】

柴胡 16g, 黃芩, 芍藥 各10g, 枳實 6g, 大黃 8g, 生薑 3片, 大棗 1枚를 水煎服한다.

【효능 및 주치】

和解少陽, 內瀉熱結

少陽, 陽明合病으로 인한 往來寒熱, 胸脅苦滿, 嘔不止, 鬱鬱微煩, 心下滿痛或 心下痞硬, 大便不解 或夾熱下利, 舌苔黃, 脈弦有力한 증을 다스린다.

---

1 상한론(傷寒論)

【설명】

대시호탕(大柴胡湯)은 소시호탕(小柴胡湯)에서 인삼, 감초를 빼고 대황, 지실, 작약을 가미한 처방이다.

소양병(少陽病)과 양명리실증(陽明裏實證)이 합병(合病)된 것을 치료하는 처방이다. 왕래한열(往來寒熱), 흉협고만(胸脇苦滿)은 한사(寒邪)가 소양(少陽)에 있는 증상들이다. 심하비경만통(心下痞硬滿痛), 대변불해(大便不解) 혹 하리(下利)하는 증상은 병사가 양명으로 전변되어 조실(燥實)이 생긴 것이다. 원래 소양병은 하법을 사용하면 안되지만, 양명리실증을 겸하였기에 화해(和解)와 통하(通下)의 치법을 같이 사용한다.

- **君藥**: 시호, 황금 – 和解少陽
- **臣藥**: 대황, 지실 – 瀉陽明熱結, 除心下痞硬
- **佐藥**: 작약 – 緩急止痛
  생강, 반하 – 降逆止嘔
  대조, 생강 – 調和營衛

대시호탕에서 인삼과 감초를 쓰지 않는 것은 자칫 중초(中焦)를 보하여 사기의 기운을 성(盛)하게 할 수 있고, 또 실만(實滿)을 심하게 할 수 있기 때문이다.

모든 약을 배오하면 소양(少陽)을 외해(外解)하고 열결(熱結)을 내사(內瀉)하여 표리가 쌍해(雙解)된다.

시호가망초탕(柴胡加芒硝湯)은 소시호탕에 망초를 더한 처방이다.

추기(樞機)를 화해(和解)하고 열실(熱實)을 내리기 때문에 대시호탕과 같이 소양과 양명을 둘 다 풀어주는 처방이 된다. 대시호탕과 마찬가지로 소양과 양명에 병사가 있지만, 약량(藥量)이 비교적 가볍기 때문에 정기가 비교적 허(虛)하고, 리실(裏實)이 아직 심하지 않은 자에게 사용하는 처방이다.

계지가대황탕(桂枝加大黃湯)은 계지탕에 작약을 배가하고 대황을 가미한 처방이다.

태양병에 하법(下法)을 써서 오치(誤治)하여, 사기가 태음(太陰)으로 내함(內陷)하고, 실통(實痛)이 있는 자에게 적용되는 처방이며, 또한 표리를 동시에 푸는 처방이다.

2. 방풍통성산防風通聖散[1] 表裏實熱

防風通聖大黃硝, 荊芥麻黃梔子翹

甘桔芎歸膏滑石, 薄荷芩朮力偏饒

表裏交功陽熱盛, 外科瘍毒總能消

방풍통성대황초, 형개마황치자교

감길궁귀고활석, 박하금출력편요

표리교공양열성, 외과양독총능소

防風通聖散은 防風, 大黃, 芒硝, 荊芥, 麻黃, 梔子, 連翹, 甘草, 桔梗, 川芎, 當歸, 石膏, 滑石, 薄荷, 黃芩, 白朮로 약력이 넉넉한 쪽(實症)으로 치우쳐있다. 表裏를 모두 功하여 陽熱이 盛한 것을 다스리고, 外科질환, 瘍毒을 모두 능히 없앨 수 있다.

【조성 및 용법】

防風, 荊芥, 連翹, 麻黃, 薄荷, 川芎, 當歸, 白芍藥, 黑山梔, 大黃, 芒硝, 白朮 各20g, 石膏, 黃芩, 桔梗 各40g, 甘草 80g을 粗末하여 9g씩 生薑 3片을 가하여 水煎服하거나 丸劑로 만들어 6g씩 1일 2회 복용한다.

【효능 및 주치】

疏風解表, 瀉熱通便

風熱壅盛, 表裏俱實로 인한 憎寒壯熱, 頭目昏眩, 目赤睛痛, 口苦口乾, 咽喉

[1] 선명론방(宣明論方)

不利, 胸膈痞悶, 咳嘔喘滿, 涕唾稠黏, 大便秘結, 小便赤澁. 並治瘡瘍腫毒, 腸風痔漏, 丹斑癮疹 등의 증을 다스린다.

【설명】

방풍통성산(防風通聖散)은 표리(表裏), 삼초(三焦)가 모두 실(實)한 증상에 사용하는 처방이다.

특히 풍한(風寒)이 화열(化熱)된 것과 리열(裏熱)이 결실(結實)한 것을 다스린다.

- **君藥:** 방풍, 형개, 마황 – 發汗解表, 使邪從汗解
  석고 – 淸瀉肺胃
  대황 – 瀉熱通便
- **臣藥:** 박하, 연교 – 疏風解表
  황금, 치자 – 淸上焦熱
  망초 – 破結通便
- **佐藥:** 천궁, 당귀, 백작약 – 活血和營
  백출 – 健脾燥濕
  길경 – 載藥上行
- **使藥:** 감초 – 益氣和胃, 調和諸藥

처방 전체를 종합해보면, 해표(解表), 청리(淸裏), 공하(攻下)를 동시에 하고, 표리(表裏), 기혈(氣血), 삼초(三焦)를 모두 통치(通治)한다.

청해사산(淸解瀉散)을 동시에 하면서도 표리(表裏)를 손상시키지 않기 때문에 표리(表裏)를 병치(並治)하는 쌍해(雙解)의 훌륭한 약이 된다.

3. 오적산五積散[1] 發表溫裏

五積散治五般積오적산치오반적 麻黃蒼芷歸芍芎마황창지귀작궁

枳桔桂薑甘茯朴지길계강감복박 陳皮半夏加薑蔥진피반하가강총

除桂枳陳餘略炒제계지진여략초 熟料尤增溫散功숙료우증온산공

溫中解表祛寒濕온중해표거한습 散痞調經用各充산비조경용각충

五積散은 다섯 가지 일반적인 積을 치료한다.
麻黃, 蒼朮, 白芷, 當歸, 芍藥, 川芎, 枳殼, 桔梗, 肉桂, 乾薑,
甘草, 茯苓, 厚朴, 陳皮, 半夏에 生薑과 蔥白을 더한 것이다.
肉桂, 枳殼, 陳皮를 뺀 나머지를 略炒하면
熟料五積散이 되며 溫散의 효과가 더욱 증가된다.
溫中, 解表, 祛寒濕하며, 散痞, 調經하는데 그 쓰임이 충분하다.

【附方】

숙료오적산(熟料五積散)

【조성 및 용법】

白芷, 川芎, 炙甘草, 茯苓, 當歸, 肉桂, 芍藥, 半夏 各2.8g, 陳皮, 枳殼, 麻黃 各4g, 蒼朮 8g, 乾薑, 桔梗, 厚朴 各3.2g을 粗末하여 生薑 3片, 蔥白 2莖을 같이 넣고 달여 熱服한다.

[1] 태평혜민화제국방(太平惠民和劑局方)

【효능 및 주치】

解表溫裏, 順氣化痰, 活血消積.

外感風寒, 內傷生冷으로 인한 身熱無汗, 頭痛身疼, 項背拘急, 胸滿惡食, 嘔吐腹痛 및 婦女氣血不和, 心腹疼痛, 月經不調 등의 증을 다스린다.

【설명】

오적산(五積散)은 한(寒), 습(濕), 기(氣), 혈(血), 담(痰)의 오적(五積)을 치료한다.

오적은 비위에 오래된 냉적(冷積)이 있거나 풍한(風寒)에 외감(外感)되어 생기는데, 결국 모두 다 비위의 양기(陽氣)가 손상되어 한습(寒濕)이 병이 된 것이다. 또한 담습내정(痰濕內停)은 기혈을 불화(不和)하게 하기 때문에 흉만오식(胸滿惡食), 구토복통(嘔吐腹痛) 혹은 월경부조(月經不調) 등의 겸증이 생긴다.

- **君藥:** 마황, 백지, 창출 – 發汗祛濕解表
  건강, 육계 – 溫裏祛寒
- **臣藥:** 후박, 진피, 반하, 복령 – 燥濕健脾, 理氣化痰
  당귀, 작약, 천궁 – 養血和血, 調經止痛
- **佐藥:** 길경, 지각 – 升降氣機, 消除痞滿
- **使藥:** 자감초 – 和中益氣, 調和諸藥

모든 약이 배오되면 해표온리(解表溫裏), 산한거습(散寒祛濕), 행기화혈(行氣和血), 건비소담(健脾消痰)하여 오적(五積)이 사라지게 되고, 겸증들도 제거된다.

오적산에서 육계, 지각, 진피를 제외한 나머지 약재를 거칠게 갈아 약한 불로 색이 바뀔 때까지 볶고, 그 후에 육계, 지각, 진피를 추가한 것을 숙료오적산(熟料五積散)이라고 부른다. 복용법과 주치증은 오적산과 같지만, 온산(溫散)의 효능이 더욱 강해진다.

4. 삼황석고탕 三黃石膏湯[1] 發表淸裏

三黃石膏芩柏連삼황석고금백련 梔子麻黃豆豉全치자마황두시전

薑棗細茶煎熱服강조세다전열복 表裏三焦熱盛宣표리삼초열성선

三黃石膏湯은 石膏, 黃芩, 黃栢, 黃連, 梔子, 麻黃, 豆豉에
生薑과 大棗, 細茶를 넣고 끓여서 熱服한다.
表裏三焦의 熱이 盛한 것을 풀어준다.

【조성 및 용법】

石膏 12g, 黃連, 黃柏, 黃芩 各6g, 香豉 8g, 梔子 6g, 麻黃 4g에 生薑 3片, 大棗 1枚, 細茶葉 1撮를 넣고 水煎服한다.

【효능 및 주치】

發汗解表, 淸熱解毒.

傷寒裏熱已熾, 表證未解로 인한 壯熱無汗, 身體沈重拘急, 鼻乾口渴, 煩躁不眠, 神昏譫語, 脈滑數 或 發斑 등의 증을 다스린다.

【설명】

삼황석고탕(三黃石膏湯)이 치료하는 증후는 표증이 풀리지 않은 상태에서 삼초열성(三焦熱盛)한 것이다.

이때는 표리삼초(表裏三焦)가 모두 열이 있어, 영위(營衛)가 모두 통하지 않아 진액(津液)이 제대로 수포되지 못하게 된다. 이런 경우 표증(表證)을 다스리면 리증(裏證)이 더욱 심해지고, 리증(裏證)을 다스리면 표증(表證)이 풀리지 않기 때문에, 반드시 해표(解表)와 청리(淸裏)를 같이 해야 한다.

---

1 외대비요(外臺秘要)

• **君藥**: 마황 – 發汗解表
석고, 황금 – 清熱除煩
• **臣藥**: 황련, 황백, 치자 – 清三焦實火
두시 – 祛除表邪
• **佐藥**: 생강, 대조, 세다 – 調和營衛, 益氣和中

모든 약이 배오되면, 발표(發表)하면서도 리열(裏熱)을 생기게 하지 않고, 청리(清裏)하면서도 해표(解表)에 방해가 되지 않아, 내외의 사열(邪熱)을 모두 제거할 수 있다. 그래서 영위(營衛)가 잘 통하고 진액(津液)이 수포(輸布)되어 번갈(煩渴), 섬광(譫狂) 등의 증상이 낫게 된다.

5. 갈근황금황련탕

葛根黃芩黃連湯[1] 太陽陽明解表清裏

葛根黃芩黃連湯갈근황금황련탕 甘草四般治二陽감초사반치이양
解表清裏兼和胃해표청리겸화위 喘汗自利保平康천한자리보평강

葛根黃芩黃連湯은 葛根, 黃芩, 黃連에 甘草까지
4가지의 일반적인 약재로 구성되어 있으며 二陽을 치료한다.
解表, 淸裏와 和胃를 겸하고, 喘, 汗, 自利를 평강하게 해준다.

【조성 및 용법】

葛根 12g, 炙甘草 4g, 黃芩, 黃連 各8g, 大棗 2枚를 水煎服한다.

【효능 및 주치】

解表清熱

表證未解, 熱邪入裏로 인한 身熱, 下利臭穢, 肛門灼熱, 胸脘煩熱, 口乾作渴, 喘而汗出, 苔黃, 脈數 등의 증을 다스린다.

【설명】

갈근황금황련탕(葛根黃芩黃連湯)이 다스리는 증은 계지탕증에 하법(下法)을 잘못 사용하여, 사기가 양명(陽明)으로 내함(內陷)한 것이다.

따라서 표열(表熱)이 풀리지 않고 리열(裏熱)까지 성(盛)하였기 때문에 리열(裏熱)이 위로 폐(肺)를 상박(上迫)하여 천증(喘證)이 생기고, 아래로는 장(腸)을 하박(下迫)하여 변설(便泄)하며, 진액이 증박(蒸迫)되어 한출(汗出)하게 된다. 표리(表裏)가 모두 열(熱)하고 신열(身熱)이 풀어지지 않았기에 맥촉(脈促)하게 된다. 치료법

[1] 상한론(傷寒論)

은 표사(表邪)를 풀고, 겸하여 청리열(淸裏熱)해야 한다.

- **君藥**: 갈근 – 解表淸熱, 升陽止利
- **臣藥**: 황금, 황련 – 淸熱燥濕, 厚腸止利
- **使藥**: 감초 – 甘緩和中, 調和諸藥

네 가지 약이 배오되면 해표(解表), 청리열(淸裏熱)하며 위기(胃氣)가 조화되기 때문에 천(喘), 한(汗), 하리(下利) 등의 증상이 모두 낫게 된다.

6. 삼소음蔘蘇飮[1] 內傷外感

蔘蘇飮內用陳皮삼소음내용진피, 枳殼前胡半夏宜지각전호반하의
乾葛木香甘桔茯건갈목향감길복, 內傷外感此方推내상외감차방추
蔘前若去芎柴入삼전약거궁시입, 飮號芎蘇治不差음호궁소치불차
香蘇飮僅陳皮草향소음근진피초, 感傷內外亦堪施감상내외역감시

蔘蘇飮에는 人蔘, 蘇葉 陳皮, 枳殼, 前胡, 半夏, 乾葛, 木香, 甘草,
桔梗, 茯苓을 사용하는데, 內傷外感에 이 처방을 추천한다.
人蔘과 前胡를 빼고, 川芎, 柴胡를 넣으면
芎蘇飮이라고 부르며, 치료하는 것은 차이가 없다.
香蘇飮은 香附子, 紫蘇葉에 陳皮, 炙甘草를 약간 넣은 것으로
內傷外感을 또한 치료할 수 있다.

【附方】

궁소음(芎蘇飮), 향소음(香蘇飮)

【조성 및 용법】

人蔘, 蘇葉, 葛根, 前胡, 半夏, 茯苓 各4g, 陳皮, 甘草, 桔梗, 枳殼, 木香 各 3g에 生薑 3片, 大棗 3枚를 넣고 水煎服한다.

[1] 의루원융(醫壘元戎)

【효능 및 주치】

益氣解表, 理氣化痰.

虛人外感風寒, 內有痰飮으로 인한 惡寒發熱, 無汗, 頭痛, 鼻塞, 咳嗽痰白, 胸膈滿悶, 倦怠無力, 氣短懶言, 舌苔白, 脈弱 등의 증을 다스린다.

【설명】

삼소음(蔘蘇飮)은 체허(體虛)한 사람이 내부에는 담음(痰飮)이 있고 외부에는 풍한(風寒)에 감수되어 해수담백(咳嗽痰白), 흉격만민(胸膈滿悶)한 것을 치료하는 처방이다.

- **君藥**: 자소엽, 갈근 – 外散風寒, 解肌透邪
- **臣藥**: 반하, 진피, 복령, 전호, 길경, 지각 – 化痰理氣, 升降氣機
- **佐藥**: 목향 – 醒脾暢中
  인삼 – 益氣, 扶正祛邪
- **使藥**: 감초 – 益氣和胃, 調和諸藥

삼소음은 익기해표(益氣解表), 이기화담(理氣化痰)하고, 부정해표(扶正解表)하는 처방이다.
삼소음은 작용이 비교적 온화하여 노약자, 어린이같은 허약한 사람에게 적합하다.

삼소음에서 인삼, 전호를 빼고, 천궁, 시호를 가하면 궁소음(芎蘇飮)이라 한다.
외감풍한(外感風寒)으로 인해 발열두통(發熱頭痛), 오한(惡寒)의 외증(外症)이 있고, 안으로는 해수토담(咳嗽吐痰) 등의 내증(內症)이 있는 것을 다스린다.

화제국방(和劑局方)에 실린 향소음(香蘇飮)은 향부자, 자소엽, 자감초, 진피에 생강, 총백을 가해 복용하는 것인데 이기해표(利氣解表)하는 효능이 있다.
사시감모(四時感冒), 두통발열(頭痛發熱)을 다스리고, 혹은 내상기체(內傷氣滯)로 흉격만민(胸膈滿悶), 애기(噯氣), 불욕음식(不欲飮食)하는 경우에도 사용가능하다. 삼소음과 마찬가지로 표리(表裏)를 모두 치료하는 방제에 속한다.

7. 인진환茵蔯丸[1] 汗吐下兼行

茵蔯丸用大黃硝인진환용대황초 鱉甲常山巴豆邀별갑상산파두요
杏仁梔豉蜜丸服행인치시밀환복 汗吐下兼三法超한토하겸삼법초
時氣毒癘及瘧痢시기독려급학리 一丸兩服量病調일환량복량병조

茵蔯丸은 茵蔯, 大黃, 芒硝, 鱉甲, 常山, 巴豆, 杏仁 梔子, 豆豉를
蜜丸으로 만들어 복용하는 것인데, 汗吐下의 三法을 겸한다.
時氣, 疫癘 및 瘧痢을 치료하는데,
한 알씩 두 번 복용하는 양이면 병을 調理할 수 있다.

【조성 및 용법】

茵陳, 芒硝, 鱉甲, 梔子 各80g, 大黃 20g, 常山, 杏仁 各120g, 巴豆 40g, 豆豉 750g을 細末하여 梧桐子 크기의 蜜丸으로 만들어 1丸씩 복용한다. 복약 후에 或吐, 或下, 或汗하면 복용을 중지한다. 복약 후에 효과가 없으면 용량을 늘린다.

【효능 및 주치】

攻下湧吐, 泄熱蕩實, 發表散邪.

時行黃疸, 瘧疾, 赤白下痢 등의 裏實과 表證을 겸한 증세를 다스린다.

【설명】

인진환(茵蔯丸)은 표사(表邪)와 습열내정(濕熱內停), 실열내결(實熱內結)을 급하게 다스리는 처방이다.

[1] 외대비요(外臺秘要)

• **君藥**: 인진 – 利濕淸熱(治黃疸要藥)
상산 – 引吐截瘧
망초, 대황 – 攻下實熱

• **臣藥**: 행인, 두시 – 解肌發汗

• **佐藥**: 별갑 – 滋陰, 退陰血熱, 截瘧
파두 – 攻除冷積

인진환은 발한(發汗), 용토(湧吐), 공하(攻下)의 삼법(三法)을 모두 병행하는 처방이다. 시기(時氣), 장기(瘴氣), 황달(黃疸), 학질(瘧疾)에서 적백리(赤白痢)까지 병세가 급하고, 체력이 장실(壯實)한 자에게 사용하면 빠른 효과를 얻을 수 있다. 다만 인진환은 약성이 맹렬(猛烈)하여 쉽게 사용해서는 안 된다.

8. 대강활탕大羌活湯[1] 傷寒兩感

大羌活湯則九味대강활탕즉구미, 己獨知蓮白朮暨기독지연백출기

散熱培陰表裏和산열배음표리화, 傷寒兩感差堪慰상한양감차감위

大羌活湯은 九味羌活湯에 防已, 獨活, 知母, 黃連, 白朮을 더한 처방으로 散熱, 培陰하며 表裏를 조화롭게 하니, 傷寒이 兩感된 경우에 효과가 심히 뛰어나다.

【조성 및 용법】

防已, 獨活, 羌活, 黃連, 蒼朮, 炙甘草, 白朮, 防風, 細辛, 黃芩 各1.2g, 知母, 川芎, 生地黃 各4g을 水煎服한다.

【효능 및 주치】

發汗解表, 淸熱養陰.

風寒濕邪外感, 兼有裏熱로 인한 頭痛發熱, 惡寒, 口乾煩滿而渴 등의 증을 다스린다.

【설명】

대강활탕(大羌活湯)은 구미강활탕(九味羌活湯)에 백지를 빼고 방풍, 지모, 독활, 황련, 백출을 더한 처방이다.

이 처방은 외감풍한습사(外感風寒濕邪)를 다스리는데, 입리화열(入裏化熱), 상음(傷陰)으로 인한 구건번만(口乾煩滿)과 갈증(渴症)을 다스린다. 즉 표리(表裏)를 모두 다스리는 처방이다.

1 차사난지(此事難知)

- **君藥**: 강활, 독활 - 散寒祛濕
- **臣藥**: 방풍, 창출, 방기, 세신, 천궁 - 發汗解表
- **佐藥**: 황련, 황금 - 淸熱燥濕
  지모, 생지황 - 淸熱滋陰
  백출 - 健脾益氣, 顧護中焦
- **使藥**: 감초 - 益氣和胃, 調和諸藥

대강활탕은 발한해표(發汗解表)하면서도 정기를 상하지 않고 청리배음(淸裏培陰)하면서도 사기를 성(盛)하게 하지 않으니 표리(表裏)를 동치(同治)하는 처방이 된다.

7

소보지제
(消補之劑)

소보지제(消補之劑)는
소도(消導)하는 약들로 구성되어 있다

음식정체(飮食停滯)를 다스리거나, 적취비괴(積聚痞塊)를 다스리는 처방들이 포함된다.
비위가 원래 허하거나, 음식부절(飮食不節)로 비위(脾胃)를 손상하면, 건운실상(健運失常)하게 된다. 이것은 결국 적체(積滯)를 발생시키고, 적체가 오래되면 정기를 모상(耗傷)한다.
소보지제에는 소중어보(消重於補)한 방제도 있고, 보중어소(補重於消)한 처방도 있으며 소보(消補)가 병중(並重)한 처방도 있다. 혹은 소(消)함으로 보(補)하거나, 보(補)함으로 소(消)하기도 하는 여러 처방이 있기 때문에 증상과 체질에 맞추어 선방(選方)해야 한다.

1. 평위산平胃散[1] 利瀉散滿

平胃散是蒼朮朴평위산시창출박 陳皮甘草四般藥진피감초사반약

除濕散滿驅瘴嵐제습산만구장람 調胃諸方從此擴조위제방종차확

或合二陳或五苓혹합이진혹오령 硝黃麥曲均堪着초황맥곡균감착

若合小柴名柴平약합소시명시평 煎加薑棗能除瘧전가강조능제학

又不換金正氣散우불환금정기산 即是此方加夏藿즉시차방가하곽

平胃散은 蒼朮, 厚朴, 陳皮, 甘草의 네 가지의 일반적인 약재인데,
除濕散滿하고 瘴嵐을 치료한다.
胃腸을 다스리는 여러 처방들이 이 처방을 따른다.
간혹 二陳湯이나 五苓散과 합방하거나
芒硝, 大黃, 麥芽, 神麯을 가미하기도 하는데 골고루 뛰어남이 있다.
만약 小柴胡湯과 합방을 하면 柴平湯이라 명하고,
전탕할 때 生薑, 大棗를 가하는데 瘧疾을 치료할 수 있다.
또 不換金正氣散은 이 처방에 半夏와 藿香을 더한 것이다.

【附方】

가미평위산(加味平胃散), 삼령평위산(蔘苓平胃散), 황련평위산(黃連平胃散), 불환금정기산(不換金正氣散), 평진탕(平陳湯), 위령탕(胃苓湯), 시평탕(柴平湯)

[1] 태평혜민화제국방(太平惠民和劑局方)

【조성 및 용법】

蒼朮 8g, 薑制厚朴 4g, 陳皮 5.6g, 炙甘草 2.4g을 細末하여 生薑 2片, 大棗 2枚와 함께 전탕한 후에 飯前服한다. 혹은 湯劑로 만들어 水煎服하기도 한다.

【효능 및 주치】

燥濕運脾, 行氣和胃.

濕滯脾胃로 인한 脘腹脹滿, 不思飮食, 口淡無味, 嘔吐泄瀉, 噯氣呑酸, 肢體沈重, 怠懶嗜臥, 舌苔白膩而厚, 脈緩 등의 증을 다스린다. 常服하면 調氣暖胃, 化宿食, 消痰飮, 辟風寒冷濕四時非節之氣할 수 있다.

【설명】

평위산(平胃散)은 비위불화(脾胃不和), 비위습체(脾胃濕滯)를 치료하는 가장 유명한 처방이다.

숙식불소(宿食不消), 담음(痰飮) 혹은 풍한(風寒)이나 장람(瘴嵐)[2] 등의 원인으로 비위가 승강(升降)의 조화를 잃어 생긴 제증을 다스린다.

- **君藥:** 창출 – 燥濕運脾
- **臣藥:** 후박 – 燥濕運脾, 行氣散滿
- **佐藥:** 진피 – 理氣健脾, 燥濕化痰
  생강, 대조 – 調和脾胃, 助脾健運
- **使藥:** 감초 – 益氣和中, 調和諸藥

평위산은 조습운비(燥濕運脾), 행기화위(行氣和胃)하는 효능이 있어서 소화불량, 만성위염, 위궤양 및 신경성 위장병 등에 효과가 있다.

다만 처방을 구성하는 약재들이 고신온조(苦辛溫燥)하여 쉽게 음혈(陰血)을 손상하기 때문에 임신한 사람과 비위가 조열(燥熱)한 사람에게는 신중하게 사용해야 한다.

[2] 풍토병

평위산은 조습화위(燥濕和胃)의 효능이 있어 비위불화(脾胃不和)를 치료하는 기본방제가 된다.

비위를 조리하는 많은 치료제 중에 평위산을 기반으로 만들어진 처방들이 많다. 평위산에 맥아, 신곡(炒)을 가미하면 단계심법(丹溪心法)의 가미평위산(加味平胃散)이 되는데 숙식불화(宿食不化), 애부탄산(噯腐呑酸), 식욕부진(食欲不振)을 다스린다. 만약 대변비결(大便秘結)하면 다시 대황, 망초를 더하여 통하도체(通下導滯)한다.

또 평위산에 인삼, 복령을 가하면 삼령평위산(蔘苓平胃散)이 되는데, 비허식체(脾虛食滯)를 치료하고 대변불실(大便不實)을 치료한다. 평위산에 황련(생강즙炒), 목향을 더하면, 황련평위산(黃連平胃散)이 되는데, 식적화열(食積化熱), 복통설사(腹痛泄瀉)를 치료한다.

화제국방(和劑局方)에는 평위산에 곽향, 반하를 가한 불환금정기산(不換金正氣散)을 실어놓았는데 사시감모(四時感冒)의 부정지기(不正之氣)로 인한 두통발열(頭痛發熱), 구토설사(嘔吐泄瀉)를 치료한다.

평위산에 이진탕(二陳湯)을 합한 처방은 평진탕(平陳湯)으로 증인맥치(症因脈治)에 실려 있는데, 담습중조(痰濕中阻), 비위불화(脾胃不和)로 인한 흉격비민(胸膈痞悶), 불사음식(不思飮食), 오심구토(惡心嘔吐), 해수(咳嗽) 등을 다스리는 처방이다.

평위산에 오령산(五苓散)을 합한 위령탕(胃苓湯)은 단계심법(丹溪心法)에 실려 있는데, 하추(夏秋)에 비위상습(脾胃傷濕)과 정음협식(停飮夾食)으로 부종설사(浮腫泄瀉)하는 실증(實證)을 다스리는 처방이다.

마지막으로 평위산과 소시호탕(小柴胡湯)을 합방하면 경악전서(景岳全書)에 실린 시평탕(柴平湯)이 되는데, 화해소양(和解少陽), 거습화위(祛濕和胃)의 효능이 있어서 습학(濕瘧)으로 인한 일신진통(一身盡痛), 수족침중(手足沈重), 한다열소(寒多熱少), 맥유(脈濡)등의 증을 다스린다.

2. 보화환保和丸[1] 飮食輕傷

保和神麯與山楂보화신곡여산사 苓夏陳翹菔子加령하진교복자가

麯糊爲丸麥湯下곡호위환맥탕하 亦可方中用麥芽역가방중용맥아

大安丸內加白朮대안환내가백출 消中兼補效堪誇소중겸보효감과

保和丸은 神麯, 山楂, 茯苓, 半夏, 陳皮, 連翹, 萊菔子를 가한 처방인데
麯糊풀로 반죽하여 환을 만들어 맥아를 끓인 물과 함께 복용하거나
처방에 맥아를 넣어서 사용한다.
大安丸은 保和丸에 白朮을 가한 것인데,
消補를 겸하니 그 효과가 뛰어나 자랑할 수 있다.

【附方】

대안환(大安丸)

【조성 및 용법】

山楂 200g, 神麯, 半夏 各120g, 赤茯苓, 陳皮, 連翹, 炒萊菔子 各40g을 細末하여 梧桐子 크기로 神麯煮糊和丸으로 만들어 70~80丸씩 炒麥芽湯과 함께 복용한다. 혹은 麥芽 40g을 갈아서 丸藥內에 넣거나 湯劑로 만들어 水煎服한다.

【효능 및 주치】

消食和胃.

一切의 食積으로 인한 脘腹痞滿脹痛, 噯腐呑酸, 惡食嘔吐, 或大便泄瀉, 舌苔厚膩, 脈滑 등의 증을 다스린다.

[1] 단계심법(丹溪心法)

【설명】

소문의 비론(痺論)에서 이르기를 "음식을 많이 먹으면 위장이 손상을 받는다.[1]"라고 하였는데, 과도한 음식섭취는 비(脾)의 운화(運化)에 문제를 일으켜 반드시 적체(積滯)가 생기고, 이 적체가 기기(氣機)를 비색(痞塞)하게 되어 위실화강(胃失和降)하게 된다. 보화환(保和丸)은 이러한 식적내정(食積內停)으로 인한 완비복창(脘痞腹脹), 오식애부(惡食噯腐), 식적화열(食積化熱), 구토탄산(嘔吐呑酸), 대변설사(大便泄瀉) 등을 다스리는 처방이다.

- **君藥**: 산사 – 消一切飮食積滯, 善消肉食油膩之積
- **臣藥**: 신곡 – 消食健脾, 善化酒食陳腐之積
  나복자 – 消穀面之積, 下氣
- **佐藥**: 반하, 진피 – 行氣化滯, 和胃止嘔
  복령 – 滲濕健脾, 和中止瀉
  연교 – 淸熱散結
- **使藥**: 맥아湯 – 增强健脾消食之力

보화환의 특이한 점은 연교를 사용하여 식체(食滯)가 만든 내열(內熱)을 다스리는 것까지 고려했다는 것이다.

모든 약재가 배오되면 소식화위(消食和胃)하는 좋은 효능을 내기 때문에 식적(食積)을 다스리는 통용방이 된다. 다만 보화환은 소식화적(消食化積)의 힘이 비교적 약한 경제(輕劑)이다. 따라서 식상(食傷)으로 인한 경증의 적체(積滯)에 사용하는데, 만약 변비불통(便秘不通), 복통교중(腹痛較重)의 증세가 있으면 적체가 심한 것이니 지실(枳實), 빈랑(檳榔), 대황(大黃) 등을 추가하여 행기도체(行氣導滯), 통변사적(通便瀉積)하는 효능을 강화해야 한다.

보화환에 백출(白朮)을 가한 것을 대안환(大安丸)이라고 하며 이 처방은 의방집해(醫方集解)에 수록되어있다.

대안환은 소식건비(消食健脾)하는 처방으로 백출이 들어가기 때문에 평소 비위가 허약한 사람의 식체(食滯)에 활용하는 처방이고, 특히 위장(胃腸)이 연약한 소아나 체질이 약한 경우에 잘 맞는 처방이다.

---

[1] 飮食自倍, 胃腸乃傷

3. 건비환健脾丸[2] 補脾消食

健脾蔘朮與陳皮건비삼출여진피, 枳實山楂麥蘖隨지실산사맥벽수
麯糊作丸米飮下곡호작환미음하, 消補兼行脾弱宜소보겸행비약의
枳朮丸亦消兼補지출환역소겸보, 荷葉燒飯上升奇하엽소반상승기

健脾丸은 人蔘, 白朮, 陳皮, 枳實, 山楂, 麥芽인데, 神麯으로 환을 만들어
米飮과 함께 복용한다. 消補를 겸하니 脾弱에 마땅하다.
枳朮丸 또한 消補를 겸하며, 荷葉으로 싸서
익힌 밥으로 환을 만드는데 (脾氣를) 上升시킴이 기이하다.

【附方】

지출환(枳朮丸)

【조성 및 용법】

人蔘, 白朮(土炒), 陳皮, 麥芽(炒) 各80g, 山楂 60g, 枳實(炒) 120g을 細末하여 神麯으로 梧桐子크기의 糊丸을 만들어 12g씩 米湯이나 溫水와 함께 복용한다.

【효능 및 주치】

健脾消食.

脾胃虛弱, 飮食內停으로 인한 食少難消, 脘腹痞悶, 體倦少氣 등의 증을 다스린다.

[2] 험방(驗方)

【설명】

건비환(健脾丸)은 인삼건비환(人蔘健脾丸)이라고도 부르는데, 비위(脾胃)가 본래 허약하여 식소불화(食少不化)하는 경우에 사용하는 처방이다.

비위가 허약하면 식소(食少)하게 되고, 소화가 되지 않게 된다. 또 식기정체(食氣停滯)하기 때문에 완복비창(脘腹痞脹)하고, 화원(化源)이 불건(不健)하기 때문에 체권소기(體倦少氣)하게 된다.

- **君藥:** 인삼 – 益氣健脾, 補脾虛
  맥아 – 消食積, 健脾開胃
- **臣藥:** 백출 – 益氣健脾
  산사, 신곡 – 消食化滯, 消食積
- **佐藥:** 진피 – 理氣健脾和胃
  지실 – 行氣導滯, 消積除痞

건비환은 소보(消補)를 동시에 하는 처방이다.

비위를 보하면 소화가 잘 되게 되고, 식체(食滯)가 내려가면 비위(脾胃)가 튼튼해진다. 군약(君藥)이 인삼(人蔘)이기 때문에 인삼건비환이라고도 부르는데, 비위의 허함이 오래되어 음식을 잘 소화하지 못할 때 주로 활용하는 처방이다. 따라서 음식부절(飮食不節), 폭음폭식(暴飮暴食)으로 비위가 손상되거나, 적체(積滯)가 내정(內停)한 경우에는 건비환은 맞지 않는다.

지출환(枳朮丸)[1]은 역시 소보(消補)를 겸하는 장원소(張元素)의 처방이다.

이러한 류의 처방 중에 으뜸이 되는 처방이며, 보(補)가 주가 되는 방제이다. 처방 중의 백출은 익기건비(益氣健脾)하고 지실은 소비행체(消痞行滯)하며, 갱미(粳米) 즉 밥은 양위(養胃)하고 하엽(荷葉)은 승청(升淸), 건비소비(健脾消痞)한다. 처방의 하엽과 지실은 서로 조합되면 일승일강(一升一降)하여 소화력을 회복시킨다. 비위허약(脾胃虛弱)으로 인한 식욕부진(食欲不振), 식소난소(食少難消)한 경우에 사용한다.

---

[1] 지실(枳實) 40g, 백출(白朮) 80g을 모두 갈아 가루로 내어 연잎(荷葉) 안에 진미(陳米)와 넣고 쪄서 환을 만들어 복용한다.

4. 삼령백출산蔘苓白朮散[2] 補脾

蔘苓白朮扁豆陣삼령백출편두진 山藥甘蓮砂薏仁산약감련사의인

桔梗上浮兼保肺길경상부겸보폐 棗湯調服益脾神조탕조복익비신

蔘苓白朮散은 人蔘, 白茯苓, 白朮, 白扁豆, 陳皮, 山藥, 甘草,
蓮子肉, 砂仁, 薏苡仁이며, 桔梗으로 上浮와 겸하여 保肺를 한다.
대추달인 물과 복용하는데, 脾를 補益함이 神靈하다.

【조성 및 용법】

人蔘, 茯苓, 白朮, 陳皮, 山藥, 炙甘草 各12g, 白扁豆, 蓮子肉, 砂仁, 薏苡仁, 桔梗 各6g을 細末하여 8g씩 大棗煎湯과 함께 복용하거나 분말 40g에 生薑 3片, 大棗 2枚를 넣고 달여 복용한다. 水丸으로 만들어 복용하는 것을 蔘苓白朮丸이라 하는데, 6~9g씩 1일 2次 棗湯 혹은 溫水와 함께 복용한다.

【효능 및 주치】

益氣健脾, 滲濕止瀉, 兼補肺氣.

脾胃虛弱夾濕證으로 인한 飮食減少, 四肢乏力, 便溏, 或瀉, 或吐, 形體消瘦, 胸脘悶脹, 舌苔白膩, 脈細緩或虛緩 등의 증을 다스린다.

【설명】

삼령백출산(蔘苓白朮散)은 비위기허(脾胃氣虛)에 협습(挾濕)한 증을 다스리는 처방이다. 비위가 허하면 화원불충(化源不充)하여 장부지체(臟腑肢體)가 모두 기(氣)를 받지 못해 형체허리(形體虛羸), 신권무력(神倦無力), 단기심계(短氣心悸) 등의 증상이 생긴다.

---

2 태평혜민화제국방(太平惠民和劑局方)

또한 비위가 건강하지 못하면 운화(運化)가 되지 않기 때문에 습(濕), 담(痰), 체(滯)가 생긴다. 습이 심하면 위로는 구토(嘔吐)가 나오고, 아래로는 설사(泄瀉)를 하게 되며, 담이 심하면 해수담다(咳嗽痰多)의 증상이 나오게 된다. 체가 심하면 흉완비색(胸脘痞塞)의 증세가 생긴다.
치료법은 기본적으로 비위가 허한 것이 중요하기 때문에 비위를 보(補)하면서 정체된 습담(濕痰)을 제거하며 행체(行滯), 조기(調氣)해야 한다.

- **君藥:** 인삼 – 大補元氣, 益氣健脾
- **臣藥:** 백출, 복령, 산약 – 健脾益氣, 燥濕, 滲濕
- **佐藥:** 연자육, 백편두 – 補脾止瀉
  의이인 – 滲濕健脾止瀉
  사인, 진피 – 醒脾和胃, 行氣化滯
  길경 – 手太陰肺經引經藥, 宣肺利氣, 通調水道祛濕, 載藥上行(益肺氣)
  대조 – 補養脾氣
- **使藥:** 자감초 – 健脾和中, 調和諸藥

삼령백출산은 보(補)하면서도 행(行)함이 있고, 행(行)하면서도 지(止)함이 있어서 약력(藥力)이 무난하다. 삼령백출산은 사군자탕(四君子湯)의 변방이라고 할 수 있는데, 소도약(消導藥)이 전혀 없고, 익기건비(益氣健脾)하는 효능의 약들로 구성된다. 따라서 이 처방의 의미는 비위가 강(强)해지면 음식은 자연히 정상화되는 것에 있다.

또 삼습지사(滲濕止瀉)와 보폐(補肺)의 효능이 있어서 비위기허협습(脾胃氣虛夾濕)과 폐기허(肺氣虛)로 인한 단기해수(短氣咳嗽)를 치료하는데, 이른바 배토생금(培土生金)의 원리에 정확히 부합하는 처방이다.

종합하면 삼령백출산은 보기건비(補氣健脾), 화위삼습(和胃滲濕)하는 처방 중에서 으뜸인 처방이 되며 익폐(益肺)를 겸하는 훌륭한 처방이 된다. 임상에서는 면색위황(面色萎黃), 형수핍력(形瘦乏力), 납매식소(納呆食少), 설태백니(舌苔白膩), 맥허완(脈虛緩) 등의 증상에 사용한다.

5. 지실소비환枳實消痞丸[1] 補脾消痞

枳實消痞四君全지실소비사군전, 麥芽夏曲朴薑連맥아하곡박강연

蒸餅糊丸消痞滿증병호환소비만, 清熱破結補虛痊청열파결보허전

枳實消痞丸은 四君子湯 전부에 麥芽麯, 半夏麯, 厚朴, 乾薑, 黃連을
더한 처방인데, 蒸餅으로 환을 만들어 사용한다.
痞滿을 제거하고 清熱破結하며 補虛하여 병을 낫게 한다.

【조성 및 용법】

枳實, 黃連 各20g, 半夏麯, 人蔘 各12g, 白朮, 茯苓, 炙甘草, 麥芽 各8g, 乾薑 4g, 厚朴 16g을 細末하여 蒸餅으로 梧桐子 크기의 糊丸을 만들어 50~70환씩 溫水와 함께 복용한다. 혹은 湯劑로 만들어 水煎服한다.

【효능 및 주치】

消痞除滿, 健脾和胃.

脾虛氣滯, 寒熱互結로 인한 心下痞滿, 不欲飮食, 倦怠乏力, 或胸腹痞脹, 食少不化, 大便不調 등의 증을 다스린다.

【설명】

지실소비환(枳實消痞丸)은 장중경(張仲景)의 지출탕(枳朮湯)과 반하사심탕(半夏瀉心湯)을 합방하여 만들어진 처방이다.

지실소비환의 적응증은 비위허약(脾胃虛弱)으로 인한 비허기체(脾虛氣滯)와 한열호결

---

[1] 난실비장(蘭室秘藏)

(寒熱互結)을 다스리는 처방이다. 비위가 허약해지면, 한열과 담식(痰食)이 중조(中阻)하게 되는데, 이것이 오래되면 다시 비위허약(脾胃虛弱)이 생기는 악순환이 된다.

비증(痞證)과 적취(積聚)가 오래되면 공법(攻法)을 사용해야 하지만, 너무 강한 치료법은 비위를 상할 수 있기에 완만한 소적법(消積法)과 동시에 보비위(補脾胃)해야 한다.

- **君藥**: 지실 – 行氣消痞
- **臣藥**: 후박 – 行氣燥濕除滿
  황련 – 清熱燥濕, 除痞
- **佐藥**: 반하국 – 溫胃化痰, 散結和胃
  건강 – 溫中祛寒
  맥아 – 消食去滯
  인삼, 백출, 복령, 자감초(四君子湯) – 益氣健脾, 脾胃의 消化吸收를 補强
- **使藥**: 자감초 – 調和諸藥

지실소비환은 소비거적(消痞去積), 건비화위(健脾和胃)하는 효과가 있고, 특히 건강(乾薑)과 황련(黃連)이 같이 쓰여 중초에 맺힌 한열(寒熱)을 같이 제거할 수 있다.

또 지각(枳殼), 후박(厚朴), 황련(黃連)의 용량이 비교적 많은 것에서 이동원(李東垣)의 방의(方意)를 짐작할 수 있는데, 이는 행체소비(行滯消痞)를 중시한 것이다. 이것으로 짐작해보면, 지실소비환의 적응증은 허증(虛症)보다는 실증(實症)에 치우쳐 있는 것이라 할 수 있다.

지실소비환과 반하사심탕(半夏瀉心湯)은 모두 한열호결(寒熱互結)과 심하비민(心下痞悶)의 증상을 치료하지만, 다른 점이 있다.

반하사심탕은 심하(心下)로 하함(下陷)된 사기(邪氣)로 인해 한열호결(寒熱互結)과 비증(痞症)이 된 '실사(實邪)가 중초에 적체'된 증을 다스리는 처방이다. 따라서 반하(半夏)로 군약(君藥)을 삼고, 황련(黃連)을 배오하여 한열(寒熱)한 약을 함께 쓰는데, 반하는 매운 맛으로 위장을 자극하고 황련은 쓴 맛으로 강탁(降濁)하여 결국 비증(痞症)을 없애고 팽만감을 해결하는 것이다.

그에 비해 지실소비환은 단지 한열호결(寒熱互結)뿐만 아니라 유형의 담습적체(痰濕積滯)가 있는 것을 치료하는 처방이기 때문에 비증(痞症) 또한 반하사심탕증보다 중(重)하다.
그래서 지실소비환 처방에는 지실(枳實)과 후박(厚朴)을 많이 넣고, 맥아국(麥芽麯)을 가미하여 행기화체소비(行氣化滯消痞)하는 힘을 더 키운 것이다.

6. 별갑음자鱉甲飮子[1] 瘧母

鱉甲飮子治瘧母별갑음자치학모, 甘草芪朮芍芎偶감초기출작궁우
草果檳榔厚朴增초과빈랑후박증, 烏梅薑棗同煎服오매강조동전복

鱉甲飮子는 瘧母를 치료하는데, 鱉甲, 甘草, 黃芪, 白朮, 芍藥, 川芎에 草果, 檳榔, 厚朴을 더하고 烏梅, 生薑, 大棗를 함께 끓여 복용한다.

【조성 및 용법】

鱉甲(醋炙), 白朮(土炒), 川芎, 白芍藥(酒炒), 檳榔, 草果(煨), 厚朴, 陳皮, 甘草 各4g, 黃芪(炙) 6g, 生薑 3片, 大棗 1枚, 烏梅 少許를 水煎服한다.

【효능 및 주치】

軟堅散結, 行氣活血, 祛濕消癥.
瘧母로 인해 瘧疾日久不愈, 脅下結塊, 脅腹脹痛하거나 癥積結於脅下, 腹中疼痛, 肌肉消瘦, 飮食減少, 疲乏無力 등의 증을 다스린다.

【설명】

학질(瘧疾)이 오래되어 낫지 않으면 기가 모손되고 혈박(血薄)해진다. 여기에 완고한 담음(痰飮)과 어혈(瘀血)이 옆구리 아래에 뭉쳐 비결(痞結)을 형성한 것을 학모(瘧母)라고 하는데, 부위가 간경(肝經)이 주행하는 곳이기 때문에 옛말에 학모를 "肝之積也"라고 하였다.

담(痰)과 어혈(瘀血)이 뭉쳐 생기기에 치료는 당연히 활혈거어(活血祛瘀)하면서 행기제담(行氣除痰)하여 산적소견(散積消堅)해야 한다. 오랜 병으로 인해 몸이 허하니

[1] 중정엄씨제생방(重訂嚴氏濟生方)

정기와 사기를 함께 살펴 소보(消補)를 겸하는 치료법을 사용한다.

- **君藥**: 별갑 - 鹹寒人肝, 軟堅散結消癥, 滋陰補虛清熱
- **臣藥**: 천궁 - 行氣活血
  빈랑 - 行氣攻積
  초과 - 燥濕散寒, 除痰截瘧
  진피, 후박 - 燥濕除滿, 下氣消痰
- **佐藥**: 황기, 백출, 감초 - 益氣健脾, 使氣旺以促血行
  백작약 - 益陰養血柔肝
  생강, 대조 - 調補脾胃, 助生化之源
  오매 - 酸甘化陰, 引藥入肝, 除瘀結

별갑음자는 기혈(氣血)을 통창(通暢)하게 하고, 습담(濕痰)을 제거한다. 기본적으로 부정(扶正)하고, 공사(攻邪)함에도 정기를 상하지 않기 때문에 학모(瘧母)를 다스리는 처방이 된다.

7. 갈화해성탕葛花解醒湯[1] 酒積

葛花解醒香砂仁갈화해성향사인, 二苓蔘朮蔻青陳이령삼출구청피

神麯乾薑兼澤瀉신곡건강겸택사, 溫中利濕酒傷珍온중리습주상진

葛花解醒湯은 葛花, 木香, 砂仁, 豬苓, 茯苓, 人蔘, 白朮,
白豆蔻, 青皮, 陳皮, 神麯, 乾薑과 澤瀉로 이루어진다.
溫中利濕하니 酒傷을 치료하는 보배같은 처방이다.

【조성 및 용법】

葛花, 砂仁, 白豆蔻仁 各20g, 木香, 白茯苓, 豬苓, 人蔘, 陳皮 各6g, 青皮 12g, 白朮, 神麯, 乾薑, 澤瀉 各8g을 極細末하여 12g씩 白開水와 함께 복용한다.

【효능 및 주치】

分消酒濕, 溫中健脾.

飲酒過度, 濕傷脾胃로 인한 眩暈嘔吐, 胸膈痞悶, 飲食減少, 身體疲倦, 小便不利, 或泄瀉 등의 증을 다스린다.

【설명】

술[酒]은 본래 수곡의 정미(精微)가 빚어져서 만들어진 것으로 본래 성질이 열(熱)하며 기운이 사납다. 조금 마시면 기혈을 잘 소통케 하고, 안으로는 운화(運化)를 도우며, 바깥으로는 풍한(風寒)으로부터 보호하는 작용을 한다. 그러나 만일 과음을 하게 되면 곧 비위를 상하고, 습사(濕邪)를 장부에 적체되게 하여 심하면 현훈(眩暈), 구토(嘔吐), 흉비(胸痞), 식소(食少) 등의 증상이 생기게 된다.

1 난실비장(蘭室秘藏)

• **君藥**: 갈화(甘平無毒) - 解酒, 使濕熱從肌表而出
• **臣藥**: 신곡 - 解酒消食
사인, 백두구 - 行氣醒脾和中, 開胃消食
• **佐藥**: 진피, 목향, 청피 - 理氣化滯
건강 - 溫中
인삼 - 益氣健脾
백출 - 健脾燥濕
저령, 복령, 택사 - 淡滲利濕, 使濕熱從小便去

갈화해성탕은 비위의 허한(虛寒)과 중양(中陽)의 부진(不振), 음주과도(飮酒過度)등을 잘 다스리는 처방이다.

따라서 가결에서 "溫中利濕酒傷珍"이라고 기록해놓은 것이다. 술을 과도하게 마셔서 주상(酒傷)을 입거나, 평소 술을 좋아하여 비위를 상하게 한 것이 누적된 사람에게 모두 잘 맞는 처방이다. 만약 습열(濕熱)이 성(盛)하여 면적번열(面赤煩熱)하고, 구갈음랭(口渴飮冷) 등의 증이 있으면 신조(辛燥)한 약재의 양을 줄이거나 빼고, 청열거습(清熱祛濕)하는 약재들을 가미하여 처방해야 한다.

8

이기지제
(理氣之劑)

이기지제(理氣之劑)는 기기(氣機)를 조리하는 처방으로 각종 기병(氣病)을 다스리는 처방이다.

기(氣)는 일신(一身)을 주관하며 승강출입(升降出入)하고, 내외(內外)를 온양(溫養)한다. 만약 정지실상(情志失常), 한온부적(寒溫不適), 음식실조(飮食失調), 노역과도(勞役過度) 등의 유발요인이 생기면 승강실상(升降失常)하게 되고, 각종 기병(氣病)들이 생기게 된다.

기병(氣病)은 기허(氣虛), 기체(氣滯), 기역(氣逆), 기함(氣陷), 기폐(氣閉) 등으로 다양한데, 원인에 따라서 보기(補氣), 행기(行氣), 강기(降氣), 승함(升陷), 개폐(開閉) 등의 치법을 사용해야 한다. 기허증을 다스리는 처방들은 보익제(補益劑)에 실려 있기 때문에 이기지제(理氣之劑)의 항목에서는 이기약들로 구성된 기체(氣滯), 기역(氣逆) 등을 다스리는 처방들이 주로 수록되어 있다. 이기제는 크게 행기제(行氣劑)와 강기제(降氣劑)로 구분할 수 있다.

1. 보중익기탕 補中益氣湯[1] 補氣升陽

補中益氣芪朮陳보중익기기출진, 升柴蔘草當歸身승시삼초당귀신

虛勞內傷功獨擅허로내상공독천, 亦治陽虛外感因역치양허외감인

木香蒼朮易歸朮목향창출역귀출, 調中益氣暢脾神조중익기창비신

補中益氣湯은 黃芪, 白朮, 陳皮, 升麻, 柴胡, 人蔘, 甘草, 當歸身으로 구성되며, 虛勞, 內傷에 그 효과가 독보적이고, 또한 陽虛와 外感으로 인한 질병을 치료한다. 木香과 蒼朮로 當歸身과 白朮을 교체하면 調中益氣湯이 되며, 脾胃를 舒暢시키는 효능이 신묘하다.

【附方】

조중익기탕(調中益氣湯)

【조성 및 용법】

黃芪 6g, 人蔘, 白朮, 炙甘草 各4g, 橘皮, 當歸身 各2g, 升麻, 柴胡 各1.2g을 切碎하여 水煎하여 空腹에 熱服한다. 혹은 蜜丸 혹은 水丸으로 만든 것을 "補中益氣丸"이라 하는데, 6~9g씩 하루 2회 溫開水와 함께 복용한다.

【효능 및 주치】

補中益氣, 升陽擧陷.

① 脾胃氣虛證으로 인한 飮食減少, 體倦肢軟, 少氣懶言, 面色蒼白, 大便稀溏, 脈大而虛軟 등의 증을 다스린다.

[1] 비위론(脾胃論)

② 氣虛發熱證으로 인한 身熱, 自汗, 渴喜溫飮, 氣短乏力, 舌淡, 脈虛大無力 등의 증을 다스린다. 통상적으로 頭痛惡寒, 動即氣喘의 증상을 보인다.

③ 氣虛下陷證으로 인한 脫肛, 子宮脫垂, 久瀉久痢, 便血崩漏 등의 증을 다스린다.

【설명】

보중익기탕(補中益氣湯)이 다스리는 병증은 음식노권(飮食勞倦)에 상한 것과 비위기허(脾胃氣虛), 청양하함(淸陽下陷) 등의 증이다.

비위가 손상되면 중기(中氣)가 허약해져 곧 승강출입(升降出入)이 기능을 잃게 되고, 기혈생화지원(氣血生化之源)이 약해지게 된다.

또한 내경(內經) 생기통천론(生氣通天論)에서 "陽者, 衛外而爲固也."라고 하였는데, 비위의 기(氣)가 허하면 청양(淸陽)이 온분육(溫分肉), 비주리(肥腠理)하지 못하여 외부를 보호하지 못하게 되어 풍한(風寒)의 사기를 감당하지 못하게 된다. 위양(衛陽)이 견고하지 못하면, 곧 영음(營陰)이 지켜지지 못해 외설(外泄)되고, 이것 때문에 자한(自汗)이 생기게 된다.

게다가 중기(中氣)가 허하면 승양(升陽), 강탁(降濁)에 문제가 생긴다. 승양(升陽)이 안 되면 구규(九竅)가 맑지 않게 되므로 두통(頭痛)이 생기게 되고, 강탁(降濁)이 안 되면 곡기(穀氣)가 하초(下焦)에서 울체(鬱滯)되고, 음화(陰火)가 위로 올라서 번열(煩熱)이 생기게 된다.

또한 토(土)는 금(金)의 모(母)가 되기 때문에, 비위가 모두 허해지면 연속적으로 폐기(肺氣)도 약해지게 된다. 따라서 소기라언(少氣懶言), 기천(氣喘) 등의 증상이 생기게 되는 것이다.

비위론(脾胃論)에서 "脾病則倦怠嗜臥, 四肢不收"라고 표현했는데, 비위가 약해지면 체권핍력(體倦乏力)하게 된다.

한편 비(脾)는 운화(運化)를 주관하고, 위장(胃腸)으로 하여금 진액(津液)을 운행하게 하는데, 비허(脾虛)하면 운화가 안 되기 때문에 진액이 수포(輸布)되지 못하고 상승(上升)하지 못하게 되어 음식무미(飮食無味), 갈희열음(渴喜熱飮)하게 된다. 청양하함(淸陽下陷)하면 자궁탈수(子宮脫垂), 탈항(脫肛), 구사(久瀉), 구리(久痢)가 발생하게 된다.

보중익기탕증의 두통(頭痛), 오한(惡寒), 신열(身熱)은 상한의 두통, 오한, 발열과 증상은 비슷하지만 실제로는 다르다. 두통은 하루 중 아침에 많이 발생하고, 움직이면 멎었다가 과로시에 가중되는 특징이 있어서 외감두통(外感頭痛)이 일반적으로 증상이 지속되는 것과 다르다. 내상(內傷)의 오한은 따뜻하게 하거나 옷을 입게 되면 추위가 풀리는데, 상한의 오한은 비록 불을 쬐어도 추위가 풀리지 않는다. 내상의 신열(身熱) 역시 과로하면 심해지기 때문에 상한발열(傷寒發熱)과 차이가 있다.

내상과 외감은 임상에서 나타나는 증상이 비슷하지만 병인(病因)이 다르면 치법도 당연히 달라져야 하기에 증후를 명확히 구분해야 한다.

이동원은 비위론(脾胃論)에서 "비위가 내상을 입으면 기가 상하고, 외감풍한은 형(形)을 상하게 한다. 바깥을 상하게 하면 유여(有餘)함이 있는 것이고, 유여한 것은 사(瀉)해야 한다. 그러나 내상하여 부족(不足)하게 되면, 부족한 것은 보(補)해야 한다. 내상부족(內傷不足)의 병을 외감유여(外感有餘)의 병으로 오인하여 사(瀉)하면, 허(虛)한 것을 더 허하게 하는 것이다."[1]라고 말했다.

정리하면 보중익기탕은 비위기허(脾胃氣虛)를 다스리는 가장 유명한 처방이며, 기허발열(氣虛發熱)과 기허하함(氣虛下陷)을 다스리고, 겸하여 내상으로 인한 두통오한(頭痛惡寒), 기천(氣喘) 등을 다스린다.

- **君藥:** 황기 – 補中益氣, 升陽固表止汗
- **臣藥:** 인삼, 백출 – 益氣健脾, 補脾益肺固表
- **佐藥:** 당귀신 – 補血
  진피 – 理氣健脾, 補氣不壅
- **使藥:** 승마, 시호 – 升擧下陷之淸陽
  자감초 – 益氣調藥

---

[1] 內傷脾胃, 乃傷其氣. 外感風寒, 乃傷其形. 傷其外爲有餘, 有餘者瀉之. 傷其內爲不足, 不足者補之. 內傷不足之病, 苟誤認作外感有餘之病而反瀉之, 則虛其虛也

모든 약을 배오하면 비위를 튼튼하게 하고 중기(中氣)를 왕성(旺盛)하게 하며, 발열(發熱), 오한(惡寒), 두통(頭痛), 납매(納呆), 체권(體倦) 등의 모든 증상을 낫게 한다.

또한 청양(淸陽)과 기함(氣陷)을 승거(升擧)하여 자궁하수(子宮下垂), 탈항(脫肛), 구사(久瀉), 구리(久痢) 등의 여러 증세들을 치료할 수 있다.

보중익기탕은 보기승양(補氣升陽)의 대표적인 처방이다.

중기허함(中氣虛陷)한 모든 증에 대하여 확실한 효과가 있다. 임상에서는 소기핍력(少氣乏力), 음식무미(飮食無味), 설담(舌淡), 태백(苔白), 맥허(脈虛) 등에 사용한다. 현대에서는 영양실조, 빈혈, 만성 위염, 만성 간염, 만성 설사, 만성 이질 등과 같은 다양한 허약성 질환을 치료하는데 폭넓게 사용되고 있다. 특히 무력성 질환, 예를 들어 위하수와 탈장, 자궁하수, 탈항, 중증무기력증에 사용할 수 있는데, 지각(枳殼), 익모초(益母草)를 가미하고, 황기(黃芪), 승마(升麻)의 용량을 증량하여 사용하면 더욱 효과가 좋다.

보중익기탕은 감온(甘溫)함으로 제열(除熱)하는 중요한 처방이다.

비위기허(脾胃氣虛)로 인한 신열다한(身熱多汗) 혹은 기허(氣虛), 구열불유(久熱不愈) 및 기허외감(氣虛外感), 신열불퇴(身熱不退)에 사용할 수 있다.

보중익기탕에 백출(白朮)과 당귀신(當歸身)을 제거하고, 목향(木香), 창출(蒼朮)을 가미하면 조중익기탕(調中益氣湯)이 된다.

익기조중(益氣調中), 서창비위(舒暢脾胃)의 효능이 있어 비위기허(脾胃氣虛)로 인한 지절번동(肢節煩疼), 신체침중(身體沈重), 구담무미(口淡無味), 불사음식(不思飮食), 흉만(胸滿), 단기(短氣), 구갈(口渴), 소변빈삭(小便頻數), 대변결체(大便結滯), 식후구토(食後嘔吐) 등의 증을 다스린다.

2. 오약순기탕 烏藥順氣湯[1] 中氣

烏藥順氣芎芷薑오약순기궁지강, 橘紅枳桔及麻黃귤홍지길급마황

僵蠶炙草薑煎服강잠자초강전복, 中氣厥逆此方詳중기궐역차방상

烏藥順氣湯은 烏藥, 川芎, 白芷, 乾薑, 橘紅, 枳殼, 桔梗과 麻黃, 白殭蠶, 炙甘草, 生薑을 넣고 달여 복용하며, 中氣症과 厥逆한 증상에 이 처방이 상세하다.

【조성 및 용법】

烏藥, 橘紅符 8g, 麻黃(去根節), 川芎, 白芷, 枳殼(炒), 桔梗 各4g, 炮薑, 僵蠶, 炙甘草 各2g에 生薑 3片, 大棗 1枚를 넣고 水煎服한다.

【효능 및 주치】

順氣, 祛風, 化痰.

中氣證으로 인한 突然昏厥, 不省人事, 牙關緊急, 四肢逆冷, 脈沈伏 등의 증이 있거나 中風으로 인한 遍身頑麻, 骨節疼痛, 步履艱難, 語言謇澁, 口眼喎斜, 喉中氣急有痰 등의 증을 다스린다.

【설명】

오약순기산(烏藥順氣散)은 중기증(中氣證)과 중풍(中風)을 다스리는 처방이다.

중기증은 대노(大怒)로 인해 간기(肝氣)가 상역(上逆)하여 발생하여 중풍과 비슷하게 혼궐(昏厥), 인사불성(人事不省)이 되는 증이다. 또한 본방은 중풍(中風)으로 담증(痰證)이 있는 것을 다스리는데, 풍담(風痰)이 기부(肌膚)를 막아서 생긴 편신마비(遍身痲痺)와 경락을 막아 생긴 어삽행난(語澁行難)과 두면(頭面)을 막아서 생긴 구안와사(口眼喎斜)와 근골(筋骨)을 막아서 생긴 골절번동(骨節煩疼)과 흉인(胸咽)을

1 태평혜민화제국방(太平惠民和劑局方)

막아서 생긴 기급담명(氣急痰鳴)을 다스린다.

- **君藥**: 오약 – 通調逆氣
- **臣藥**: 진피, 지각 – 理氣, 調順逆氣
  마황, 길경 – 宣通肺氣
- **佐藥**: 백지 – 散風
  천궁 – 行氣活血, 祛風止痛
  백강잠 – 祛風化痰散結(氣逆會生痰)
  포건강 – 溫經通陽
  생강, 대조 – 調和營衛
- **使藥**: 감초 – 調和諸藥

오약순기산은 이름 그대로 순기(順氣), 거풍화담(祛風化痰)하는 처방이 되며, 기체(氣滯)로 인한 전신 동통과 순환장애도 다스릴 수 있다.

그러나 본 처방은 신향발산(辛香發散)하는 약재들이 다량 들어가기 때문에 장복하는 처방은 아니며, 만약 기가 허하거나 병이 오래된 환자에게는 적당하지 않다.

3. 월국환越鞠丸[1] 六鬱

越鞠丸治六般鬱월국환치육반울 氣血痰火濕食因기혈담화습식인

芎蒼香附兼梔曲궁창향부겸치곡 氣暢鬱舒痛悶伸기창울서통민신

又六鬱湯蒼芎附우육울탕창궁부 甘苓橘半梔砂仁감령귤반치사인

越鞠丸은 여섯 가지 일반적인 鬱證을 치료하며,
그것은 氣, 血, 痰, 火, 濕, 食으로 기인한다.
川芎, 蒼朮, 香附子, 梔子, 神麯인데, 氣鬱이 舒暢되고, 痛悶이 낫는다.
또한 六鬱湯은 蒼朮, 川芎, 香附子, 甘草, 赤茯苓, 橘紅, 半夏, 梔子, 砂仁이다.

【附方】

육울탕(六鬱湯)

【조성 및 용법】

川芎, 蒼朮, 香附子, 梔子, 神麯 各等分을 細末하여 綠豆大 크기로 水丸을 만들어 12g씩 溫開水와 함께 복용한다. 또는 原方의 用量비율대로 湯劑를 만들어 水煎服한다.

【효능 및 주치】

行氣解鬱.

六鬱證으로 인한 胸膈痞悶, 脘腹脹痛, 噯腐吞酸, 惡心嘔吐, 飮食不消 등의 증을 다스린다.

---

1 단계심법(丹溪心法)

【설명】

월국환(越鞠丸)은 기울(氣鬱), 혈울(血鬱), 담울(痰鬱), 화울(火鬱), 습울(濕鬱), 식울(食鬱)의 6가지 울증에 사용하는 처방이다.

6가지의 울증 중에서 기울, 혈울, 화울은 대부분 간(肝)에 문제가 있어서 발생하고, 담울, 습울, 식울은 대부분 비(脾)에 문제가 있을 때 발생한다. 또한 6가지의 울증은 서로 관련이 있는데, 그 중 기울이 주가 되기 때문에 기울이 풀어지면 모든 울증이 저절로 풀어지게 된다. 그래서 월국환은 해울(解鬱)함에 있어서 행기(行氣)에 초점이 맞춰져 있고, 근본이 되는 장부인 간비(肝脾)를 서리(舒理)함에 초점이 맞춰져 있다.

- **君藥**: 향부자 – 行氣開鬱, 治氣鬱
- **臣藥**: 천궁 – 血中氣藥, 行氣活血, 行氣解鬱, 活血祛瘀, 治血鬱
- **佐藥**: 창출 – 燥濕健脾, 治濕鬱
  치자 – 清熱瀉火, 治火鬱
  신곡 – 消食和胃, 治食鬱

월국환이 치료하는 육울(六鬱)중에 담울이 빠져 있는데, 모든 울증은 오래되면 생담(生痰)하여 담울(痰鬱)이 되기 때문에, 나머지 울증이 풀어지면 담울 역시 자연히 제거되게 된다. 월국환은 모든 울증을 풀고, 간비(肝脾)를 서창(舒暢)케 하기 때문에 흉민완비(胸悶脘痞), 복통구토(腹痛嘔吐), 식소(食少) 등의 증상이 자연히 낫게 된다.

월국환이 울증을 치료할 때 육울(六鬱)의 경중을 따져서 가감할 수 있다.

기울이 심하면 목향(木香), 빈랑(檳榔)을 가미하고, 식울이 심하면 산사(山楂), 맥아(麥芽), 사인(砂仁)을 가미하며, 혈울이 심하면 도인(桃仁), 홍화(紅花)를 가미하고, 담울이 심하면 남성(南星), 반하(半夏), 과루인(瓜蔞仁)을 가미하며, 화울이 심하면 청대(青黛), 황금(黃芩)을 가미하고, 습울이 심하면 복령(茯苓)을 가미한다. 만약 한증(寒證)을 겸하였으면 건강(乾薑), 오수유(吳茱萸)를 가미하여 거한(祛寒)한다.

울증을 푸는 또 다른 유명한 처방인 육울탕(六鬱湯)[1]은 의학정전(醫學正傳)에 나오는 처방으로 행기해울(行氣解鬱), 거습화담(祛濕化痰)하는 효능이 있어서 월국환과 같은 육울증(六鬱證)을 다스린다. 다만 반하(半夏), 적복령(赤茯苓), 귤홍(橘紅)등이 들어가기 때문에 월국환보다 담습(痰濕)이 비교적 중한 증후에 사용한다.

[1] 천궁, 향부자(醋炒), 적복령, 귤홍, 반하(制), 치자 各4g, 창출, 사인, 감초 各2g로 구성된 처방이다.

4. 소자강기탕蘇子降氣湯[2] 降氣行痰

蘇子降氣橘半歸소자강기귤반귀 前胡桂朴草薑依전호계박초강의
下虛上盛痰嗽喘하허상성담수천 亦有加蔘貴合機역유가삼귀합기

蘇子降氣湯은 蘇子, 橘紅, 半夏, 當歸, 前胡, 肉桂, 厚朴, 甘草, 生薑이다.
下虛上盛과 痰嗽喘에 쓰고, 또한 人蔘을 가하여 귀하게 합하여 쓰인다.

【조성 및 용법】

紫蘇子, 半夏(制) 各2g, 當歸, 前胡, 厚朴 各0.8g, 橘紅, 肉桂 1.2g, 炙甘草 0.8g을 細末하여 生薑 3片과 함께 달여 복용한다. 혹은 水丸으로 만들어 3~9g씩 1일2회 溫開水와 함께 복용한다.

【효능 및 주치】

降氣平喘, 祛痰止咳.

上實下虛證으로 인한 痰涎壅盛, 喘咳短氣, 胸膈滿悶, 或 腰疼脚軟, 肢體倦怠, 或 肢體浮腫, 舌苔白滑或白膩 등의 증을 다스린다.

【설명】

소자강기탕(蘇子降氣湯)은 상실하허(上實下虛)를 다스리는 처방이다.

여기서 말하는 상실(上實)은 담연옹폐(痰涎壅肺), 폐기상역(肺氣上逆)이고, 하허(下虛)는 신양허핍(腎陽虛乏)이다. 폐기(肺氣)에 문제가 생기면 흉격비민(胸膈痞悶), 천수담다(喘嗽痰多)하게 되고, 신양(腎陽)이 부족하면 납기(納氣)가 안 되어 호다흡소(呼多吸少)의 증상을 보이게 된다.

---

2 태평혜민화제국방(太平惠民和劑局方)

- **君藥:** 자소자 – 降氣平喘, 祛痰止咳
- **臣藥:** 반하 – 降逆化痰
  후박, 귤홍, 전호 – 下氣消痰, 降逆除滿
- **佐藥:** 육계 – 溫腎壯陽, 納氣平喘
  당귀 – 養血補肝, 溫補下虛
  생강 – 散寒祛痰止咳
- **使藥:** 감초 – 和中調藥

모든 약이 배오되면 상실하허(上實下虛)를 같이 치료하는 처방이 된다.
특히 군신약(君臣藥)인, 자소자(紫蘇子), 반하(半夏), 후박(厚朴), 귤홍(橘紅), 전호(前胡)는 강기거담평천(降氣祛痰平喘) 작용을 하기 때문에 사실은 하허(下虛)보다는 상성(上盛)을 위주로 치료하는 처방이라고 할 수 있다. 상성(上盛)을 다스려 기강담소(氣降痰消)하기 때문에 해수천역(咳嗽喘逆)이 저절로 진정되게 된다.

본 처방은 평소 신양(腎陽)이 평소 허한 사람의 담다천수(痰多喘嗽)에 특히 효과가 많다.
천증(喘證)이 심하면 침향(沈香)을 가해 온신납기(溫腎納氣)의 효능을 더하고, 기허(氣虛)하면 인삼(人蔘)을 가한다. 다만 감보(甘補)하는 인삼(人蔘)같은 약은 습담(濕痰)을 성(盛)하게 할 수 있어서, 정허(正虛)가 심하지 않은 사람은 일반적으로 가미하여 사용하지 않고, 가미하더라도 양을 적게 사용해야 한다.

5. 사칠탕四七湯[1] 開鬱化痰

四七湯理七情氣사칠탕리칠정기 半夏厚朴茯苓蘇반하후박복령소
薑棗煎之舒鬱結강조전지서울결 痰涎嘔痛盡能紓담연구통진능서
又有局方名四七우유국방명사칠 蔘桂夏草妙更殊삼계하초묘갱수

四七湯은 七情의 기를 다스리는데,
半夏, 厚朴, 茯苓, 蘇葉에 生薑과 大棗를 넣고 달인다.
鬱結을 풀어주고 痰涎과 嘔痛을 능히 치료한다.
또한 和劑局方에 四七湯이라는 처방이 있는데
人蔘, 肉桂, 半夏, 甘草로 구성되고 묘함이 특수하다.

【附方】

국방사칠탕(局方四七湯)

【조성 및 용법】

半夏 20g, 厚朴 12g, 茯苓 16g, 紫蘇葉 8g에 生薑 3片, 大棗 2枚를 넣고 水煎服한다.

【효능 및 주치】

行氣解鬱, 降逆化痰

七情氣鬱, 痰涎結聚로 인한 咽中如有物阻, 咳吐不出, 呑咽不下, 胸滿喘急, 或咳或嘔, 或攻衝作痛을 다스린다.

---

[1] 삼인방(三因方)

【설명】

사칠탕(四七湯)은 칠정상(七情傷)을 다스리는 처방이다. 칠정(七情)에 상하게 되면 기(氣)가 울체되고, 기울(氣鬱)되면 담음(痰飮)이 생기게 된다. 담음과 기가 서로 뭉치게 되면, 폐기능이 실조되고, 위의 화강(和降) 작용이 되지 않아 인후에 무언가가 막힌 느낌(梅核氣)이 들며, 비만(痞滿), 해구(咳嘔), 충통(衝痛) 등의 증상이 발생한다. 네 가지 약으로 칠정기울을 치료하므로 사칠탕(四七湯)이라고 부르는 본 처방은 기본적으로 기울(氣鬱)을 다스리며, 담연(痰涎)의 결취(結聚)를 다스리기 때문에 해(咳), 구(嘔), 천(喘) 등의 겸증을 낫게 한다.

- **君藥**: 반하 – 降逆化痰, 散結開鬱, 和胃止嘔
- **臣藥**: 후박 – 下氣除滿
  복령 – 健脾滲濕, 化痰祛濕
- **使藥**: 자소엽(質輕辛溫) – 芳香疏散, 寬中散邪解鬱
  생강 – 降逆和胃止嘔, 辛散化痰結
  대조 – 健脾, 養血柔肝, 皆爲佐藥之用.

사칠탕은 행기개울(行氣開鬱), 강역화담(降逆化痰)하는 효능을 발휘하여 소담(消痰), 산결(散結), 개울(開鬱)하여 모든 잡다한 증세가 사라진다.

화제국방(和劑局方)에는 또 다른 사칠탕[1]이 수록되어 있는데, 온중해울(溫中解鬱), 산결화담(散結化痰)의 효능이 있어서 칠정기울(七情氣鬱), 담연결취(痰涎結聚), 허랭상기(虛冷上氣)로 인한 심복교통(心腹絞痛), 불사음식(不思飮食), 고창천급(臌脹喘急) 등의 증세를 다스린다. 울증(鬱證)에 한증(寒證)과 기허(氣虛)를 겸한 증후에 좋고, 교통(絞痛)이 심한 경우에는 현호색(玄胡索)을 가미하면 효과가 더욱 좋다.

[1] 원래 이름은 칠정기울(七情氣鬱)을 다스린다고 하여 칠기탕(七氣湯)이다. 인삼(人蔘), 육계(肉桂), 자감초(炙甘草) 各2.8g, 반하(制半夏) 12g을 조말(粗末)하여 생강(生薑) 5片을 가하여 복용하는 처방이다.

6. 사마탕四磨湯[2] 七情氣逆

四磨亦治七情侵사마역치칠정침, 人蔘烏藥及榔沈인삼오약급랑침

濃磨煎服調逆氣농마전복조역기, 實者枳殼易人蔘실자지각역인삼

去蔘加入木香枳거삼가입목향지, 五磨飮子白酒斟오마음자백주짐

四磨湯 또한 七情의 侵犯을 치료하는데 人蔘, 烏藥, 檳榔, 沈香이다.
진하게 갈아서 달여 복용하며 逆氣를 조리한다. 實하면 人蔘을 枳殼으로 바꾼다.
본방에 人蔘을 제거하고 木香과 枳實을 넣은 것을 五磨飮子라 하는데
白酒와 함께 복용한다.

【附方】

오마음자(五磨飮子)

【조성 및 용법】

人蔘, 烏藥, 檳榔, 沈香 各等分을 갈아서(磨) 濃汁으로 만든 후에 水煎하여 溫服한다.

【효능 및 주치】

行氣疏肝, 降逆寬胸, 兼益氣.

七情所傷, 肝氣鬱結, 氣逆不降로 인한 胸膈煩悶, 上氣喘急, 心下痞滿, 不思飮食 등의 증을 다스린다.

---

2 제생방(濟生方)

【설명】

대체로 칠정상(七情傷)은 우수사노(憂愁思怒)에서 많이 연유한다.

생각을 많이 하면 기가 맺히고, 화를 내면 상기(上氣)되며, 근심을 많이 하면 기가 궐역(厥逆)하게 된다.[1] 따라서 칠정상을 당하게 되면 상기천급(上氣喘急), 흉복만민(胸腹滿悶), 불욕음식(不欲飮食)하게 되는 것이다. 기결(氣結)과 기역(氣逆)은 실증(實證)으로 사법(瀉法)을 사용해야 하는데, 사마탕(四磨湯)은 간기울결(肝氣鬱結), 기역불강(氣逆不降)을 다스리는 처방으로 특히 체약기허(體弱氣虛)한 사람에게 사용한다.

- **君藥:** 오약 – 行氣疏肝解鬱
- **臣藥:** 침향 – 順氣降逆, 平喘
  빈랑 – 行氣化滯, 除滿
- **佐藥:** 인삼 – 益氣扶正

사마탕은 행기강역(行氣降逆) 위주의 처방이지만, 익기부정(益氣扶正)을 고려한 처방이다.

만약 체실(體實)한 사람은 인삼(人蔘)을 빼고, 지각(枳殼)을 넣어 행기강역(行氣降逆)하는 효능을 배가한다.

사마탕에 인삼(人蔘)을 제거하고 목향(木香), 지실(枳實)을 더하고 백주(白酒)를 넣은 것을 오마음자(五磨飮子)라고 한다.

의편(醫便)에 실린 이 처방은 행기강역(行氣降逆)하는 효능이 우수하여 칠정울결(七情鬱結)이나 대노폭궐(大怒暴厥)로 기폐(氣閉)하여 가사(假死)상태가 된 기궐증(氣厥證)과 심복창통(心腹脹痛), 주주공통(走注攻痛) 등을 다스린다.

사마탕과 오마음자는 모두 행기강역(行氣降逆)하는 처방으로 기체(氣滯)나 기역(氣逆)을 다스리는 처방이다.

다만 사마탕은 인삼으로 익기부정(益氣扶正)하여 허증(虛證)도 고려한 처방이라면, 오마음자는 행기파결(行氣破結)하는 약재들로 구성되어 약력이 맹렬하여 체질이 장실한 사람과 기결(氣結)이 비교적 심한 경우에 사용한다.

---

[1] 思則氣結, 怒則氣上, 憂愁不已, 氣多厥逆.

7. 선복대자탕 旋復代赭湯[2] 痞硬噫氣

旋復代赭用人蔘 선복대자용인삼 半夏生薑草棗臨 반하생강초조임

重以鎭逆鹹軟痞 중이진역함연비 痞硬噫氣力能禁 비경애기력능금

旋復代赭湯은 旋覆花, 代赭石, 人蔘, 半夏, 生薑, 甘草, 大棗이다.
重함으로 鎭逆하고, 鹹함으로 軟痞하며, 痞硬과 噫氣를 능히 멈추게 한다.

【조성 및 용법】

旋覆花 12g, 代赭石 4g, 人蔘, 半夏 各8g, 炙甘草 8g, 生薑 5片, 大棗 2枚이다. 代赭石을 破碎하여 20분간 先煎한 후에 나머지 여섯 가지 약재를 넣고, 旋覆花는 包煎하여 溫服한다.

【효능 및 주치】

降氣化痰, 益氣和胃.

胃氣虛弱, 痰濁內阻로 인한 心下痞硬, 噫氣不除, 舌苔白滑, 脈弦而虛 등의 증을 다스린다.

【설명】

선복대자탕(旋復代赭湯)은 담탁내조(痰濁內阻)와 위기상역(胃氣上逆)으로 인한 비경(痞硬)과 애기(噫氣)[3]를 다스리는 처방이다.

상한을 오치(誤治)하여 발한법(發汗法) 대신에 토법(吐法)이나 하법(下法)을 잘못 시행하면 중기(中氣)가 상하여 비경(痞硬)이 생기거나 위허기역(胃虛氣逆)하여 애기(噫氣)가 생기게 된다.

---

2 상한론(傷寒論)

3 트름. 애기(噯氣)라고도 한다.

• **君藥**: 선복화(鹹溫) – 下氣, 消痰涎, 降逆除噫, 軟痞硬
• **臣藥**: 대자석(苦寒, 體重) – 沈降, 善鎮逆氣上沖, 降逆, 止嘔噫
• **佐藥**: 생강, 반하 – 溫胃化痰消痞, 和胃降逆止嘔
　　인삼, 대조 – 甘溫益氣 , 補虛
• **使藥**: 자감초 – 調和諸藥

선복대자탕은 강역화담(降逆化痰), 익기화위(益氣和胃)하기 때문에 심하비경(心下痞硬)이 제거되고, 애기(噫氣)가 멎게 된다.
후대에 들어와 상한에 오치(誤治)한 것에 한정하지 않고 위기허한(胃氣虛寒)으로 인한 반위(反胃)와 구토연말(嘔吐涎沫), 흉완비민(胸脘痞悶), 애기(噫氣)하는 증상에 선복대자탕을 사용하는데, 익기화위(益氣和胃), 강역지구(降逆止嘔)의 효능이 우수하여 좋은 효과가 있다.

8. 정기천향산正氣天香散[1] 順氣調經

紺珠正氣天香散감주정기천향산 香附乾薑蘇葉陳향부건강소엽진

烏藥舒鬱兼除痛오약서울겸제통 氣行血活自經均기행혈활자경균

紺珠正氣天香散은 香附子, 乾薑, 紫蘇葉, 陳皮, 烏藥인데,
舒鬱除痛하고 氣行血活하여 저절로 월경이 고르게 된다.

【조성 및 용법】

香附子 320g, 烏藥 80g, 紫蘇葉, 乾薑, 陳皮 各40g을 細末하여 20~24g씩 水煎服한다.

【효능 및 주치】

行氣解鬱, 調經止痛.

女子肝鬱氣滯, 鬱氣上衝心胸之間으로 인한 脅肋刺痛, 月經不調, 乳房脹痛 등의 증을 다스린다.

【설명】

여자는 체질적으로 우울(憂鬱)한 성향이 있는데, 우울하면 간울기체(肝鬱氣滯)하고 기체(氣滯)하면 혈행에 문제가 생겨 혈삽(血澁)하게 된다. 심하면 흉협창통(胸脇脹痛) 혹은 흉협자통(胸脇刺痛)하고, 월경부조(月經不調)하게 된다.

---

1 감주경(紺珠經)

- **君藥**: 향부자(血分藥) – 理氣解鬱, 調經止痛
  오약(氣分藥) – 行氣散鬱止痛, 散寒溫腎
- **臣藥**: 진피 – 理氣解鬱
- **佐藥**: 소엽 – 理血分之氣
  건강 – 溫中散寒, 通經活血, 止痛

정기천향산은 행기해울(行氣解鬱)하기 때문에 간울기체(肝鬱氣滯)로 인해 문제가 생겼던 월경(月經)이 정상으로 회복된다. 또한 본 처방은 행기(行氣)에 온위산한(溫胃散寒)의 효능을 내기 때문에 기체한응(氣滯寒凝)으로 인한 통증에도 응용할 수 있다.

9. 귤피죽여탕橘皮竹茹湯[1] 胃虛呃逆

橘皮竹茹治嘔呃귤피죽여치구애 蔘甘半夏枇杷麥삼감반하비파맥

赤茯再加薑棗煎적복재가강조전 方由金匱此加辟방유금궤차가벽

橘皮竹茹湯은 嘔呃를 치료하는데, 橘皮, 竹茹, 人蔘, 甘草, 半夏, 枇杷葉, 麥門冬, 赤茯苓에 生薑과 大棗를 더하여 달인다. 이 처방은 金匱要略의 橘皮竹茹湯에 가감한 것이다.

【附方】

금궤귤피죽여탕(金櫃橘皮竹茹湯)

【조성 및 용법】

橘皮, 竹茹, 半夏, 枇杷葉, 麥門冬, 赤茯苓 各40g, 人蔘, 甘草 各10g을 粗末하여 16g씩 生薑 5片, 大棗 3枚와 함께 달여 溫服한다.

【효능 및 주치】

降逆止呃, 清熱和胃.

胃虛有熱로 인한 口渴, 乾嘔呃逆 등의 증을 다스린다.

【설명】

죽여귤피탕(竹茹橘皮湯)은 금궤귤피죽여탕(金櫃橘皮竹茹湯)을 바탕으로 적복령(赤茯苓), 반하(半夏), 맥문동(麥門冬), 비파엽(枇杷葉)을 더하여 만들어진 처방이다.

제생귤피죽여탕(濟生橘皮竹茹湯)이라고 흔히 부르는데, 위열애역(胃熱呃逆)을 다스리는 처방이다. 구토와 딸국질(嘔噦呃逆)의 증상은 한열허실에 따라서 각기 달리

[1] 제생방(濟生方)

치료해야 하는데, 죽여귤피탕이 다스리는 증세는 위허유열(胃虛有熱)로 인한 애역(呃逆)이다.

- **君藥**: 귤피 – 理氣和胃, 止呃
  죽여(甘寒) – 淸熱安胃, 降逆止嘔
- **臣藥**: 비파엽 – 淸降胃熱, 降逆止嘔呃
  반하, 생강 – 和胃降逆止呃(生薑은 嘔家의 聖藥)
- **佐藥**: 맥문동 – 胃陰, 淸虛熱
  인삼, 대조, 감초 – 益氣補虛和胃
  적복령 – 降心火, 淸虛熱
- **使藥**: 감초 – 調和諸藥

귤피죽여탕은 허열(虛熱)을 다스리고 위기(胃氣)를 조화롭게 하기 때문에 구얼애역(嘔噦呃逆)이 저절로 멈추게 된다.

탕두가결의 저자인 왕앙(汪昂)은 '애역(呃逆)은 위화(胃火)가 상충(上衝)하고, 간담(肝膽)의 화기(火氣)가 이를 도와 발생한다. 그리고 폐금(肺金)의 기(氣)가 하강하지 못하기 때문에 발생한다'고 하였다. 본 처방이 구얼애역(嘔噦呃逆)을 치료하는 것 역시 위중허화(胃中虛火)가 상역(上逆)한 것이나 실제로는 폐간(肺肝)과도 관계가 되는 것이다. 처방 중에 청죽여(靑竹茹), 맥문동(麥門冬), 비파엽(枇杷葉)을 사용한 것은 청폐화위(淸肺和胃), 강기(降氣)하는데 그 의미가 있다. 또 청금제목(淸金制木)의 뜻[1]을 담고 있다.

본방과 금궤요략의 금궤귤피죽여탕(金櫃橘皮竹茹湯)은 모두 위허유열(胃虛有熱), 기역구애(氣逆嘔呃)를 치료하는 탕제이다. 만약 구애(嘔呃)가 실열(實熱) 혹은 허한(虛寒)으로 인한 것이면 두 개의 처방은 모두 마땅하지 않다.

---

[1] 金의 기운을 잘 유지하여 木의 기운이 지나친 것을 제어함. 즉 금극목(金克木)

10. 정향시체탕丁香柿蒂湯[2] 病後寒呃

丁香柿蒂人蔘薑정향시체인삼강 呃逆因寒中氣戕애역인한중기장

濟生香蒂僅二味제생향체근이미 或加竹橘用皆良혹가죽귤용개량

丁香柿蒂湯은 丁香, 柿蒂, 人蔘, 生薑으로 구성되어,
寒으로 인해 中氣가 손상된 呃逆을 다스린다.
濟生方의 柿蒂湯은 丁香과 柿蒂의 겨우 두 가지 약미를 사용하고,
혹은 (丁香柿蒂湯에) 竹茹, 橘皮를 가한 것이 있는데, 모두 효과가 좋다.

【附方】

정향시체죽여탕(丁香柿蒂竹茹湯), 시체탕(柿蒂湯)

【조성 및 용법】

丁香, 柿蒂 各8g, 人蔘 4g, 生薑 5片을 水煎服한다.

【효능 및 주치】

溫中降逆, 益氣和胃.
胃氣虛寒으로 인한 呃逆不已, 胸痞脈遲 등의 증을 다스린다.

【설명】

위기상역(胃氣上逆)의 증상인 애역(呃逆)은 수많은 병인이 있다.
정향시체탕(丁香柿蒂湯)은 허한(虛寒)으로 인해 딸꾹질이 나는 병증을 치료하는 처방이다. 오랜 병 혹은 오치로 인해 비위(脾胃)의 양기(陽氣)를 손상한 증상에 많이 사용된다.

[2] 증인맥치(證因脈治)

- **君藥**: 정향 – 溫胃散寒, 降逆止呃
  시체(性溫苦澁) – 善降逆氣, 止呃逆
- **臣藥**: 생강 – 溫胃散寒, 降逆和胃
- **佐藥**: 인삼 – 益氣補虛

정향시체탕은 약의 구성이 4가지로 단순하지만, 온중강역(溫中降逆)의 효능이 뛰어나 위한애역(胃寒呃逆)을 다스리는 좋은 처방이 된다.

내부의 한기(寒氣)가 사라지고, 정기(正氣)가 회복되면, 딸꾹질이 저절로 그치게 된다.

본방에 죽여(竹茹), 귤홍(橘紅)을 가미한 것을 정향시체죽여탕(丁香柿蒂竹茹湯)이라고 부른다.[1] 귤홍죽여탕(橘紅竹茹湯)이라고도 부르는 이 처방은 위한기울(胃寒氣鬱)에 담(痰)이 있는 애역(呃逆)을 다스린다.

제생방의 시체탕(柿蒂湯)[2]은 정향(丁香), 시체(柿蒂) 단 두 가지 약을 활용해 흉만(胸滿), 애역(呃逆)을 치료하는데, 위기(胃氣)가 허(虛)하지 않은 경우의 위한기울(胃寒氣鬱)에 사용한다.

[1] 의방집해에서는 인삼과 생강을 거(祛)하고 사용한다.

[2] 정향(丁香), 시체(柿蒂) 各等分을 가루로 갈아 12g씩에 생강 5조각을 넣고 끓여 복용한다.

11. 정천탕定喘湯[3] 哮喘

定喘白果與麻黃정천백과여마황, 款冬半夏白皮桑관동반하백피상
蘇杏黃芩兼甘草소행황금겸감초, 肺寒膈熱哮喘嘗폐한격열효천상

定喘湯은 白果, 麻黃, 款冬花, 半夏, 桑白皮, 蘇子, 杏仁, 黃芩과 甘草인데, 肺寒과 膈熱로 인한 哮喘에 복용한다.

【조성 및 용법】

白果 21枚, 麻黃, 款冬花, 半夏, 桑白皮 各12g, 蘇子 8g, 杏仁, 黃芩 各6g, 甘草 4g을 水煎服한다.

【효능 및 주치】

宣肺降氣, 祛痰平喘.
風寒外束, 痰熱內蘊으로 인한 哮喘咳嗽, 痰多氣急, 痰稠色黃, 或有惡寒發熱, 舌苔黃膩, 脈滑數등의 증을 다스린다.

【설명】

정천탕(定喘湯)은 효천(哮喘)과 해수(咳嗽)를 치료하는 처방이다.
평소 흉격(胸膈)에 울체된 담음(痰飮)이 있는 사람이 풍한(風寒)의 사기에 감수되어, 담(痰)이 열(熱)로 바뀌고 폐기옹폐(肺氣壅閉)하여 병이 된 증상에 사용한다.

[3] 섭생중묘방(攝生衆妙方)

• **君藥**: 마황 – 解表散寒, 宣肺平喘
• **臣藥**: 백과 – 澁收苦降, 斂肺氣定痰喘, 防麻黄耗散肺氣
• **佐藥**: 자소자, 행인, 반하, 관동화 – 降氣平喘, 止咳祛痰
상백피, 황금 – 淸瀉膈熱, 止咳平喘
• **使藥**: 감초 – 調和諸藥

정천탕은 폐의 풍한(風寒)을 해산(解散)하고, 옹색(壅塞)된 것을 통하게 하며, 담열(痰熱)을 제거하므로 효천(哮喘)이 낫게 된다.
특히 마황(麻黄)과 백과(白果)를 배오하면, 일산일수(一散一收)하여 평천(平喘)의 효능이 강해진다.

정천탕은 평소 체질적으로 담다(痰多)한 사람이 풍한(風寒)에 감수되어 폐기옹폐(肺氣壅閉), 담부득출(痰不得出), 기역효천(氣逆哮喘)이 된 것을 치료하는 처방이다.
그래서 내부에 담열(痰熱)이 없는 사람에게는 적당하지 않고, 또한 기침이 오래 되었거나 기가 허하여 맥이 약한 경우에도 적합하지 않다.

12. 소합향환 蘇合香丸[1] 臟腑中惡[2], 小兒客忤[3] [增補]

蘇合香丸麝息香소합향환사식향, 木丁薰陸氣同芳목정훈육기동방

犀冰白朮沈香附서빙백출침향부, 衣用朱砂中惡嘗의용주사중악상

蘇合香丸은 蘇合香, 麝香, 安息香, 木香, 丁香, 薰陸(乳香)의 냄새가 모두 향기로운 약재들에 犀角, 氷片, 白朮, 沈香, 香附子를 넣고 朱砂로 丸衣를 입힌 처방이며 中惡에 복용한다.

【조성 및 용법】

白朮, 木香, 沈香, 麝香, 丁香, 安息香, 白檀香, 朱砂, 犀角, 訶子皮, 香附子, 華撥 各80g, 蘇合油, 乳香, 龍腦 各40g을 細末하고, 安息香膏를 煉蜜로 반죽한다. 그 다음 천번을 찧어서 40g로 40丸을 만들어 2~3丸씩 井華水 혹은 溫水, 溫酒, 薑湯 등과 함께 복용한다.

【효능 및 주치】

芳香開竅, 行氣溫中.

中惡客忤, 中寒氣閉로 인한 突然昏倒, 不醒人事, 牙關緊閉, 苔白脈遲, 或心腹猝痛, 甚則昏厥, 或痰壅氣阻, 突然昏倒 등의 증을 다스린다.

[1] 태평혜민화제국방(太平惠民和劑局方)

[2] 중악(中惡)이란 부정지기(不正之氣)에 감촉되거나 혹은 이상한 것을 보고나서 크게 놀라고 공포감을 느끼게 되어 수족궐랭(手足厥冷), 면색발청(面色發青), 정신황홀(精神恍惚), 두목혼훈(頭目昏暈), 착언안어(錯言安語)한 것을 말하고, 심하면 구금혼궐(口噤昏厥)하는 증이다.

[3] 객오(客忤)란 소아가 갑자기 낯선 물건이나 큰 소리를 듣고, 깜짝 놀라서 기란(氣亂)하고 혼궐(昏厥)하는 것을 말한다.

【설명】

소합향환(蘇合香丸)은 소합향원(蘇合香元)이라고도 부르는데, 중악(中惡)나 객오(客忤)를 다스리는 처방이다. 소합향환은 예탁지기(穢濁之氣) 혹은 한습담탁(寒濕痰濁)이 기울(氣鬱)을 발생시켜서 결국 신명(神明)에 영향을 주기 때문에 발생하는 증들을 다스린다.

- **君藥**: 소합향(辛散溫通) - 芳香辟惡, 通竅開鬱
  사향, 안식향(辛溫芳香) - 辟惡開竅, 行氣解鬱
- **臣藥**: 빙편(芳香走竄) - 開竅醒神
  백단향, 목향, 침향, 향부자, 정향 - 行氣解鬱, 芳香辟穢, 散寒止痛
- **佐藥**: 유향 - 活血化瘀止痛
  필발(辛熱) - 溫中散寒
  백출 - 補氣健脾, 燥濕化濁
  서각(수우각) - 清心解毒
  주사 - 鎮心安神
  가자 - 收澁斂氣, 辛香藥의 耗散正氣를 예방.

소향향환은 장부중악(臟腑中惡)과 기폐(氣閉)에 효과적인 처방이다.

본방은 방향(芳香)이 뛰어난 개규약(開竅藥)들이 다량 들어간 처방으로 특히 한폐증(寒閉證)에 잘 맞는다. 온개(溫開)하는 대표적인 처방으로 중풍(中風), 중기(中氣)와 시행장역(時行瘴疫)으로 한폐(寒閉)가 된 것에 모두 사용할 수 있다. 그러나 탈증(脫證)에는 사용하지 않는다.

13. 과루해백탕栝樓薤白湯[1] 胸痺 [增補]

栝樓薤白治胸痺과루해백치흉비 益以白酒溫肺氣익이백주온폐기

加夏加朴枳桂枝가하가박지계지 治法稍殊名亦異치법초수명역이

栝樓薤白湯[2]은 胸痺[3]를 다스리는데, 白酒를 더하면 肺氣를 溫하게 한다.
半夏를 가한 것과 厚朴, 枳實, 桂枝를 가한 것은 治法이 다소 다르고,
처방명도 역시 다르다.

【附方】

괄루해백반하탕(栝樓薤白半夏湯), 지실해백계지탕(枳實薤白桂枝湯)

【조성 및 용법】

栝蔞實, 薤白 各12g, 白酒(黃酒) 80ml를 같이 달여 하루 2번 나누어 복용한다.

【효능 및 주치】

通陽散結, 行氣祛痰.

胸痺로 인한 胸部滿痛, 甚至胸痛徹背, 喘息咳唾, 短氣, 舌苔白膩, 脈沈弦或緊 등의 증을 다스린다.

【설명】

과루해백탕(栝樓薤白湯)은 흉비(胸痺)를 다스리는 처방이다.

---

[1] 금궤요략(金匱要略)

[2] 과루해백탕(栝樓薤白湯)의 원래 이름은 과루해백백주탕(栝蔞薤白白酒湯)이다.

[3] 흉비(胸痺)는 흉양부진(胸陽不振), 흉중담조(胸中痰阻)로 인해서 흉중민통(胸中悶痛)하고 심하면 흉통철배(胸痛徹背), 단기(短氣), 천식해타(喘息咳唾)한 증을 가리킨다.

- **君藥**: 과루인 – 理氣寬胸, 滌痰散結
- **臣藥**: 해백 – 溫通滑利, 通陽散結, 行氣止痛
- **佐藥**: 백주 – 辛散溫通, 行氣活血, 助藥上行, 溫肺氣, 薤白의 行氣通陽을 강화

특히 군약과 신약인 괄루인과 해백은 흉비(胸痺)를 다스리는 중요한 조합이 된다.
괄루해백탕은 통양산결(通陽散結), 행기거담(行氣祛痰)의 효능이 뛰어나기 때문에 흉중양기(胸中陽氣)를 선통(宣通)하고, 담탁(痰濁)을 제거하여 흉비(胸痺)를 제거할 수 있다.

과루해백백주탕(栝蔞薤白白酒湯)과 과루해백반하탕(栝樓薤白半夏湯), 지실해백계지탕(枳實薤白桂枝湯)[1]은 모두 흉양부진(胸陽不振)과 기체담조(氣滯痰阻)의 흉비증(胸痺證)을 다스리는데, 약간의 차이점이 있다.
과루해백백주탕은 통양산결(通陽散結), 행기거담(行氣祛痰)의 효능이 있고, 흉비와 담탁이 비교적 경증(輕症)인 경우에 사용하며, 흉통(胸痛), 천식단기(喘息短氣)에 사용한다.

과루해백반하탕은 반하가 추가되었기 때문에 거담산결(祛痰散結)의 효능이 비교적 크다. 따라서 흉비와 담탁이 비교적 성(盛)한 경우에 사용하며, 흉통철배(胸痛徹背), 배통철흉(背痛徹胸), 불능안와(不能安臥)의 증을 다스린다.

마지막으로 지실해백계지탕은 원래 처방에서 백주(白酒)를 빼고, 지실(枳實), 후박(厚朴), 계지(桂枝)를 가미한 것으로 지실, 후박의 하기제비산만(下氣除痞散滿)함과 계지의 통양평강(通陽平降)함을 추가해 하기강역(下氣降逆), 소비제만(消痞除滿)에 우수한 효능이 있다. 따라서 흉비와 기결(氣結)이 비교적 심한 증에 사용하며 흉중비만(胸中痞滿), 흉통(胸痛), 기종협하상창심(氣從脅下上搶心) 등의 증을 다스린다.

---

[1] 지실(枳實) 3g, 후박(厚朴) 4g, 해백(薤白) 6g, 계지(桂枝) 1g, 과루(栝樓) 2g이다.

14. 단삼음丹蔘飮[2] 心胃諸痛 [增補]

丹蔘飮裏用檀砂단삼음리용단사 心胃諸痛效驗賒심위제통효험사

百合湯中烏藥佐백합탕중오약좌 專除鬱氣不須誇전제울기불수과

聖惠更有金鈴子성혜갱유금령자 酒下延胡均可嘉주하연호균가가

丹蔘飮 안에는 丹蔘, 檀香, 砂仁을 사용하는데,
心胃諸痛에 효험이 뛰어나다.
百合湯에는 烏藥이 保佐하는데,
전적으로 氣鬱을 제거함이 자랑할 필요가 없을 정도이다.
太平聖惠方에는 金鈴子散이 있는데,
金鈴子, 玄胡索 같은 양을 술로 복용하면 훌륭하다.

【附方】

백합탕(百合湯), 금령자산(金鈴子散)

【조성 및 용법】

丹蔘 40g, 檀香, 砂仁 各6g을 水煎服한다.

【효능 및 주치】

活血祛瘀, 行氣止痛.

氣血瘀滯互結로 인한 心胃諸痛을 다스린다.

---

2 시방가괄(時方歌括)

【설명】

단삼음(丹蔘飮)은 혈어기체(血瘀氣滯)로 인한 심위통(心胃痛)을 다스리는 처방이다.

- **君藥**: 단삼 – 活血祛瘀
- **佐藥**: 단향, 사인 – 行氣寬中, 止痛

단삼음은 기혈을 통창(通暢)하게 하기 때문에 동통(疼痛)이 제거된다. 활혈거어(活血祛瘀)의 대표적인 처방 중에 하나이다.

백합탕(百合湯)[1] 역시 진수원(陳修園)의 시방가괄(時方歌括)에 수록된 처방인데, 백합과 오약 단 두 가지만으로 이루어진 간단한 처방이다. 백합은 청윤심폐(清潤心肺), 익기조중(益氣調中)하고, 오약이 흉복기체(胸腹氣滯)를 서리(舒理)하며 행기지통(行氣止痛)하기 때문에 기울(氣鬱)로 인한 심위동통(心胃疼痛)을 제거한다.

금령자산(金鈴子散)[2]은 태평성혜방(太平聖惠方)에 실려 있는데, 금령자는 성미가 고한(苦寒)하여 소간설열(疏肝泄熱)하고, 현호색은 행기활혈지통(行氣活血止痛)한다. 또 술과 함께 복용하면 행기활혈지통의 효능이 증가되게 되므로, 간위기체어혈(肝胃氣滯血瘀)로 인한 통증, 특히 열증(熱證)에 속한 통증에 효과가 좋다.

---

[1] 백합(百合) 40g, 오약(烏藥) 12g

[2] 금령자(金鈴子), 현호색(玄胡索) 같은 양을 곱게 갈아 9g씩 온주(溫酒)와 함께 복용하는 처방이다.

9

리혈지제
(理血之劑)

리혈지제(理血之劑)는 혈분(血分)의 병증을 조리하는 방제들이다.

혈(血)은 인체를 영양하는 중요한 물질로 정상의 상태에서는 맥중(脈中)에서 전신을 순환하며, 오장육부와 사지백해(四肢百骸)를 영양한다. 그러나 내외의 문제로 혈액(血液)이 모상(耗傷)하거나, 혈행(血行)이 불창(不暢)하거나, 리경(離經)하여 망행(妄行)하거나, 어축(瘀蓄)이 되면 혈분에 병증이 생기게 된다.

혈분의 병은 주로 혈허(血虛)와 어혈(瘀血), 출혈(出血) 등의 증후로 드러나기 때문에, 리혈제는 보혈(補血), 활혈거어(活血祛瘀), 지혈(止血) 등의 작용을 하는 방제들로 이루어져 있다.

1. 사물탕四物湯[1] 養血通劑

四物地芍與歸芎사물지작여귀궁 血家百病此方通혈가백병차방통
八珍合入四君子팔진합입사군자 氣血雙療功獨崇기혈쌍료공독숭
再加黃芪與肉桂재가황기여육계 十全大補補方雄십전대보보방웅
十全除卻芪地草십전제각기지초 加粟煎之名胃風가속전지명위풍

四物湯은 熟地黃, 白芍藥, 當歸, 川芎이며,
血에 관련된 모든 병에 이 처방이 通하게 한다.
八珍湯은 (四物湯에) 四君子湯을 합한 처방으로
氣血을 모두 치료하는데 功이 홀로 높다.
八珍湯에 黃芪와 肉桂를 가하면
十全大補湯이 되고 補하는 처방의 으뜸이 된다.
十全大補湯에서 黃芪, 熟地黃, 甘草를 제거하고
속미(粟)를 가해 달이면 胃風湯이라 이름한다.

【附方】

팔진탕(八珍湯), 십전대보탕(十全大補湯), 위풍탕(胃風湯)

【조성 및 용법】

熟地黃, 當歸, 白芍藥, 川芎 各等分을 粗末하여 12g씩 水煎하여 空腹熱服한다.

[1] 태평혜민화제국방(太平惠民和劑局方)

【효능 및 주치】

補血調血.

營血虛滯으로 인한 心悸失眠, 頭暈目眩, 唇爪無華, 婦女月經不調, 量少或經閉不行, 臍腹作痛, 舌質淡, 脈細弦或細澁등의 증을 다스린다.

【설명】

사물탕(四物湯)은 간허(肝虛)와 영혈(營血)이 허(虛)하여 생긴 모든 증상에 사용하는 처방이다.

- **君藥:** 숙지황 – 滋陰補血
- **臣藥:** 당귀 – 補血, 活血, 行滯(調經의 要藥)
- **佐藥:** 백작약 – 斂陰養血柔肝
  천궁 – 行氣活血

사물탕은 보혈(補血)하면서 행혈(行血)하고, 보(補)하면서도 불체(不滯)하며, 행(行)하면서도 불상(不傷)하기 때문에 보산산수(補散散收)를 같이 하는 보혈조혈(補血調血)의 가장 뛰어난 처방이 된다.

일체의 혈허증(血虛證)과 월경부조(月經不調)에 사용할 수 있다.

원전에는 네 가지 약재의 용량이 서로 같지만 임상에서 본 처방을 운용할 때는 상황에 따라서 용량을 변경할 수 있고, 약재를 가감할 수 있다.[2]

---

[2] 1) 혈허(血虛)가 심한 경우: 숙지황(熟地黃), 백작약(白芍藥), 당귀(當歸)의 용량을 크게 늘리고 천궁(川芎)은 적게 쓰거나 사용하지 않기도 한다.

2) 혈체(血滯)가 심할 경우: 당귀(當歸), 천궁(川芎)의 양을 늘리고 숙지황(熟地黃), 백작약(白芍藥)의 양을 줄여서 사용한다.

3) 어혈(瘀血)을 겸한 경우: 백작약(白芍藥)을 적작약(赤芍藥)으로 바꾸고 다시 도인(桃仁), 홍화(紅花)를 더하여 도홍사물탕(桃紅四物湯)을 만들어 사용한다.

4) 출혈이 그치지 않는 경우: 애엽(艾葉), 아교(阿膠)를 더하여 교애사물탕(膠艾四物湯)을 만들어 사용한다.

5) 한증(寒症)이 심한 경우: 포건강(炮乾薑), 육계(肉桂)를 더한다.

6) 열증(熱症)의 경우: 황금(黃芩), 목단피(牧丹皮)를 더한다.

7) 기허(氣虛)를 겸한 경우: 인삼(人蔘), 황기(黃芪)를 더한다.

8) 기체(氣滯)를 겸한 경우: 향부자(香附子), 현호색(玄胡索)을 더한다.

9) 비허(脾虛)하여 식사량이 줄고 변이 묽게 나오는 경우: 숙지황(熟地黃), 작약(芍藥)을 신중히 사용해야 한다.

사물탕과 사군자탕(四君子湯)을 합하면 팔진탕(八珍湯)이 된다.

팔물탕(八物湯)이라고 부르는 팔진탕은 기혈(氣血)을 쌍보(雙補)하는데, 병이 오래 되거나 실혈(失血)이 과도한 경우, 몸이 허약한 경우에 사용한다.

팔진탕에 다시 황기(黃芪)와 육계(肉桂)를 더하면 화제국방(和劑局方)에 실린 십전대보탕(十全大補湯)이 된다.

기혈을 쌍으로 보할 뿐 아니라 비신(脾腎)을 온보(溫補)하고, 표부(表部)와 위기(衛氣)를 고밀(固密)하게 하기 때문에 기혈음양의 허손(虛損)으로 인한 증상은 물론이고, 천수중만(喘嗽中滿), 음식부진(飮食不進), 야몽유정(夜夢遺精), 각슬무력(脚膝無力), 조열(潮熱)이 발생하는 일련의 증상에 모두 적용할 수 있는 처방이 된다. 이 처방은 허증(虛症)을 보하는 힘이 강하지만, 성질이 따뜻한 쪽으로 편중되어 있어 음허화왕(陰虛火旺)의 경우에는 적당하지 않다.

십전대보탕에 황기(黃芪), 숙지황(熟地黃), 자감초(炙甘草)를 제거하고 속미(粟米) 100알을 더하여 물에 끓여 뜨겁게 복용하는 처방을 위풍탕(胃風湯)이라 한다.

이 처방도 화제국방에 실려 있다. 위장이 허약한데 풍냉(風冷)이 엄습하여 복협허만(腹脅虛滿), 수곡불화(水穀不化), 장명교통(腸鳴絞痛), 설하여주(泄下如注)한 증세를 다스린다. 또 위장(胃腸)의 습독(濕毒)으로 대변이 시도때도 없이 두즙(豆汁)이나 어혈(瘀血)처럼 나오는 증상을 다스린다.

2. 인삼양영탕 人蔘養榮湯[1] 補氣養血

人蔘養榮卽十全인삼양영즉십전 除卻川芎五味聯제각천궁오미연

陳皮遠志加薑棗진피원지가강조 脾肺氣血補方先비폐기혈보방선

人蔘養榮湯은 十全大補湯에서 川芎을 없애고, 五味子, 陳皮, 遠志를 합하고 生薑과 大棗를 가미한 것이다. 脾肺氣血을 보하는 처방 중에 으뜸이다.

【조성 및 용법】

白芍藥 8g, 當歸, 陳皮, 黃芪, 桂心, 人蔘, 白朮, 炙甘草 各4g, 熟地黃, 五味子, 茯苓 各3g, 遠志 2g을 粗末하여 生薑 3片, 大棗 2枚와 同煎하여 溫服한다.

【효능 및 주치】

益氣補血, 養心安神.

積勞虛損, 脾肺氣虛, 營血不足으로 인한 呼吸少氣, 行動喘息, 心虛驚悸, 咽乾唇燥, 飮食無味, 體倦肌瘦, 身熱自汗, 毛發脫落 등의 증을 다스린다.

【설명】

인삼양영탕(人蔘養榮湯)은 기혈양휴(氣血兩虧)를 다스리는 처방이다.

폐(肺)가 허하면 소기천식(少氣喘息)하게 되고, 비허(脾虛)하면 식소무미(食少無味)하게 된다. 또 간허(肝虛)하면 침한몽유(寢汗夢遺)하게 되며, 심허(心虛)하면 경계건망(驚悸健忘)하게 된다. 인삼양영탕은 이러한 비폐기허(脾肺氣虛)와 심간혈허(心肝血虛)를 다스린다.

---

[1] 태평혜민화제국방(太平惠民和劑局方)

- **君藥**: 인삼 - 大補元氣, 補脾氣益肺氣
  백작약 - 補血斂陰
- **臣藥**: 황기 - 補脾益肺, 固表止汗
  백출 - 健脾益氣(脾則氣血生化之源), 燥濕
  당귀, 숙지황 - 補血
- **佐藥**: 진피 - 理氣健脾, 使補血不滯, 補氣不壅
  복령 - 健脾滲濕, 寧心安神
  오미자 - 斂陰止汗固表, 補肺養心
  원지 - 養心安神
  계심 - 補陽活血, 溫化陽氣, 鼓舞氣血生長
  생강, 대조 - 調補脾胃
- **使藥**: 자감초 - 益氣健脾, 調和諸藥

인삼양영탕은 십전대보탕에서 천궁(川芎)을 제거하고, 오미자(五味子), 진피(陳皮), 원지(遠志), 생강(生薑), 대조(大棗)를 가미하여 만드는데, 그 효과가 익기보혈(益氣補血)에만 머무는 것이 아니라 양심안신(養心安神)까지 고려한 처방이다.

처방 중 군약(君藥)과 신약(臣藥)이 절묘하게 배합되어 심간(心肝)의 혈허(血虛)와 폐비(肺脾)의 기허(氣虛)를 보충하여, 양을 생하고 음을 기르는 양생음장(陽生陰長)의 의미를 다하고 있다.

3. 귀비탕歸脾湯[1] 引血歸脾

歸脾湯用朮蔘芪귀비탕용출삼기 歸草茯神遠志隨귀초복신원지수

酸棗木香龍眼肉산조목향용안육 煎加薑棗益心脾전가강조익심비

怔忡健忘俱可卻정충건망구가각 腸風崩漏總能醫장풍붕루총능의

歸脾湯은 白朮, 人蔘, 黃芪, 當歸, 甘草, 茯神, 遠志, 酸棗仁, 木香,
龍眼肉에 生薑과 大棗를 더해 끓이는데 心脾를 이롭게 한다.
怔忡, 健忘을 모두 물리칠 수 있으며, 腸風, 崩漏를 모두 능히 치료한다.

【조성 및 용법】

當歸, 龍眼肉, 酸棗仁, 遠志, 人蔘, 黃芪, 白朮, 茯神 各4g, 木香 2g, 甘草 1.2g을 生薑 5片, 大棗 2枚을 가하여 水煎하여 溫服한다.

【효능 및 주치】

益氣補血, 健脾養心

① 思慮過度, 勞傷心脾, 心脾兩虛, 氣血不足으로 인한 心悸怔忡, 健忘不眠, 盜汗虛熱, 食少體倦, 面色萎黃, 舌質淡, 苔薄白, 脈細緩등의 증을 다스린다.
② 脾虛不能統血으로 인한 便血, 崩漏, 婦女月經超前, 量多色淡, 或淋漓不止, 或帶下 등의 증을 다스린다.

---

[1] 제생방(濟生方)

【설명】

귀비탕(歸脾湯)은 심비(心脾)의 허증(虛證)을 치료하는데, 특히 사려과다(思慮過多)로 인해 심비(心脾)가 상한 것을 치료하는 처방이다.

근심이 오래되어 해결이 되지 않으면 심혈(心血)이 모손(耗損)되고, 신(神)이 영양을 받지 못하여 경계(驚悸), 정충(怔忡) 증이 생기거나 건망실면(健忘失眠)하게 된다. 또한 염려하는 것이 지나치면 비기(脾氣)가 허(虛)해져, 생화(生化)의 원천(源泉)이 건실하지 못하게 되니 식사량이 적어지고 몸이 피로해지게 된다.

이것을 내경(內經)에서 이르길 "무리하면 기가 손상되며, 생각을 하면 기가 뭉치게 된다.[1]", "노권(勞倦)하면 형기(形氣)가 쇠하고 곡기(穀氣)가 성(盛)하지 못한다."라고 하였다.

귀비탕은 이러한 심비허증을 다스릴 뿐만 아니라 비허생습(脾虛生濕), 습탁하주(濕濁下注)하여 생긴 대하(帶下)도 다스릴 수 있다.

- **君藥**: 인삼, 황기 – 補脾益氣, 氣旺生血, 氣旺統血
- **臣藥**: 당귀, 용안육 – 補血養心
  백출 – 健脾燥濕, 補脾益氣
- **佐藥**: 산조인, 복신, 원지 – 寧心安神
  목향 – 理氣醒脾, 使補氣補血不壅滯
  생강, 대조 – 調補脾胃, 資生化之源
- **使藥**: 자감초 – 補氣健脾, 調和諸藥爲

귀비탕은 익기보혈(益氣補血), 건비양심(健脾養心)의 효과를 낸다.

처방 구성을 자세히 보면 귀비탕은 사실 익기건비(益氣健脾) 위주의 처방으로 볼 수 있다. 비기(脾氣)를 중보(重補)하면 심혈(心血) 역시 영양을 받게 되는데 이것이 귀비탕 배오의 특징이다.

비기(脾氣)가 왕성하면 심기(心氣)가 채워지게 되는 것이고, 식소체권(食少體倦), 경계정충(驚悸怔忡), 실면건망(失眠健忘) 등의 증상은 자연히 없어지게 된다.

또한 귀비탕은 비허(脾虛)가 심해서 혈을 통섭(統攝)할 수 없어 생기는 변혈(便血),

---

[1] 勞則氣耗, 思則氣結

붕루(崩漏) 및 월경부조(月經不調), 양다색담(量多色淡), 림리부지(淋漓不止) 등의 증상에 응용할 수 있다. 이것을 가리켜서 '귀비탕에는 인혈(引血)하여 귀경(歸經)시키는 효능이 있다'라고 흔히 말하는 것이고, 왕앙(汪昻)도 가결(歌訣)에서 '인혈귀비(引血歸脾)'라고 표현하였다.

4. 양심탕養心湯[1] 補血寧心

養心湯用草芪蔘양심탕용초기삼, 二茯芎歸柏子等이복궁귀백자등
夏曲遠志兼桂味하곡원지겸계미, 再加酸棗總寧心재가산조총녕심

養心湯은 甘草, 黃芪, 人蔘, 二茯(茯神, 茯苓), 川芎, 當歸,
柏子仁, 五味子, 半夏麯, 遠志와 肉桂, 五味子를 넣고,
재차 酸棗仁, 大棗를 넣어 사용하는데, 모두 심장을 편안하게 한다.

【조성 및 용법】

炙甘草 4g, 炙黃芪, 白茯苓, 茯神, 川芎, 當歸, 半夏曲 各40g, 人蔘, 柏子仁, 遠志, 肉桂, 五味子, 酸棗仁 各10g을 粗末하여 20g씩 生薑 5片, 大棗 2枚를 넣고 水煎服한다.

【효능 및 주치】

補血養心.

心虛血少로 인한 心神不寧, 怔忡驚惕 등의 증상을 다스린다.

【설명】

양심탕(養心湯)은 심허혈소(心虛血少)로 인한 심신불녕(心神不寧)를 다스리는 처방이다. 심장신(心藏神)하기 때문에 심혈(心血)이 부족하면 심신(心神)이 산월(散越)한다. 또 혈허하면 심장이 영양받지 못하여 신지(神志)가 불녕(不寧)하게 된다.

1 증치준승(證治準繩)

• **君藥**: 당귀 – 補血養心

• **臣藥**: 인삼, 황기 – 補益心氣, 益氣補脾(虛則補其母, 補脾則補心)
산조인, 백자인 – 補血養心安神

• **佐藥**: 복령, 복신 – 補益心脾, 寧心安神
원지 – 安神益智
반하국 – 去痰涎
천궁 – 行氣活血
오미자 – 收斂心氣, 防止心氣耗散
육계 – 溫化陽氣, 鼓舞氣血生長, 補血養心

• **使藥**: 자감초 – 益氣補心, 調和諸藥

양심탕은 전체적으로 봤을 때 심기(心氣)와 심혈(心血)을 보하는 처방이며 안신(安神)하는 효능이 뛰어난 처방이다. 심허혈소(心虛血少)하여 신지불녕(神志不寧), 경계정충(驚悸怔忡) 등의 증상이 있을 때 잘 맞는 처방이다.

5. 당귀사역탕當歸四逆湯[1] 益血復脈

當歸四逆桂枝芍당귀사역계지작 細辛甘草木通着세신감초목통착

再加大棗治陰厥재가대조치음궐 脈細陽虛由血弱맥세양허유혈약

內有久寒加薑茱내유구한가강수 發表溫中通脈絡발표온중통맥락

不用附子及乾薑불용부자급건강 助陽過劑陰反灼조양과제음반작

當歸四逆湯은 當歸, 桂枝, 芍藥, 細辛, 甘草, 木通을 넣고,
재차 大棗를 더한 처방인데, 陰厥을 치료하며,
脈細하고 陽虛하며 혈이 약한 것을 치료한다.
몸 안에 오래된 寒氣가 있을 때는 生薑과 吳茱萸를 넣어 사용하는데,
發表溫中, 通脈絡한다.
附子와 乾薑을 쓰지 않는 것은 陽氣를 돕는 지나친 방제는
陰氣를 오히려 손상시키기 때문이다.

【附方】

당귀사역가오수유생강탕(當歸四逆加吳茱萸生薑湯)

【조성 및 용법】

當歸, 芍藥 各8g, 桂枝 6g, 細辛, 炙甘草, 木通 各4g, 生薑 5片, 大棗 2枚를 水煎하여 溫服한다.

[1] 상한론(傷寒論)

【효능 및 주치】

溫經散寒, 養血復脈.

陽氣不足, 血虛, 外受寒邪으로 인한 手足厥冷, 舌淡苔白, 脈細欲絕 或沈細 등의 증을 다스린다. 또한 寒入經絡으로 인한 腰, 股, 腿, 足疼痛을 다스린다.

【설명】

수족궐한(手足厥寒)은 손발이 차가운 것을 말하는데, 외한(畏寒)이 비교적 심한 것이다.

당귀사역탕(當歸四逆湯)은 양기외허(陽氣外虛), 영혈내약(營血內弱)한 상태에서 족궐음간경(足厥陰肝經)에 한사(寒邪)가 들어와 발생한 수족궐한을 치료한다. 이것은 음궐(陰厥)에 속하지만 족소음신(足少陰腎)의 양쇠음성(陽衰陰盛)하여 생긴 한궐(寒厥)과는 약간 다르다.

수족궐한(手足厥寒)은 온경산한(溫經散寒)하고 양혈통맥(養血通脈)하는 치료법을 사용해야 한다. 본 처방은 계지탕의 변방으로 생강(生薑)을 제거하고 대조(大棗)를 배로 넣고 당귀(當歸), 세신(細辛), 목통(木通)을 가미하여 완성된다.

- **君藥**: 당귀(辛甘溫) - 補血和血, 暢通血行
  계지(辛甘溫) - 溫陽散寒, 溫經通脈, 祛經脈中的寒邪
- **臣藥**: 작약(酸苦微寒) - 養血和營, 補血虛
  세신 - 溫經散寒
- **佐藥**: 자감초, 대조 - 益氣補脾, 資氣血生化之源(使血虛得補)
  목통 - 通血脈, 利關節, 防燥藥傷陰
- **使藥**: 자감초 - 調和諸藥

당귀사역탕은 온경산한(溫經散寒), 양혈통맥(養血通脈)의 효과를 내게 된다.

당귀사역탕과 사역탕(祛寒之劑)은 똑같이 음궐(陰厥)을 다스리는 처방들인데 차이가 있다.

당귀사역탕증은 양허혈약(陽虛血弱), 경맥수한(經脈受寒)으로 음궐(陰厥)이 되며, 단지 수족궐한(手足厥寒)에 그치기 때문에 지궐(肢厥)의 정도가 사역탕증에 비해서 비교적 가볍고 설담(舌淡), 맥세(脈細) 등의 혈허지상(血虛之象)을 띄고 있다. 그러나 사역탕증은 신양극쇠(腎陽極衰), 음한내성(陰寒內盛)하여 발생하기 때문에 궐역

(厥逆)의 증세가 엄중하고, 전신에 허한(虛寒)의 증세가 보인다.

만약 혈허한응(血虛寒凝), 수족불온(手足不溫)이 오래된 한기(寒氣)에서 발생했다면, 당귀사역탕에 오수유(吳茱萸)와 생강(生薑)을 넣어 만드는 당귀사역가오수유생강탕(當歸四逆加吳茱萸生薑湯)을 복용한다. 족궐음간경(足厥陰肝經)은 상화(相火)가 있어서 비록 내부로 한사(寒邪)가 침입하여도 부자(附子)와 건강(乾薑)을 넣지 못하는데, 신열(辛熱)한 약재가 상화를 망동시켜서 음혈(陰血)을 손상시키기 때문이다. 하지만 부자(附子)와 건강(乾薑)과 달리 생강(生薑)과 오수유(吳茱萸)는 선설고강(宣泄苦降)하는 약물들이기 때문에 산한(散寒)하기만 하고, 화기(火氣)를 성(盛)하게 하지 않다.

또한 당귀사역가오수유생강탕은 주수상반(酒水相半)으로 달여 복용하는데, 활혈통맥(活血通脈) 작용이 증강될 뿐 아니라 양혈(養血)하기 때문에 궐음영허(厥陰營虛)와 몸 안에 오래된 한기(寒氣)를 없애는 좋은 처방이 된다.

6. 도인승기탕桃仁承氣湯[1] 膀胱蓄血

桃仁承氣五般奇도인승기오반기 甘草硝黃並桂枝감초초황병계지

熱結膀胱小腹脹열결방광소복창 如狂蓄血最相宜여광축혈최상의

桃仁承氣湯은 다섯 가지가 들어가는데 桃仁, 甘草, 芒硝, 大黃, 桂枝이다. 熱結膀胱, 小腹滿, 狂症, 蓄血證에 가장 마땅하다.

【조성 및 용법】

桃仁 10個, 炙甘草 4g, 芒硝 8g, 大黃 12g, 桂枝 8g을 水煎하여 溫服한다. 瘀血이 다 나올 때까지 복용한다.

【효능 및 주치】

破血下瘀.

下焦蓄血로 인한 少腹急結(即感拘急脹滿), 小便自利, 大便色黑, 譫語煩渴, 甚則其人如狂, 脈沈實或澁 등의 증을 다스린다.

【설명】

도인승기탕(桃仁承氣湯)은 상한론에서 본래 도핵승기탕(桃核承氣湯)이라 이름 하였는데, 하초축혈(下焦蓄血)을 치료하는 처방이다.

태양병의 표사(表邪)가 풀리지 않은 상황에서 사기가 방광으로 들어가 화열(化熱)한 것과 하초에서 혈(血)과 결합한 것을 다스린다. 표증이 풀리지 않은 경우에는 먼저 표를 풀어야 하고, 표증이 이미 풀린 경우는 바로 도인승기탕(桃仁承氣湯)으로 하초의 어열(瘀熱)을 공설(功泄)해주어야 한다.

1 상한론(傷寒論)

• **君藥**: 도인 – 破血下瘀
대황 – 大黃下瘀泄熱
• **臣藥**: 계지 – 通行血脈, 活血祛瘀
망초 – 瀉熱軟堅, 下瘀泄熱
• **佐使藥**: 자감초 – 益氣調藥, 緩諸藥峻烈之性

모든 약이 조합되면 사열축어(瀉熱逐瘀)하는 가벼운 처방이 된다.
약을 복용하고 약간의 설사를 하면 어열(瘀熱)이 모두 제거되니 여러 증상들이 자연히 낫게 된다.

7. 서각지황탕犀角地黃湯[1] 胃熱吐血

犀角地黃芍藥丹서각지황작약단, **血升胃熱火邪乾**혈승위열화사건

斑黃陽毒皆堪治반황양독개감치, **或益柴芩總伐肝**혹익시금총벌간

犀角地黃湯은 犀角, 生地黃, 芍藥, 牧丹皮로 구성되는데,
血升, 胃熱火邪를 다스린다.
斑黃과 陽毒을 모두 다스릴 수 있고, 혹 柴胡, 黃芩을 가하여 平肝한다.

【조성 및 용법】

犀角 4g, 生地黃 12g, 芍藥 8g, 牡丹皮 4g을 水煎하여 복용한다. 犀角이 없으면 水牛角으로 代替하는데, 用量을 10배로 증량한다.

【효능 및 주치】

清熱解毒, 凉血散瘀.

① 傷寒溫病, 熱入血分證으로 인한 身熱譫語, 昏狂發斑, 斑色紫黑, 舌絳起刺, 脈細數 등의 증을 다스린다.

② 熱傷血絡, 迫血妄行으로 인한 吐血, 衄血, 便血, 溲血(尿血), 舌紅絳, 脈數 등의 증을 다스린다.

③ 蓄血留瘀로 인한 善忘如狂, 漱水不欲咽, 大便色黑易解 등의 증을 다스린다.

---

[1] 비급천금요방(備急千金要方)

【설명】

서각지황탕(犀角地黃湯)은 열이 혈분(血分)으로 들어가 박혈(迫血)하고 망행(妄行)하는 증을 다스리는 처방이다.

상한(傷寒)을 치료하지 못해 사열(邪熱)이 리(裏)에 전해졌거나 혹은 외부에서 들어온 온열(溫熱)의 사기가 혈분(血分)에 작용하면, 혈락(血絡)을 손상시키고 혈을 핍박하여 망행(迫血妄行)하게 된다. 보통 양락(陽絡)이 손상되면 혈(血)이 밖으로 넘치고, 음락(陰絡)이 손상되면 혈이 안으로 넘치게 된다. 혈이 상일(上溢)하는 것은 반드시 폐와 위의 길을 따라서 넘치게 되기 때문에 토혈(吐血)이나 코피(衄血)가 난다. 혈이 아래를 따라 넘치는 것은 이음(二陰)을 통하기 때문에 소변에서 피가 나오거나, 대변에서 피가 나오게 된다. 기부(肌膚)로 피가 넘치게 되면 검붉은 색의 반점(斑紫黑)이 생기고 내부에 피가 결체(結滯)되면 축혈로 인해 광증과 같은 증세가 나타난다(蓄血如狂).

- **君藥:** 서각(鹹苦寒, 入心, 肝, 胃經) - 善淸心, 肝, 胃三經血分實熱, 凉血解毒
  생지황(甘寒) - 凉血止血, 淸熱養陰
- **臣藥:** 작약, 목단피 - 淸熱凉血, 活血散瘀, 血止而不留瘀血, 化斑

서각지황탕은 설열(泄熱)과 양음(養陰)을 동시에 하고, 지혈(止血) 및 산어(散瘀)를 겸하여 행하는 처방이 된다.

그러므로 열성상음(熱盛傷陰), 박혈망행(迫血妄行)을 낫게 하고, 경락을 떠나 떠도는 혈(遊離經之血)과 어혈(瘀血)을 치료한다.

서각지황탕은 증상의 경중에 따라서 가감할 수 있다.

건망(喜忘)이 심하면 대황, 황금을 가하여 하초의 어열(瘀熱)을 빼주고, 검붉은 반점(斑紫黑)이 있으면 기부(肌部)로 열이 넘친 것이므로 금은화, 연교, 우방자, 생감초를 가함으로써 해독화반(解毒化斑)하여야 한다. 만약 갑자기 격하게 화를 내서 간을 상하고 그로 인해 갑자기 피를 토하고 그치지 않을 때에는 시호, 황금을 가하여 평간지혈(平肝止血)해야 한다.

8. 해혈방咳血方[1] 咳嗽痰血

咳血方中訶子收해혈방중가자수, 瓜蔞海石山梔投과루해석산치투

青黛蜜丸口噙化청대밀환구금화, 咳嗽痰血服之瘳해수담혈복지추

咳血方은 訶子, 瓜蔞仁, 海浮石, 山梔子를 넣고, 青黛와 꿀로 환을 만들고 입안에서 녹여 복용하는데, 痰血咳嗽에 복용하면 낫는다.

【조성 및 용법】

青黛, 訶子, 瓜蔞仁, 海石, 炒山梔 各等分을 細末하고 生薑汁과 함께 蜜丸으로 만들어 口中에 넣고 녹여 복용한다.

【효능 및 주치】

清肝寧肺, 化痰止咳.

肝火犯肺의 咳血證으로 인한 咳嗽痰稠帶血, 咳吐不爽, 心煩易怒, 胸脅作痛, 頰赤便秘, 舌紅苔黃, 脈弦數 등의 증을 다스린다.

【설명】

해혈(咳血)의 원인은 매우 다양하다.

그 중에 해혈방(咳血方)은 간화상역(肝火上逆)과 화열작폐(火熱灼肺)로 인한 해혈을 다스린다. 간맥(肝脈)은 가슴과 옆구리에 퍼져있는데, 간화(肝火)가 항성(亢盛)하여 경맥을 타고 위로 상승하여 폐를 훈작(熏灼)하면 폐가 조열(燥熱)해지고, 또한 폐의 기본 작용인 청숙(清肅)함이 작동하지 않아 사람이 기침을 하게 된다. 기침은 결국 폐의 세락(肺絡)을 손상시키니 가래에 피가 섞여 나오는 것이다. 본증의 증상은 비록 폐에 있지만 그 근본 원인은 간에 있어서 간을 먼저 다스리는 치법을

[1] 단계심법(丹溪心法)

사용한다.

- **君藥:** 청대 – 清肝瀉火凉血
  치자 – 清瀉心肺之火, 凉血除煩, 導熱下行
- **臣藥:** 과루인 – 清熱化痰, 潤肺止咳
  해부석 – 清肺降火, 軟堅化痰
- **佐藥:** 가자 – 斂肺氣止咳, 下氣降火

해혈방은 청간녕폐(淸肝寧肺)의 작용을 하고, 청간화(淸肝火), 화담(化痰)하기 때문에 해혈이 자연히 그치게 된다.

본방은 비록 지혈(止血)의 처방이지만 지혈하는 약물은 전혀 사용하지 않고, 청간녕폐(淸肝寧肺)함으로 지혈하기 때문에 표치(標治)보다 근치(根治)를 하는 방제라고 할 수 있다.

해혈방의 복용법은 환을 입에 넣고 천천히 녹여서 복용한다.

이것은 약력이 서서히 폐로 들어가 효능을 발휘되도록 하기 위함이다. 복용법을 보더라도 처방을 창방한 주단계의 방의(方意)를 짐작할 수 있다.

9. 진교백출환秦艽白朮丸[1] 血痔便秘

秦艽白朮丸東垣진교백출환동원 歸尾桃仁枳實攢귀미도인지실찬

地楡澤瀉皂角子지유택사조각자 糊丸血痔便艱難호환혈치변간난

仍有蒼朮防風劑잉유창출방풍제 潤血疏風燥濕安윤혈소풍조습안

秦艽白朮丸은 李東垣이 만들었는데, 秦艽, 白朮, 當歸尾, 桃仁, 枳實에 地楡, 澤瀉, 皂角刺를 합하여 糊丸으로 만들어 복용한다. 血痔과 大便難을 다스린다. 또 秦艽蒼朮湯과 秦艽防風湯은 潤血疏風, 燥濕하여 편안하게 한다.

【附方】

진교창출탕(秦艽蒼朮湯), 진교방풍탕(秦艽防風湯)

【조성 및 용법】

秦艽, 桃仁, 皂角子(燒存性) 各40g, 白朮, 當歸尾, 枳實, 澤瀉 各20g, 地楡 12g을 細末하여 芡實 크기의 糊丸으로 만들어 50~70丸씩 空腹에 白開水와 함께 복용한다.

【효능 및 주치】

疏風活血, 潤燥通便, 凉血止血.

血痔, 痔漏로 膿血, 大便燥結, 痛不可忍한 증을 다스린다.

[1] 난실비장(蘭室秘藏)

【설명】

치핵에는 내치핵(암치질), 외치핵(숫치질), 혼합치핵 등이 있는데 이는 모두 습열온적(濕熱蘊積), 화조생풍(化燥生風), 음체기혈(陰滯氣穴)하여 발생한다.

치질이 오래되면 혈육(血肉)이 부패하여 농양이 발생하고, 치루(肛漏)가 된다. 치루가 되면 때때로 농혈(膿血)이 나오고, 통증을 참기 어려우며 대변도 딱딱하여 나오기 어렵다. 청열제습(淸熱除濕), 소풍윤조(疏風潤燥), 화혈거어(和血祛瘀), 양혈지혈(凉血止血)의 방법이 필요하다.

- **君藥:** 진교 – 散風除濕, 利二便, 導濕熱從二便而去
  도인 – 活血祛瘀, 潤腸通便
- **臣藥:** 조각자 – 潤燥滑腸通便
  당귀미 – 活血祛瘀, 潤腸通便
  지유 – 淸熱凉血止血
- **佐藥:** 백출 – 健脾燥濕
  지실 – 下氣破結, 通大便, 暢氣機, 氣行則血行, 活血祛瘀消痔
  택사 – 滲利濕熱, 導濕熱從小便去

진교백출환은 활혈(活血), 윤조통변(潤燥通便), 지통지혈(止痛止血)하는 효능이 있어, 치핵을 없애고 치루를 치료하는 작용을 한다.

진교백출환에서 백출(白朮), 당귀미(當歸尾), 지유(地楡)를 빼고 창출(蒼朮), 방풍(防風), 대황(大黃), 황백(黃栢), 빈랑(檳榔)을 가하면 이동원(李東垣)이 창방한 진교창출탕(秦艽蒼朮湯)이 되는데, 청열제습(淸熱除濕), 통변(通便)의 힘이 비교적 강하여서, 습열(濕熱)의 증세가 심한 치루와 대변조결(大便燥結)에 사용한다.

진교백출환에서 지실(枳實), 조각자(皂角刺), 지유(地楡)를 빼고, 방풍(防風), 승마(升麻), 시호(柴胡), 진피(陳皮), 자감초(炙甘草), 황백(黃栢), 대황(大黃), 홍화(紅花)를 가하면 역시 이동원이 만든 진교방풍탕(秦艽防風湯)이 되는데, 소풍청열(疏風淸熱), 조기화혈(調氣和血)하는 효능과 함께 승거(升擧)작용이 있어, 항문이 빠지는 경우에 사용한다.

세 처방 모두 혈치(血痔), 치루(痔漏)를 다스리는데, 진교백출환이 소풍활혈(疏風活血)에 초점이 맞추어져 있다면, 진교창출탕은 조습청열(燥濕淸熱)의 힘이 강하고, 진교방풍탕은 청열승거(淸熱升擧)의 힘이 강하다.

10. 괴화산槐花散[1] 便血

槐花散用治腸風괴화산용치장풍 側柏黑荊枳殼充측백흑형지각충

爲末等分米飮下위말등분미음하 寬腸凉血逐風功관장량혈축풍공

槐花散은 腸風을 치료하는데 쓴다. 槐花, 側柏, 荊芥(炒黑), 枳殼을 가루로 만들고, 各等分을 미음과 함께 마시면 寬腸, 凉血, 逐風의 효력이 있다.

【조성 및 용법】

槐花, 側柏葉, 荊芥(穗炒黑), 枳殼 各等分을 細末하여 清米湯과 함께 8g씩 食前空腹에 복용한다.

【효능 및 주치】

清腸止血, 疏風下氣.

腸風臟毒下血로 인한 便前出血, 或便後出血, 或糞中帶血 및 痔瘡出血, 血色鮮紅或晦暗(臟毒下血則晦暗), 舌紅, 脈數 등의 증을 다스린다.

【설명】

장풍(腸風)은 대변을 볼 때 피가 대변의 앞부분에 나오며, 혈색은 선홍색을 띄는 것을 말한다.

장풍은 대체로 외풍(外風)이 장위(腸胃)에 침입하거나 혹 화열지사(火熱之邪)가 내부에서 과도하여, 대장이 습열풍조(濕熱風燥)하게 되어 혈락(血絡)을 손상시켰기 때문에 발생한다.

---

1 보제본사방(普濟本事方)

- **君藥**: 괴화(苦寒入大腸經) – 瀉熱清腸, 凉血止血
- **臣藥**: 측백엽 – 凉血止血

  형개(穗炒黑) – 疏大腸之風, 入血分而止血
- **佐藥**: 지각 – 下氣寬腸, 使大腸風熱下行

형개(荊芥)와 지각(枳殼)은 초흑(炒黑)하여 사용하면 지혈하는 힘이 증강된다.
괴화산은 습열풍조(濕熱風燥)를 낫게 하여 하혈을 스스로 멈추게 한다.

괴화산은 원래 장풍(腸風)과 장독(臟毒)으로 인한 하혈을 주치증으로 하는 처방이다.
장독(臟毒)은 일반적으로 내상(內傷)이 오래 쌓여서, 대변을 볼 때 후반부에 피가 나오는 것으로 피의 색이 암자색(暗紫色)이거나 어혈(瘀血)과 같은 흑색이며 주로 한증(寒證)에 속한다.

괴화산의 약성은 한량(寒凉)하여서 보통 열증(熱證)에 적합하고, 장복하지 않는다.

11. 소계음자小薊飲子[1] 血淋

小薊飲子藕蒲黃, 木通滑石生地襄

歸草黑梔淡竹葉, 血淋熱結服之良

소계음자우포황, 목통활석생지양

귀초흑치담죽엽, 혈림열결복지량

小薊飮子는 小薊, 藕節, 蒲黃, 木通, 滑石, 生地黃, 當歸, 甘草, 梔子(炒黑), 淡竹葉으로 구성되며, 血淋 및 熱結에 복용하면 좋다.

【조성 및 용법】

小薊, 藕節, 蒲黃, 木通, 滑石, 當歸, 炙甘草, 梔子(炒黑), 淡竹葉 各20g, 生地黃 160g을 粗末하여 16g씩 水煎하여 空腹에 溫服한다.

【효능 및 주치】

凉血止血, 利尿通淋.

下焦熱結로 인한 血淋, 尿血에서 나타나는 尿中帶血, 小便頻數, 赤澁熱痛, 舌紅脈數 등의 증을 다스린다.

【설명】

소계음자(小薊飮子)가 다스리는 혈림(血淋)은 오림(五淋) 중 하나다.

소변볼 때 삽통(澁痛)이 있고, 피가 나오는 것이 주요 임상 특징이다. 의종필독(醫宗必讀)의 림증(淋證)에서는 혈림의 원인을 네 가지로 구분하였는데 혈허(血虛), 혈냉

1 단계심법(丹溪心法)

(血冷), 혈열(血熱), 혈어(血瘀)가 바로 그것이다. 소계음자는 이 중에서 특히 어열(瘀熱)이 하초에 온결(蘊結)되어 뇨혈(尿血)이 생긴 경우에 활용하는 처방이다.

- **君藥**: 소계 - 凉血止血
- **臣藥**: 생지황 - 凉血止血, 養陰淸熱
  포황, 우절 - 凉血止血, 消瘀, 使血止而不留瘀血
- **佐藥**: 활석, 죽엽, 목통 - 淸熱利尿通淋
  치자 - 瀉三焦之火, 導熱從小便去
  당귀 - 養血和血, 能引血歸經, 防諸藥寒凉太過, 防利尿傷陰
- **使藥**: 감초 - 和中調藥

소계음자는 량혈지혈(凉血止血), 화어(化瘀), 사화통림(瀉火通淋) 하는 효능이 있다. 또한 양음양혈(養陰養血)하지만 어혈을 발생시키지 않으며, 사화(瀉火)하되 정기를 손상시키지 않기 때문에 하초의 어열(瘀熱)을 제거하는 좋은 처방이 된다. 하초의 어열(瘀熱)이 없어지면서 자연히 소변은 잘 나오게 되며, 소변의 피나 배뇨통이 사라지게 된다.

12. 사생환四生丸[1] 血熱妄行

四生丸用三般葉사생환용삼반엽, 側柏艾荷生地協측백애하생지협

等分生搗如泥煎등분생도여니전, 血熱妄行止衄愜혈열망행지뉵협

四生丸은 3종류의 잎을 쓰는데, 側柏葉, 艾葉, 荷葉에 生地黃 같은 양을
생으로 찧어 진흙처럼 만들어 달여 복용한다.
血熱妄行을 다스리고, 코피를 멎게 한다.

【조성 및 용법】

生側柏葉, 生艾葉, 生荷葉, 生地黃 各等分을 찧어서 雞子크기의 丸藥으로 만들어 1丸씩 水煎服한다.

【효능 및 주치】

凉血止血.
血熱妄行으로 인한 吐血, 衄血, 血色鮮紅, 口乾咽燥, 舌紅或絳, 脈弦數 등의 증을 다스린다.

【설명】

사생환(四生丸)은 열입혈분(熱入血分), 박혈망행(迫血妄行)으로 인한 토혈(吐血), 뉵혈(衄血) 등의 출혈증을 치료하는 처방이다.

[1] 부인양방(婦人良方)

- **君藥**: 측백엽 – 凉血止血
- **臣藥**: 생지황 – 淸熱凉血, 養陰生津, 防血熱傷陰
- **佐藥**: 생하엽 – 凉血化瘀, 使止血不留瘀

  생애엽(辛溫而不燥) – 止血祛瘀, 避免血止留瘀之弊

사생환은 네 가지의 약재를 모두 생용(生用)하는데, 모두 한량(寒凉)하여 지혈하는 효능이 뛰어나다.

그 중에 애엽은 약간의 온산(溫散)함을 갖추어, 량혈약(凉血藥)의 태과를 막는다. 사생환은 사열입혈(邪熱入血), 박혈상역(迫血上逆)으로 생긴 토혈(吐血), 뉵혈(衄血)에 좋은 효과가 있다. 하지만 본 처방 역시 한량(寒凉)한 약에 속하기 때문에 병이 나았다면 바로 사용을 중지해야 하고, 과도하게 써서는 안 된다.

13. 복원활혈탕 復元活血湯[1] 損傷積血

複元活血湯柴胡복원활혈탕시호, **花粉當歸山甲俱**화분당귀산갑구

桃仁紅花大黃草도인홍화대황초, **損傷瘀血酒煎去**손상어혈주전거

復元活血湯은 柴胡, 天花粉, 當歸, 穿山甲, 桃仁, 紅花, 大黃, 甘草인데,
損傷으로 인한 瘀血이 술로 달여서 복용하면 제거된다.

【조성 및 용법】

柴胡 20g, 天花粉 12g, 當歸 12g, 穿山甲(炮) 8g, 桃仁(去皮尖) 50個, 紅花 8g, 大黃(酒浸) 40g, 甘草 8g을 粗末하여 40g씩 水酒煎(물:술=3:1)하여 溫熱服한다.

【효능 및 주치】

活血祛瘀, 疏肝通絡.
跌打損傷, 瘀血留於脅下로 인한 脅肋疼痛不可忍의 증을 다스린다.

【설명】

복원활혈탕(復元活血湯)은 타박으로 인한 손상, 어혈(瘀血)로 생긴 협통(脇痛)에 사용하는 처방이다.
흉협(胸脇) 부위는 간경(肝經)의 순행 부위인데, 어혈이 협하에 있으면 기체(氣滯)를 유발하고 경락불통(經絡不通)하게 되므로 통증을 참을 수 없게 된다.

- **君藥**: 대황(酒制) – 蕩滌留瘀敗血, 引瘀血下行
  시호(歸肝經) – 疏肝調氣, 使氣行血活, 引諸藥入肝經, 攻散脅下瘀血
- **臣藥**: 당귀, 도인, 홍화 – 活血祛瘀, 消腫止痛

---

[1] 의학발명(醫學發明)

• **佐藥**: 천산갑 – 破瘀通絡
천화분 – 能入血分, 消瘀散結, 清熱潤燥
• **使藥**: 감초 – 緩急止痛, 調和諸藥
주전(酒煎) – 增强活血祛瘀

두 가지 군약(君藥) 중에 대황(大黃)은 하행(下行)하고 시호(柴胡)는 상승(上升)하기 때문에 이 두 가지 약을 같이 사용하면 승강이 원활하게 되어 순환이 좋게 된다. 특히 처방에 술을 가하여 같이 끓인 것은 약력을 잘 선통하게 하는데 의미가 있으며 활혈행기(活血行氣)의 효능이 증가된다.

복원활혈탕을 복용하면 어혈이 제거되고, 경락이 소통되어 원기(元氣)가 스스로 복원(復元)되므로 복원활혈탕(復元活血湯)이라고 이름을 지은 것이다.

14. 황토탕 黃土湯[1] 便後血 [增補]

黃土湯將遠血醫황토탕장원혈의 膠芩地朮附甘隨교금지출부감수

更知赤豆當歸散갱지적두당귀산 近血服之效亦奇근혈복지효역기

黃土湯은 遠血[2]을 낫게 하는데, 黃土, 阿膠, 黃芩, 乾地黃, 白朮, 附子, 甘草이다. 赤小豆當歸散은 近血[3]에 복용하면 효과가 역시 뛰어나다.

【附方】

적소두당귀산(赤小豆當歸散)

【조성 및 용법】

灶心黃土 12g, 阿膠, 黃芩, 乾地黃, 白朮, 附子炮, 甘草 各4g인데, 灶心黃土를 먼저 달여서 取湯하고, 나머지 약을 넣어 달인다.

【효능 및 주치】

溫陽健脾, 養血止血.

遠血證으로 인한 先便後血, 血色黯淡, 四肢不溫, 面色萎黃, 舌淡苔白, 脈沈細無力 등의 증을 다스린다. 또 吐血, 衄血 및 婦人崩漏 등의 증을 다스린다.

1 금궤요략(金匱要略)

2 원혈(遠血)은 대변을 볼 때 나중에 피가 나오는 것으로 색이 암흑(黯黑)색이다. 항문에서 먼 곳에서 출혈이 발생한 것이기 때문에 원혈(遠血)이라고 한다. 장독(臟毒)이라고도 부른다.

3 근혈(近血)은 대변을 볼 때 먼저 피가 나오고 나중에 대변이 나오는 것으로 색이 선홍(鮮紅)색이다. 직장(直腸) 근처 혹은 항문에서 출혈이 발생하는 것으로 장풍(腸風), 치루(痔瘡) 등에서 나타난다.

【설명】

황토탕(黃土湯)은 원혈(遠血)을 다스리는 처방이다.

원혈은 비양부족(脾陽不足), 중초허한(中焦虛寒)으로 발생하기 때문에 비양(脾陽)을 다스려야 한다. 또 중기허한(中氣虛寒)하여 음혈(陰血)의 생화가 되지 않고, 변혈(便血)로 인한 실혈(失血)이 생기기 때문에 음혈부족(陰血不足)을 겸하여 다스려야 한다.

- **君藥**: 황토(복룡간) – 溫中澁腸, 止血
- **臣藥**: 부자, 백출 – 溫陽健脾, 攝血
- **佐藥**: 생지황, 아교 – 滋陰養血, 止血
  황금(苦寒) – 溫燥藥의 太過를 예방
- **使藥**: 감초 – 益氣補中, 調和諸藥

황토탕은 한열약(寒熱藥)을 병용하여 표본을 모두 다스리며, 온양자음(溫陽滋陰)하여 변혈(便血), 토혈(吐血), 뉵혈(衄血), 붕루(崩漏) 등의 비양허(脾陽虛)로 인한 출혈증에 효과를 보인다.

적소두당귀산(赤小豆當歸散)[1]도 금궤요략에 나오는데, 근혈증(近血證)으로 인한 하혈(下血)을 다스리는 처방이다. 적소두에는 청열리습해독(清熱利濕解毒)의 효능이 있어서 습열을 소변으로 배출하고, 당귀는 양혈활혈(養血活血)하며, 장수는 청량해독(清凉解毒)의 효능이 있다. 따라서 선혈후변(先血後便), 혈색선홍(血色鮮紅), 설홍맥삭(舌紅脈數) 등의 증을 다스린다.

[1] 적소두(赤小豆) 200g, 당귀(當歸) 40g을 세말하여 장수(漿水)와 함께 한 수저씩(8g) 복용한다.

15. 흑지황환黑地黃丸[2] 便血久痔 [增補]

黑地黃丸用地黃흑지황환용지황 還同蒼朮味乾薑환동창출미건강

多時便血脾虛陷다시변혈비허함 燥濕滋陰兩擅長조습자음량천장

黑地黃丸은 熟地黃에 蒼朮, 五味子, 乾薑을 사용하는데, 脾虛陷으로 便血이 자주 있는 것을 다스린다. 燥濕과 滋陰 두 가지 모두에 장점이 있다.

【조성 및 용법】

熟地黃, 蒼朮, 五味子 各300g, 乾薑 40g을 細末하여 棗肉으로 梧桐子크기의 환을 만든다. 100丸씩 米湯과 함께 복용한다.

【효능 및 주치】

滋陰補血, 燥濕溫中.

便血久痔, 脾胃虛弱으로 인한 多時便血, 面色靑黃, 神倦無力 등의 증을 다스린다.

【설명】

흑지황환(黑地黃丸)은 비위허약(脾胃虛弱)으로 인한 변혈(便血)과 구치(久痔)를 다스린다. 비위가 허한(虛寒)하면 통섭(統攝)이 안 되어 출혈증이 생기고, 출혈은 다시 비위를 허약하게 만든다. 또한 비위가 허약하면 습증(濕證)이 생기기 때문에 흑지황환은 습을 동시에 다스린다.

---

2 소문병기기의보명집(素問病機氣宜保命集)

- **君藥**: 숙지황 – 滋陰補血
- **臣藥**: 창출 – 燥濕健脾

  건강 – 溫中健脾
- **佐藥**: 오미자(酸溫) – 益氣滋腎, 澁血
- **使藥**: 대조 – 補脾, 益陰血

흑지황환은 자음양혈(滋陰養血)하면서 동시에 조습온중(燥濕溫中)하기 때문에 건비지혈(健脾止血)하는 좋은 처방이 된다.

16. 전구교독탕癲狗咬毒湯[1] 瀉瘋狗毒 [增補]

癲狗咬毒無妙方전구교독무묘방, 毒傳迅速有難當독전신속유난당

桃仁地鱉大黃共도인지별대황공, 蜜酒濃煎連滓嘗밀주농전련재상

癲狗咬毒에는 妙方이 없고 毒이 迅速하여 어려움을 당하는데,
桃仁, 地鱉蟲, 大黃을 蜜酒로 濃煎하여 찌꺼기와 함께 복용한다.

【조성 및 용법】

桃仁(去皮尖) 7個, 地鱉蟲(去足) 7個, 大黃 12g을 細末하여 白蜜 12g, 陳酒 1碗을 넣고 진하게 달여 복용한다.

【효능 및 주치】

破血逐瘀排毒.

被瘋狗咬傷을 다스린다.

【설명】

풍구(瘋狗)는 광견병인데, 미친개가 사람을 물었을 때, 독이 인체의 혈분에 침입하여 발생한다. 풍구는 병의 속도가 매우 빠르고 위급하다.

---

1 상산현험방(象山縣驗方)

• **君藥**: 지별충 – 破血逐瘀, 排毒
대황 – 蕩逐瘀血毒邪
• **臣藥**: 도인 – 破血行瘀
• **佐使藥**: 백밀 – 益氣補中, 解毒, 군신약의 峻烈함을 완화.
진주(陳酒) – 行氣活血, 促進血行

전구교독탕(癲狗咬毒湯)은 파혈축어(破血逐瘀)하고 배독(排毒)하며, 독기가 공심(攻心)하는 것을 예방할 수 있다. 만약에 독이 혈액으로 들어가면 치료가 어렵다.

17. 혈부축어탕血府逐瘀湯[1] 胸中瘀血 [增補]

血府逐瘀歸地桃혈부축어귀지도, 紅花枳殼膝芎饒홍화지각슬궁요

柴胡赤芍甘桔梗시호적작감길경, 血化下行不作勞혈화하행불작로

血府[2]逐瘀湯은 當歸, 生地黃, 桃仁, 紅花, 枳殼, 牛膝, 川芎에 柴胡, 赤芍藥, 甘草, 桔梗이 들어간다. 血을 化하여 下行하니 근심을 만들지 않는다.

【조성 및 용법】

生地黃, 紅花, 當歸, 牛膝 各12g, 桃仁 16g, 赤芍藥, 枳殼 各8g, 川芎, 桔梗 各6g, 甘草, 柴胡 各4g을 水煎服한다.

【효능 및 주치】

活血祛瘀, 行氣止痛.

胸中血瘀, 血行不暢으로 인한 胸痛, 頭痛日久不愈, 痛如針刺而有定處, 或呃逆日久不止, 或飮水即嗆, 乾嘔, 或內熱瞀悶, 或心悸怔忡, 或夜不能睡, 或夜寐不安, 或急躁善怒, 或入暮潮熱, 或舌質黯紅, 舌邊有瘀斑, 或舌面有瘀點, 唇暗或兩目暗黑, 脈澁或弦緊 등의 증을 다스린다.

【설명】

혈부축어탕(血府逐瘀湯)은 흉중(胸中)의 어혈(瘀血)을 다스리는 처방이다.

어혈이 있으면 혈행불창(血行不暢)하게 되어, 기체(氣滯)가 생기고, 기울화화(氣鬱化火)한다. 이런 기전으로 어구(瘀久)하면 결국 화열(化熱)하게 되는 것이다.

---

[1] 의림개착(醫林改錯)

[2] 혈부(血府)는 격(膈) 이상의 흉강(胸腔)을 왕청임(王淸任)이 부르는 용어이다.

- **君藥**: 도인, 홍화 – 活血祛瘀
- **臣藥**: 천궁, 적작약, 당귀 – 活血祛瘀, 補血
- **佐藥**: 시호, 지각, 길경, 우슬 – 調暢氣機(氣行則血行), 活血祛瘀
  길경 – 開宣肺氣, 載藥上行(胸中)
  우슬 – 通血脈, 祛瘀血, 引胸中瘀血下行
  생지황 – 淸熱凉血養陰
- **使藥**: 감초 – 調和諸藥

혈부축어탕을 복용하면 어혈이 제거되고, 기행열청(氣行熱淸)하니 어혈로 인한 주증들과 두통(頭痛), 애역(呃逆), 음수즉창(飮水卽嗆), 건구(乾嘔) 등의 겸증들도 모두 낫게 된다.

18. 소복축어탕 少腹逐瘀湯[1] 少腹瘀血 [增補]

少腹逐瘀芎炮薑 소복축어궁포강　元胡靈脂芍茴香 원호령지작회향

蒲黃肉桂當沒藥 포황육계당몰약　調經止痛是良方 조경지통시양방

少腹逐瘀湯은 川芎, 炮薑, 元胡(玄胡索), 五靈脂, 赤芍藥, 小茴香, 蒲黃, 肉桂, 當歸, 沒藥인데, 調經止痛의 좋은 처방이다.

【조성 및 용법】

川芎, 沒藥, 玄胡索, 炮薑, 肉桂 各4g, 炒五靈脂, 赤芍藥 各8g, 小茴香 7粒, 蒲黃, 當歸 各12g을 水煎服한다.

【효능 및 주치】

活血祛瘀, 溫經止痛.

少腹瘀血積塊로 인한 疼痛或不痛, 或痛而無積塊, 或少腹脹滿, 或經期腰酸少腹脹, 或月經一月見三~五次, 經色或紫或黑, 或有瘀塊, 或崩漏兼少腹疼痛 등의 증을 다스린다.

【설명】

소복축어탕(少腹逐瘀湯)은 소복어혈(少腹瘀血)을 다스리는 처방이다.

- **君藥**: 오령지, 포황 – 活血祛瘀, 止痛止血
- **臣藥**: 천궁, 적작약, 몰약, 현호색, 당귀 – 活血祛瘀止痛. 補血
- **佐藥**: 소회향 – 散寒理氣
  육계, 포강 – 溫經散寒, 行瘀止血

1 의림개착(醫林改錯)

소복축어탕은 활혈거어(活血祛瘀)와 온경지통(溫經止痛)의 효능이 있다.

소복어혈은 주로 한증(寒證)에 속하기 때문에 한증을 다스리는 약재들이 좌약(佐藥)에 들어가 있다. 가결에 등장하는 "調經止痛是良" 구절에도 나오지만 소복의 어혈과 한증으로 생기는 월경부조(月經不調), 통경(通經)과 붕루(崩漏)에 본 처방이 좋은 효과를 낸다.

19. 보양환오탕 補陽還五湯[1] 半身不遂, 口眼喎斜 [增補]

補陽還五赤芍芎보양환오적작궁 **歸尾通經佐地龍**귀미통경좌지룡

四兩黃芪爲主藥사냥황기위주약 **血中瘀滯用桃紅**혈중어체용도홍

補陽還五湯은 赤芍藥, 川芎, 當歸尾로 通經하는 처방으로
地龍으로 佐藥을 삼고, 四兩의 黃芪로 主藥을 삼는다.
血中의 瘀滯를 풀기 위해 桃仁, 紅花를 사용한다.

【조성 및 용법】

赤芍 6g, 川芎 4g, 當歸尾 8g, 地龍 4g, 黃芪 160g, 桃仁 4g, 紅花 4g을 水煎服한다.

【효능 및 주치】

補氣, 活血, 通絡.

氣虛血滯, 脈絡瘀阻, 中風後遺症 등으로 인한 半身不遂, 口眼喎斜, 口角流涎, 小便頻數, 或遺尿不禁, 舌黯淡, 苔白, 脈緩 등의 증을 다스린다.

【설명】

보양환오탕(補陽還五湯)은 기허혈체(氣虛血滯)와 어혈로 인해 락맥(絡脈)이 막힌 것을 다스리는 처방이다.

---

1 의림개착(醫林改錯)

- **君藥**: 황기 – 大補脾胃之元氣(氣旺則血行), 瘀去絡通
- **臣藥**: 당귀미 – 活血
- **佐藥**: 천궁, 적작약, 도인, 홍화 – 活血祛瘀
  지룡 – 通經活絡

보양환오탕은 황기를 대용량 사용하여 기를 왕성하게 하여 혈행(血行)을 좋게 하는 처방이다. 보기활혈통락(補氣活血通絡)의 효능이 있어서 기허(氣虛)로 행혈(行血)이 되지 않아 생긴 반신불수(半身不遂), 구안와사(口眼喎斜)에 효과가 있다.

10

거풍지제(祛風之劑)

거풍지제(祛風之劑)는 소풍(疏風) 혹은 식풍(熄風), 지경(止痙)하는 약들로 구성되어 있다.

풍병(風病)의 범위는 상당히 넓은데, 주로 외풍(外風)과 내풍(內風)으로 구분한다.

외풍(外風)은 육음(六淫)의 사기가 인체로 침입하여 경락(經絡), 기육(肌肉), 근골(筋骨), 관절(關節) 등에 머물면서 돌연혼도(突然昏倒), 인사불성(人事不省), 근맥구급(筋脈拘急), 구안와사(口眼喎斜), 어언건삽(語言蹇澁) 등의 증상을 일으키는 것을 말한다.

내풍(內風)은 체내에서 발생된 풍병으로 간신음휴(肝腎陰虧)로 인한 간양상항(肝陽上亢) 혹은 영혈허핍(營血虛乏)로 인한 혈불양근(血不養筋) 혹은 사열항성(邪熱亢盛)으로 인한 작상음혈(灼傷陰血), 간목실양(肝木失養) 등으로 발생한다.

외풍은 산(散)해야 하고, 내풍은 식(熄)해야 한다. 따라서 거풍제를 소산외풍(疏散外風)하는 방제와 평식내풍(平熄內風)하는 방제로 나눌 수 있다. 이 외에도 외풍이 내풍을 인동(引動)하거나 내풍에 외풍이 겸하는 경우가 있기 때문에 변증시치(辨證施治)를 바탕으로 내외를 같이 고려하여 용약해야 한다.

1. 소속명탕 小續命湯[1] 風痙通劑

小續命湯桂附芎 소속명탕계부궁 麻黃蔘芍杏防風 마황삼작행방풍

黃芩防己兼甘草 황금방기겸감초 六經風中此方通 육경풍중차방통

小續命湯은 肉桂, 附子, 川芎, 麻黃, 人蔘, 芍藥, 杏仁, 防風, 黃芩, 防己, 甘草인데, 六經이 풍에 적중되었을 때 이 처방으로 疏通시킨다.

【조성 및 용법】

桂心, 川芎, 麻黃, 人蔘, 芍藥, 杏仁, 黃芩, 甘草, 防已 各4g, 附子 2g, 防風 6g에 生薑 3片, 大棗 2枚를 넣고 水煎溫服한다.

【효능 및 주치】

祛風散寒, 扶正除濕.

六經中風으로 인한 不省人事, 筋脈拘急, 半身不遂, 口眼喎斜, 語言困難, 或神氣潰亂 등의 증과 風濕痺痛을 다스린다.

【설명】

소속명탕(小續命湯)은 외사침습(外風侵襲)과 육경중풍(六經中風)으로 인한 구안와사(口眼喎斜), 근맥구급(筋脈拘急), 반신불수(半身不遂), 언어불리(言語不利), 신기궤란(神氣潰亂) 등의 증세를 치료하는 처방이다.

정기(正氣)가 부족하면 풍사가 갑자기 들어오는데, 풍사가 들어올 때는 단독으로 들어오는 경우도 있지만 주로 한(寒), 열(熱), 습(濕)의 사기와 같이 들어오게 된다. 소속명탕은 외풍침습은 물론 정기부족(正氣不足)과 한습(寒濕)까지 고려되어

1 비급천금요방(備急千金要方)

창방된 처방이다.

- **君藥**: 방풍 – 辛溫散風, 甘緩不峻, 治風通用之藥, 勝濕解痙
- **臣藥**: 마황, 생강, 계지 – 發散肌表, 疏散風寒, 通經絡
- **佐藥**: 방기 – 祛風除濕止痛
  행인 – 能散能降, 疏散肺經風寒痰濕
  인삼 – 益氣補中
  천궁, 작약 – 補血和營
  부자 – 助陽散寒, 補益扶正, 發表散邪
  황금 – 清熱, 防溫燥藥傷陰血
- **使藥**: 감초 – 調和諸藥

방제를 살펴보면 대부분의 약재가 온산(溫散)하는 성향으로 편중되어있어, 외풍(外風)이 한사(寒邪)와 겸한 경우에 쓰는 것이 가장 적당하다.
하지만 인삼(人蔘), 감초(甘草), 부자(附子)가 들어가기 때문에 정기부족(正氣不足)으로 인한 병증에도 응용할 수 있고, 방풍(防風), 부자(附子), 마황(麻黃)이 들어가기 때문에 습사(濕邪)로 인한 풍습비통(風濕痺痛)에도 사용할 수 있다.

소속명탕은 육경(六經)이 풍에 적중된 것을 통하게 하는 약이다.
육경이 풍사로 상하게 된 경우에는 본방에 가감을 하여 치료할 수 있는데, 가감법은 의방집해(醫方集解)에 기록된 이노육경가감법(易老六經加減法)[2]을 참고하면 된다.

---

[2] 1) 本方倍麻黃,杏仁,防風,名麻黃續命湯,治太陽中風,無汗惡寒.
2) 本方倍桂枝,芍藥,杏仁,名桂枝續命湯,治太陽中風,有汗惡風.
3) 本方去附子,加石膏,知母,名白虎續命湯,治陽明中風,無汗身熱,不惡寒.
4) 本方加葛根,倍桂枝,黃芩,名葛根續命湯,治陽明中風,身熱有汗,不惡風.
5) 本方倍附子,加乾薑,甘草,名附子續命湯,治太陰中風,無汗身凉.
6) 本方倍桂,附,甘草,名桂附續命湯,治少陰中風,有汗無熱.
7) 本方加羌活,連翹,名羌活連翹續命湯,治中風六經混淆,系之於少陽厥陰,或肢節攣急,或麻木不仁.
8) 本方去防風,防己,附子,白芍,加當歸,石膏,即古今錄驗續命湯.治中風痱,身不自收,口不能言,冒昧不知痛處,或拘急不能轉側.
9) 錄驗方去人蔘,加乾薑,黃芩,荊瀝,即千金大續命湯,通治五臟偏枯賊風. (煎服法: 每服12g에 加薑,棗煎)

2. 대진교탕 大秦艽湯[1] 搜風活血降火

大秦艽湯羌獨防대진교탕강독방 芎芷辛苓二地黃궁지신금이지황
石膏歸芍苓甘朮석고귀작령감출 風邪散見可通嘗풍사산견가통상

大秦艽湯은 秦艽, 羌活, 獨活, 防風, 川芎, 白芷, 細辛, 黃芩, 生地黃,
熟地黃, 石膏, 當歸, 白芍藥, 白茯苓, 甘草, 白朮인데
風邪가 산발적으로 보일 때 가히 통하게 할 수 있다.

【조성 및 용법】

秦艽, 石膏 各4g, 羌活, 獨活, 防風, 川芎, 白芷, 黃芩, 生地黃, 熟地黃, 當歸, 白芍藥, 茯苓, 炙甘草, 白朮 各2.8g, 細辛 1.2g을 粗末하여 水煎服한다.

【효능 및 주치】

祛風清熱, 養血活血.
風邪初中經絡으로 인한 手足不能運動, 舌强不能言語, 口眼喎斜, 風邪散見, 不拘一經 등의 증을 다스린다.

【설명】

대진교탕(大秦艽湯)은 풍사(風邪)가 경락에 적중한 증을 치료하는 처방이다.
풍이 경락에 적중하면 기혈이 저체(阻滯)되어 구안와사(口眼喎斜), 언어불리(言語不利), 수족불리(手足不利)하게 된다. 대진교탕의 가결(歌訣)에 나오는 풍사산견(風邪散見)라는 것은 풍사의 특성상 증세가 여러 경락으로 나타나는 것을 말한다. 또한 정기가 허(虛)한 상태에서 풍사가 내부로 들어와 열(熱)로 화(化)하기 때문에, 이 처방은 기허(氣虛), 혈허(血虛) 및 내열(內熱)까지 고려한 처방이다.

---

1 소문병기기의보명집(素問病機氣宜保命集)

• **君藥**: 진교 – 祛散一身的風邪, 通行經絡

• **臣藥**: 강활 – 散足太陽膀胱經風邪

독활 – 散足少陰腎經風邪

백지 – 散足陽明胃經風邪

세신 – 散足少陰腎經風邪

방풍 – 隨諸藥搜逐各經風邪

• **佐藥**: 당귀, 작약, 숙지황 – 養血和血柔筋, 防辛燥藥傷陰血

천궁 – 行氣活血, 善散足厥陰肝經的風邪

백출, 복령 – 益氣健脾, 使氣血生化有源

황금, 석고 – 淸熱降火

생지황 – 淸熱凉血養陰

• **使藥**: 감초 – 調和諸藥

대진교탕은 군신약이 각기 다른 경락의 풍사(風邪)를 제거하기 때문에 일신의 모든 풍사를 없애준다.

풍사를 모두 흩으면서도 기혈을 상하지 않고 화영청열(和營淸熱)한다. 그래서 경락이 통창(通暢)되면 저절로 근맥(筋脈)이 자양되어, 수족(手足)이 회복되고 구안와사(口眼喎斜), 설강어삽(舌强語澁) 등의 증상이 낫게 된다.

3. 삼생음三生飮[1] 卒風痰厥

三生飮用烏附星삼생음용오부성 三皆生用木香聽삼개생용목향청

加蔘對半扶元氣가삼대반부원기 卒中痰迷服此靈졸중담미복차영

星香散亦治卒中성향산역치졸중 體肥不渴邪在經체비불갈사재경

三生飮은 川烏, 附子, 南星 3가지를 生用하고 木香을 넣어 사용하는 방제이다.
三生飮과 人蔘을 반반 넣어 사용하면 元氣를 북돋는데,
卒中風과 痰迷에 이 방제를 복용하면 靈驗하다.
星香散 역시 卒中風을 치료하는데, 肥濕한 사람의 渴症이 없고
邪氣가 經絡이 있는 경우에 사용한다.

【附方】

성향산(星香散)

【조성 및 용법】

生川烏, 生附子 各20g, 生南星 40g, 木香 8g을 粗末하여 20g씩 生薑 15片을 가하여 水煎 溫服한다.

【효능 및 주치】

散風除痰, 助陽祛寒.

卒中痰厥으로 인한 突然昏憒, 不省人事, 痰涎壅盛, 四肢厥逆, 語言謇澁 등의 증을 다스린다.

[1] 태평혜민화제국방(太平惠民和劑局方)

【설명】

삼생음(三生飮)은 양기허쇠(陽氣虛衰)한 상태에서 풍사(風邪)에 갑자기 적중한 것을 다스리는 처방이다.

양허(陽虛)한 사람은 평소 담습(痰濕)이 있는 경우가 많이 있어, 만약 풍(風)에 적중하면 한담(寒痰)이 위로 올라와 흉중(胸中)의 청양(淸陽)을 막아 혼궤(昏憒), 언어건삽(言語蹇澁), 구안와사(口眼喎斜) 등의 증이 생긴다. 근본 원인이 양허이기 때문에 양기가 강한 약재로 조양(助陽)하면서 거풍거한(祛風祛寒)하는 치료법을 사용한다.

- **君藥**: 남성(生) - 苦溫, 善祛風化痰
- **臣藥**: 천오(生) - 大辛大熱, 散風逐寒, 通經絡, 補陽
  부자(生) - 辛熱燥烈, 補陽溫脾, 祛風散寒, 通行經絡
- **佐藥**: 목향 - 理氣, 使氣順則痰行
  생강 - 辛散化痰涎, 制毒(烏, 附, 南星之毒)

남성(南星), 천오(川烏), 부자(附子)는 모두 성질이 강하고 대독(大毒)한 약들이다.

더욱이 삼생음에서는 이 약재들을 모두 법제를 하지 않고 사용하기 때문에 독성이 더욱 강하다. 모든 약이 서로 배오되면 산풍축담(散風逐痰), 조양거한(助陽祛寒)하여 모든 증상이 낫게 된다.

삼생음은 약성이 아주 강한 약에 속하기 때문에 복약 후에 탁음(濁陰)이 열리고 한담(寒痰)이 사라지면, 복용을 중지하고 처방을 바꾸어 사용해야 하며, 지나친 사용은 금해야 한다.

설립제(薛立齊)가 임상에서 이 삼생음을 사용할 때, 인삼(人蔘)을 가미하여 진기(眞氣)를 돕는다고 하였는데, 이것은 인삼의 감온(甘溫)한 성질과 정기를 대보(大補)하는 성질을 이용하여 부정거사(扶正祛邪)하는 치법이다. 탕두가결을 지은 왕앙(汪昻)의 의방집해(醫方集解)에도 삼생음 처방과 인삼을 1:1로 배합하여 사용하는 방법이 수록되어 있는데, 평소 원기(元氣)가 허약한 사람의 중풍에 효능이 좋다.

성향산(星香散)[2]은 이간방(易簡方)에 실린 처방인데, 비만한 사람의 가벼운 중풍담성(中風痰盛)에 사용하는 처방이다. 담남성과 목향 단 두 가지 약재로 졸풍담미(卒

[2] 담남성(膽南星) 32g, 목향(木香) 8g

風痰迷)를 다스린다. 천남성(天南星)은 조담(燥痰)하는 효능이 있는데, 성질이 맹렬하지만, 우담즙(牛膽汁)을 이용하여 담남성(膽南星)으로 만들면 조렬(燥烈)한 성질이 감소되고 소풍화담(消風化痰)의 효능이 강화된다. 원전에 "몸이 허약한 사람의 중풍(中風)과 담증(痰症)에는 사군탕(四君湯)이나 육군자탕(六君子湯)과 함께 이 산제를 같이 복용한다.[1]"고 하였다.

---

[1] 中風體虛有痰者, 宜四君子湯或六君子湯調下此散

4. 지황음자地黃飮子[2] 瘖厥風痱

地黃飮子山茱斛지황음자산수곡 麥味菖蒲遠志茯맥미창포원지복

蓯蓉桂附巴戟天종용계부파극천 少入薄荷薑棗服소입박하강조복

瘖厥風痱能治之음궐풍비능치지 火歸水中水生木화귀수중수생목

地黃飮子는 熟地黃, 山茱萸, 石斛, 麥門冬, 五味子, 石菖蒲, 遠志, 茯苓, 肉蓯蓉, 肉桂, 附子, 巴戟天에 薄荷를 조금 넣고 生薑, 大棗를 넣어 복용한다. 瘖厥風痱를 능히 치료하고 火를 水로 귀원시켜 水生木하는 처방이다.

【조성 및 용법】

熟地黃, 山茱萸, 石斛, 麥門冬, 五味子, 石菖蒲, 遠志, 茯苓, 肉蓯蓉, 肉桂, 炮附子, 巴戟天 各等分을 粗末하여 12g씩 生薑 5片, 大棗 1枚, 薄荷 5~7葉을 가미하여 水煎服한다.

【효능 및 주치】

滋腎陰, 補腎陽, 開竅化痰.
喑痱으로 인한 舌强不能言, 足廢不能用, 口乾不欲飮, 足冷面赤, 脈沈細弱 등의 증을 다스린다.

【설명】

지황음자(地黃飮子)는 음궐풍비(瘖厥風痱)를 다스리는 처방이다. 황제내경에서 '원기가 내탈(內奪)하고 궐(厥)한 것을 음비(瘖痱)[3]라 하는데, 이는 신허(腎虛) 때문에

[2] 황제소문선명론방(黃帝素問宣明論方)

[3] 벙어리

생긴다. 소음(少陰)이 미치지 못하여 궐(厥)한 것이다.'[1]라고 하였다. 이 음비증은 하원허쇠(下元虛衰)로 허양(虛陽)이 상부(上浮)하고, 담탁(痰濁)이 규도(竅道)를 막기 때문에 생긴다.

게다가 신허(腎虛)하면 신주골(腎主骨)하기 때문에 두 발에 문제가 생겨 보행이 안 되는 풍비(風痱)가 생기게 된다.

- **君藥:** 숙지황 – 滋補腎陰, 補眞陰
- **臣藥:** 파극천, 육종용 – 溫補腎陽, 益腎精, 强筋骨
  산수유, 석곡 – 補腎陰, 養肝
  맥문동, 오미자 – 補益肺腎之陰(金旺生水)
  부자, 육계 – 溫補腎陽, 引虛陽歸於腎中
- **佐藥:** 창포, 원지, 복령 – 交通心腎, 開竅化痰, 使水火相交
  생강, 대조 – 調補脾胃, 助脾胃運化, 升降
  박하 – 舒鬱散風

지황음자는 자음(滋陰)하면서도 하원(下元)을 보하고, 개규(開竅)하는 처방이다.

또 심화(心火)가 내려가고 위로 뜬 허양(虛陽)이 신장으로 귀원하게 하여 결과적으로 음비(瘖痱)가 낫는다. 그러나 양항풍동(陽亢風動)하여 설강불능언(舌强不能言)한 경우는 증상이 비슷하지만 원인이 다르기 때문에 투여가 불가능하다.

[1] 內奪而厥, 則爲瘖痱, 此腎虛也. 少陰不至者, 厥也. - 素問·脈解篇

5. 독활탕獨活湯[2] 瘈瘲昏瞶

獨活湯中羌獨防독활탕중강독방 芎歸辛桂蔘夏菖궁귀신계삼하창

茯神遠志白薇草복신원지백미초 瘈瘲昏瞶力能匡계종혼외력능광

獨活湯에는 羌活, 獨活, 防風, 川芎, 當歸, 細辛, 桂心, 人蔘, 半夏, 石菖蒲, 茯神, 遠志, 白薇, 甘草가 들어가며, 瘈瘲, 昏瞶를 힘써 능히 바로잡는다.

【조성 및 용법】

獨活, 羌活, 防風, 川芎, 當歸, 細辛, 桂心, 人蔘, 半夏, 菖蒲, 茯神, 遠志, 白薇 各20g, 炙甘草 10g을 粗末하여 40g씩 生薑, 大棗를 가하여 水煎服한다.

【효능 및 주치】

疏風散邪, 補肝寧心, 兼開竅.

肝虛外風乘虛而侵入으로 인한 瘈瘲, 神志昏憒, 或惡寒發熱 등의 증을 다스린다.

【설명】

근맥이 수축하는 것을 계(瘈)라 하며, 늘어지는 것을 종(瘲)이라 하고, 계와 종이 같이 발생하는 것을 계종(瘈瘲)이라고 한다.

계종의 원인은 매우 많은데, 음허풍동(陰虛風動)과 혈허생풍(血虛生風)으로 인한 것이 가장 많다. 독활탕(獨活湯)은 간혈부족(肝血不足)으로 인해 풍사가 침습하여 생긴 계종을 치료하는 처방이다. 또한 간의 자(子)가 심장이므로, 심허(心虛)까지 고려한 처방이다.

---

2 의방집해(醫方集解)에 실려 있는 주단계(朱丹溪)의 처방이다.

• **君藥**: 독활, 방풍 – 疏散風邪

• **臣藥**: 강활 – 散風

세신, 계심 – 散風寒, 溫經脈

• **佐藥**: 당귀, 천궁 – 補血活血, 疏風(血行風自滅)

반하 – 除痰

창포 – 除痰開心竅

인삼 – 益氣補脾, 使氣血生化有源, 補心肝

복신, 원지 – 寧心安神

백미(鹹寒) – 淸熱(風鬱易化熱)

• **使藥**: 감초 – 調和諸藥

생강, 대조 – 和營衛, 補脾胃

독활탕을 복용하면 풍화(風火)가 가라앉고, 혈신(血神)이 편안하게 되어 계종(瘈瘲)과 혼외(昏聵)가 점차 낫게 된다. 그러나 독활탕은 신조(辛燥)한 약재가 많기 때문에 음허풍동(陰虛風動)에는 사용하지 못한다.

6. 순풍균기산順風勻氣散[1] 喎僻偏枯

順風勻氣朮烏沈순풍구기출오침 白芷天麻蘇葉蔘백지천마소엽삼
木瓜甘草青皮合목과감초청피합 喎僻偏枯口舌瘖와벽편고구설음

順風勻氣散은 白朮, 烏藥, 沈香, 白芷, 天麻, 蘇葉, 人蔘, 木瓜, 甘草, 靑皮가 합해진 처방인데, 喎僻, 偏枯, 口舌瘖을 치료한다.

【조성 및 용법】

白朮 8g, 烏藥 6g, 沈香, 白芷, 蘇葉, 木瓜, 炙甘草, 靑皮 各1.2g, 天麻, 人蔘 各2g에 生薑 3片을 가하여 水煎服한다.

【효능 및 주치】

順風勻氣.

中風으로 인한 半身不遂, 口眼喎斜, 舌强不能言 등의 증을 다스린다.

【설명】

순풍균기산(順風勻氣散)은 풍이 경락에 적중하여 생긴 증후를 치료하는 처방이다.

'邪之所湊, 其氣必虛'라는 한방 이론에 따라 기허(氣虛)하면 혈의 운행이 불창(不暢)하게 되어, 어떤 곳은 기운이 약해지는 곳이 있는가 하면, 기체(氣滯)한 곳도 있게 된다. 순풍균기산은 이러한 기허(氣虛)와 기체(氣滯)까지 고려한 처방이고, 특히 중풍 이후 반신편고(半身偏枯)나 기혈부조(氣血不調)한 경우에 사용하는 처방이다.

1 소침양방(蘇沈良方)

• **君藥**: 백지 – 疏散風邪

자소엽 – 疏散風邪, 理氣寬中

• **臣藥**: 천마 – 平肝息風

백출, 인삼 – 益氣補脾, 扶助正氣, 助疏散外風

• **佐藥**: 오약, 청피, 침향 – 調暢氣機, 行滯氣(氣行則血行)

목과(味酸入肝) – 平肝伸筋舒絡

• **使藥**: 자감초 – 益氣補脾扶正, 調和諸藥

순풍균기산은 소보(消補)와 행산(行散)을 같이 하기 때문에, 구안와사(口眼喎斜), 반신불수(半身不遂), 언어불리(言語不利) 등의 증상을 낫게 한다.

7. 상중하통용통풍방

上中下通用痛風方[1] 痛風

黃柏蒼朮天南星황백창출천남성 桂枝防己及威靈계지방기급위령

桃仁紅花龍膽草도인홍화용담초 羌芷川芎神麯停강지천궁신곡정

痛風濕熱與痰血통풍습열여담혈 上中下通用之聽상중하통용지청

上中下通用痛風方은 黃栢, 蒼朮, 天南星, 桂枝, 防己, 威靈仙, 桃仁, 紅花, 龍膽草, 羌活, 白芷, 川芎, 神麯인데, 濕熱로 인한 痛風과 痰血을 치료하는 처방으로 上中下를 通容하니 경청할만하다.

【조성 및 용법】

酒炒黃柏, 蒼朮, 天南星 各80g, 桂枝, 威靈仙, 羌活 各12g, 防己 16g, 桃仁, 白芷 各20g, 龍膽草 16g, 川芎 40g, 炒神麯 40g, 紅花 6g을 細末하여 神麯을 이용하여 梧桐子크기의 糊丸으로 만든다. 100丸씩 白開水와 함께 복용한다.

【효능 및 주치】

疏風淸熱, 祛濕化痰, 活血止痛.

痛風證으로 인한 上中下周身骨節疼痛을 다스린다.

【설명】

통풍(痛風)은 비증(痺症)의 일종으로 전신 관절의 극심한 동통이 주요한 임상 증상이다. 통증이 굉장히 심하여 호랑이가 물어뜯는 정도로 고통스럽기에 백호역절풍(白虎歷節風)이라는 별명으로도 불린다. 통풍은 풍사(風邪)로 인해 생기지만, 협한(夾寒),

[1] 주단계(朱丹溪)가 지은 금궤구현(金匱鉤玄)에 실려 있는 처방이다.

협열(夾熱), 협습(夾濕), 협담(夾痰)하는 경우가 많고, 어혈저락(瘀血阻絡)하여 생기기도 한다. 상중하통용통풍방(上中下通用痛風方)은 각종 원인의 통풍을 치료하는 통치방이다.

- **君藥**: 창출 – 祛風散寒, 燥濕健脾
  천남성(辛苦溫) – 燥濕化痰散風
- **臣藥**: 백지 – 祛頭面之風
  강활 – 祛骨節之風濕
  계지 – 祛手臂之風
  위령선 – 祛風除濕, 通經絡
- **佐藥**: 황백, 용담초(苦寒) – 清熱燥濕
  도인, 홍화 – 活血祛瘀
  천궁 – 血中氣藥, 行氣活血
  방기 – 利水清熱, 祛風止痛
  신곡 – 消食健脾, 理中焦之氣滯

상중하통용통풍방은 소산풍사(疏散風邪)하여 상(上)을 치료하고, 사열리습(瀉熱利濕)하여 하(下)를 치료하며, 활혈조담소체(活血燥痰消滯)하여 조중(調中)하기 때문에 상중하(上中下)의 각종 원인에 의해 발생된 통풍을 치료할 수 있다.

통풍은 한열습담어혈(寒熱濕痰瘀血) 등의 다양한 원인으로 발생되며, 병인에 따라서 다양하게 가감할 수 있다. 만약 어혈(瘀血)이 없다면 도인(桃仁)과 홍화(紅花)를 제거하고 사용하고, 습열(濕熱)이 중하지 않다면 용담초(龍膽草), 황백(黃栢)을 빼고 사용해도 무방하다.

8. 독활기생탕 獨活寄生湯[1] 風寒濕痺

獨活寄生艽防辛 독활기생교방신　芎歸地芍桂苓均 궁귀지작계령균

杜仲牛膝人蔘草 두충우슬인삼초　冷風頑痺屈能伸 냉풍완비굴능신

若去寄生加芪續 약거기생가기속　湯名三痺古方珍 탕명삼비고방진

獨活寄生湯은 獨活, 桑寄生, 秦艽, 防風, 細辛, 川芎, 當歸, 熟地黃,
白芍藥, 肉桂, 白茯苓, 杜仲, 牛膝, 人蔘, 甘草를 사용하는데,
冷風에 의한 완고한 痺症을 치료하여 屈伸을 가능하게 한다.
만약 桑寄生을 빼고 黃芪와 續斷을 가하면,
三痺湯이 되는데 古方의 보배로운 처방이다.

【附方】

삼비탕(三痺湯)

【조성 및 용법】

獨活 2.8g, 桑寄生, 秦艽, 防風, 細辛, 川芎, 當歸, 乾地黃, 芍藥, 肉桂心, 茯苓, 杜仲, 牛膝, 人蔘 各2g, 甘草 1.2g을 水煎服한다.

【효능 및 주치】

祛風濕, 止痺痛, 益肝腎, 補氣血.

風寒濕痺, 肝腎兩虧, 氣血不足으로 인한 腰膝疼痛, 肢節屈伸不利, 或痲木不仁, 畏寒喜溫, 心悸氣短, 舌淡苔白, 脈象細弱 등의 증을 다스린다.

[1] 비급천금요방(備急千金要方)

【설명】

독활기생탕(獨活寄生湯)은 풍한습사(風寒濕邪)의 비증(痺症)이 오래된 것을 다스리는 처방이다.

비증이 오랫동안 낫지 않는 것은 간신부족(肝腎不足), 기혈양허(氣血兩虛) 때문이다. 따라서 독활기생탕은 비증을 치료하면서 간신기혈(肝腎氣血)의 허증을 같이 고려한 처방이라고 할 수 있다.

- **君藥**: 독활 – 疏散伏風, 善祛下焦筋骨間的風寒濕邪
  상기생 – 祛風濕, 强筋骨
- **臣藥**: 방풍, 진교 – 祛風勝濕, 通絡舒筋
  세신 – 散足少陰腎經風寒, 溫通血脈, 止痛
- **佐藥**: 두충, 우슬 – 補肝腎, 强筋骨
  당귀, 지황, 작약, 천궁 – 補血活血
  인삼, 복령, 감초 – 補氣健脾, 扶助正氣
  육계 – 補陽祛寒, 通利血脈
- **使藥**: 감초 – 調和諸藥

독활기생탕은 풍한습(風寒濕)의 사기를 제거하고 기혈과 간신(肝腎)을 보하기 때문에 모든 증상이 서서히 풀리게 된다.

비증이 오래되어 관절을 굴신할 수 없게 되는 만성적인 완고한 비증에 사용하는 처방이다. 현대에서는 만성 관절염, 류마티스관절염, 좌골신경통, 만성요통 등에 응용할 수 있다.

독활기생탕에서 상기생을 빼고 황기, 속단을 가하면 삼비탕(三痺湯)이 되는데, 익기양혈(益氣養血), 거풍승습(祛風勝濕), 선비지통(宣痺止痛)의 효과가 있으며, 풍한습비(風寒濕痺), 기혈응체(氣血凝滯)로 인한 수족구련(手足拘攣)에 사용한다.

9. 소풍산消風散[1] 消風散熱

消風散內羌防荊소풍산내강방형 芎朴蔘苓陳草並궁박삼령진초병

僵蠶蟬蛻藿香入강잠선태곽향입 爲末茶調或酒行위말다조혹주행

頭痛目昏項背急두통목혼항배급 頑麻癮疹服之清완미은진복지청

消風散 안에는 羌活, 防風, 荊芥, 川芎, 厚朴, 人蔘, 茯苓, 陳皮,
甘草, 白殭蠶, 蟬蛻, 藿香이 들어가는데,
粉末로 만들어 차와 함께 복용하거나 술과 함께 복용한다.
頭痛, 目昏과 項背의 拘急에 사용하고,
완고한 痲疹과 隱疹에 복용하면 맑게 된다.

【조성 및 용법】

羌活, 防風, 川芎, 人蔘, 茯苓, 僵蠶, 蟬蛻, 藿香 各80g, 荊芥, 厚朴, 陳皮, 炙甘草 各20g을 細末하여 8g씩 茶水와 함께 복용한다. 혹은 酒와 함께 복용한다.

【효능 및 주치】

消風散熱, 理氣健脾.

風熱上攻으로 인한 頭痛目昏, 項背拘急, 鼻嚏聲重 및 皮膚頑痲, 癮疹瘙癢 등의 증과 婦人血風을 다스린다.

【설명】

소풍산(消風散)은 풍열상공(風熱上攻)으로 인한 증세들을 다스리는 처방이다.

내경에서 말한대로 '邪之所湊, 其氣必虛'하기 때문에 몸이 허해지면 풍사(風邪)가

1 태평혜민화제국방(太平惠民和劑局方)

외부로부터 경락으로 들어오고, 반드시 기혈의 운행이 불리(不利)하게 된다. 또한 기육(肌肉)이 자양을 받지 못해서 마비(痲痺)나 은진(癮疹) 등의 피부 증세가 발생한다. 따라서 소풍(消風)과 함께 정기부족(正氣不足)을 다스려야 한다.

- **君藥**: 방풍 – 疏散風熱
  선태 – 疏散風熱, 止癢
- **臣藥**: 강활, 형개, 백강잠 – 疏散風邪, 止痛止癢
  곽향 – 散邪辟穢
- **佐藥**: 천궁 – 行氣活血止頭痛, 辛散疏風
  인삼, 감초, 복령 – 益氣健脾, 助脾運(生化有源)
  후박, 진피 – 行氣散滿, 使風邪無留壅
- **使藥**: 감초 – 調和諸藥
  차 – 防止耗傷肺氣, 清風熱
  술 – 加速血行

소풍산은 소풍산열(消風散熱), 이기건비(理氣健脾)하여 상부의 풍사(風邪)로 인한 두목혼통(頭目昏痛), 항배구급(項背拘急), 지체번통(肢體煩痛) 뿐만 아니라 피부의 완고한 마진(痲疹), 소양(瘙癢), 은진(隱疹)에도 응용할 수 있다.

외과정종(外科正宗)에 나오는 또 다른 소풍산[1]이 있는데, 이 처방은 양혈소풍(養血疏風), 청열제습(清熱除濕)하여 풍진(風疹), 습진(濕疹), 기부소양(肌膚瘙癢), 단독(丹毒) 등을 치료할 수 있다.

[1] 당귀(當歸), 생지황(生地黃), 방풍(防風), 선태(蟬蛻), 지모(知母), 고삼(苦蔘), 호마(胡麻), 형개(荊芥), 창출(蒼朮), 우방자(牛蒡子), 석고(石膏) 各3g, 감초(甘草), 목통(木通) 各1.5g이다.

10. 천궁다조산川芎茶調散[2] 頭目風熱

川芎茶調散荊防천궁다조산형방 辛芷薄有甘草羌신지박유감초강
目昏鼻塞風攻上목혼비색풍공상 正偏頭痛悉能康정편두통실능강
方內若加僅蠶菊방내약가근잠국 菊花茶調用亦藏국화다조용역장

川芎茶調散은 川芎, 清茶, 荊芥, 防風, 辛夷, 白芷, 薄荷, 甘草, 羌活인데, 目昏, 鼻塞과 風邪가 上攻하여 발생한 正頭痛, 偏頭痛을 모두 능히 치료할 수 있다. 처방 중에 만약 白殭蠶, 菊花를 가하면 菊花茶調散이 되는데 효능이 역시 좋다.

【附方】

국화다조산(菊花茶調散)

【조성 및 용법】

川芎, 荊芥 各160g, 防風 60g, 細辛 40g, 白芷, 炙甘草, 羌活 各80g, 薄荷 320g을 細末하여 8g씩 食後에 清茶와 함께 복용한다.

【효능 및 주치】

疏風止痛.

外感風邪頭痛으로 인한 偏正頭痛 或巓頂頭痛, 惡寒發熱, 目眩頭昏, 鼻塞, 舌苔薄白, 脈浮 등의 증을 다스린다.

---

2 태평혜민화제국방(太平惠民和劑局方)

【설명】

두통은 원인이 매우 많은데, 천궁다조산(川芎茶調散)은 그 중에서 외감풍사(外感風邪)에 의한 두통을 치료할 수 있다.

- **君藥:** 천궁(辛溫) – 祛風活血, 止厥陰經頭痛(頭頂痛, 兩側頭痛)
  형개 – 輕揚升散, 溫而不燥, 疏散風邪(風寒, 風熱)
- **臣藥:** 방풍 – 疏風止痛
  백지 – 治足陽明胃經頭痛(前額部)
  강활 – 治足太陽膀胱經頭痛(後頭痛牽連項部)
  세신 – 治足少陰腎經頭痛
  박하 – 淸利頭目, 消散上部風熱
- **佐藥:** 청다(苦寒) – 上淸頭目, 制約溫燥與升散
- **使藥:** 감초 – 調和諸藥

천궁다조산의 구성을 보면 천궁(川芎)은 족소양(足少陽), 족궐음(足厥陰)의 두통을 치료할 수 있으며, 강활(羌活)은 족태양(足太陽), 백지(白芷)는 족양명(足陽明), 세신(細辛)은 족소음(足少陰)의 두통을 치료할 수 있다.
따라서 풍사(風邪)로 인한 모든 경락의 두통을 치료할 수 있는 것이고, 가결(歌訣)에 나오듯이 편두통(偏頭痛)과 정두통(正頭痛)을 모두 치료할 수 있다. 그 중에서 천궁은 두통의 요약(要藥)이 되며 특히 외감두통(外感頭痛)에 있어서 필수적인 약재이다. 본 처방의 이름에 천궁이 들어가고 군약(君藥)으로 작용하는 것은 창방한 사람이 천궁의 약효를 대단히 중시한 것으로 짐작해볼 수 있다.

본 처방은 외감풍사(外感風邪)로 인한 두통을 치료하는 중요한 방제로, 외감풍열(外感風熱)과 외감풍한(外感風寒)을 모두 치료할 수 있다.
다만 처방의 구성 약재가 온조(溫燥)한 것들이 다량 들어가기 때문에 풍한두통에 더 적합하다고 할 수 있다.
본 처방에 백강잠(白殭蠶)과 국화(菊花)를 가미하면 국화다조산(菊花茶調散)이 되는데, 이 국화다조산은 천궁다조산에 소산풍열(疏散風熱)하는 효능을 강화한 것으로 풍열(風熱)로 인한 편정두통(偏正頭痛)과 현훈(眩暈)을 다스리는 효능이 우수하다.

11. 청공고清空膏[1] 風濕熱

清空芎甘柴芩連청공궁감시금련 羌防升之入頂巓강방승지입정전

爲末茶調如膏服위말다조여고복 正偏頭痛一時蠲정편두통일시견

淸空膏는 川芎, 甘草, 柴胡, 黃芩, 黃連, 羌活, 防風으로 (약기운을) 올려 頭頂部로 들어가게 하는데, 약재를 가루내어 차와 함께 膏로 만들어 복용한다. 正頭痛과 偏頭痛을 일시에 깨끗하게 한다.

【조성 및 용법】

川芎 20g, 炙甘草 60g, 柴胡 28g, 黃連, 羌活, 防風 各40g, 黃芩 120g을 細末하여 8g씩 茶 약간을 넣어 膏狀으로 만든다. 약을 口中에 머금고, 白開水와 함께 복용한다.

【효능 및 주치】

祛風除濕, 淸熱止痛.

風濕熱上壅으로 인한 偏正頭痛, 年深不愈(頭風), 或腦苦痛不止 등의 증을 다스린다.

【설명】

청공고(淸空膏)는 풍습열(風濕熱)의 사기(邪氣)가 머리에 옹체되어 두통(頭痛)이 오랫동안 낫지 않는 자를 치료하여 원래의 청공(淸空)한 상태로 되돌린다고 하여 "청공고(淸空膏)"라 이름을 붙인 것이다.

[1] 난실비장(蘭室秘藏)

• **君藥**: 강활, 방풍 – 辛散上升, 祛風勝濕, 治太陽厥陰經頭痛
황금, 황련 – 清熱燥濕, 上至巓頂去濕熱(升散藥同用時)

• **臣藥**: 시호 – 升散, 疏風清熱, 治少陽膽經頭痛
천궁 – 辛散祛風, 行氣活血止痛, 治少陽膽經頭痛

• **佐使藥**: 감초 – 益氣補中, 調和諸藥

청공고는 풍습(風濕)을 제거하고, 청열지통(清熱止痛)하여 두통을 치료하는 좋은 처방이 된다.

12. 인삼형개산 人蔘荊芥散[1] 婦人血風勞

人蔘荊芥散熟地 인삼형개산숙지　防風柴枳芎歸比 방풍시지궁귀비

酸棗鱉羚桂朮甘 산조별양계출감　血風勞作風虛治 혈풍노작풍허치

人蔘荊芥散은 人蔘, 荊芥, 熟地黃, 防風, 柴胡, 枳殼, 川芎, 當歸, 酸棗仁, 鱉甲, 羚羊角, 桂心, 白朮, 甘草인데, 血風癆와 風虛[2]를 치료한다.

【조성 및 용법】

人蔘, 荊芥, 熟地黃, 柴胡, 枳殼, 炒酸棗仁, 炙鱉甲, 羚羊角, 白朮 各2.8g, 防風, 川芎, 當歸, 桂心, 甘草 各2g에 生薑 3片을 가미하여 水煎服한다.

【효능 및 주치】

散風清熱, 益氣養血.

婦女血風勞으로 인한 遍身疼痛, 頭昏目澁, 寒熱盜汗, 頰赤口乾, 月經不調, 面黃肌瘦, 腹痛 등의 증을 다스린다.

【설명】

인삼형개산(人蔘荊芥散)은 혈풍노(血風勞)를 치료하는 처방이다.

혈풍노라고 하는 것은 부인의 혈허(血虛)한 상태에서 풍사(風邪)가 침범하여 노병(癆病)이 된 것을 말한다. 따라서 인삼형개산은 풍사(風邪)와 함께 간혈허(肝血虛), 비기허(脾氣虛), 혈허생열(血虛生熱) 등을 고려한 처방이다.

---

[1] 부인양방(婦人良方)

[2] 허약한 사람에게 풍이 온 것을 말함

- **君藥**: 형개, 방풍 - 疏散風邪
- **臣藥**: 시호 - 疏風清熱

  영양각 - 清肝熱明目, 平肝息風
- **佐藥**: 숙지황 - 大補陰血

  별갑 - 滋陰清熱

  당귀, 천궁 - 養血和血調經

  인삼, 백출, 감초 - 補氣健脾, 使氣血生化有源

  지각 - 行氣, 調暢氣機

  계심 - 溫通經脈

  산조인 - 補肝養心斂汗
- **使藥**: 감초 - 調和諸藥

인삼형개산은 보산(補散)을 함께 하며 양혈투사(養血透邪)하는 좋은 처방이 된다.

또한 행기화혈(行氣和血)하기 때문에, 결과적으로 내풍(內風)이 발생하지 않아 월경이 고르게 되고, 여러 증상들이 제거되게 된다.

13. 자수해어탕

資壽解語湯[1] 中風脾緩[2], 舌强不語 [增補]

資壽解語湯用羌자수해어탕용강 專需竹瀝佐生薑전수죽력좌생강

防風桂附羚羊角방풍계부영양각 酸棗麻甘十味詳산조마감십미상

資壽解語湯은 羌活을 竹瀝, 生薑으로 保佐하고, 防風, 肉桂, 附子, 羚羊角, 酸棗仁, 天麻, 甘草의 열 가지 약미가 갖추어진 처방이다.

【조성 및 용법】

羌活 2g, 防風, 附子, 酸棗仁, 天麻 各4g, 肉桂, 羚羊角 各3.2g, 甘草 2g에 竹瀝 2匙와 生薑汁 2滴을 넣어 水煎服한다.

【효능 및 주치】

祛風化痰, 扶正解語.
中風脾緩, 舌强不語, 半身不遂 등의 증을 다스린다.

【설명】

비주사말(脾主四末)하고, 비기(脾氣)는 설(舌)에 통한다.
또한 위(胃)는 수곡지해(水穀之海)이기 때문에 비위허약한 상태에서 풍사(風邪)에 적중하면 지체설본(肢體舌本)에 문제가 생긴다. 또 비허하면 생습(生濕)하고 생담(生痰)하게 되어 간풍내동(肝風內動)에 영향을 받아 담이 규도(竅道)를 막아 설강불어(舌强不語)가 더 심해진다. 따라서 자수해어탕(資壽解語湯)은 비허중풍으로 인한 설강불어(舌强不語)를 다스리면서 겸하여 담증(痰症)과 기혈부족(氣血不足)을 다스린다.

---

[1] 의문법률(醫門法律)

[2] 비완(脾緩)은 수족완약(手足緩弱)을 말하는데, 비주사말(脾主四末)하기 때문에 비허(脾虛) 중풍으로 사지가 완약(緩弱)한 것을 말한다.

- **君藥**: 방풍 – 疏散外風
- **臣藥**: 강활 – 疏散風邪
  부자(辛熱) – 溫暖脾胃, 除脾濕, 散風寒
  영양각, 천마 – 平息內風
- **佐藥**: 죽력 – 滑痰(痰家聖藥)
  생강즙 – 行經絡之痰
  산조인 – 養肝血, 寧心
  육계 – 溫通血脈, 溫腎暖脾
- **使藥**: 감초 – 補脾益氣, 調和諸藥

자수해어탕은 외풍(外風)과 내풍(內風)을 가라앉히고, 특히 비(脾)의 건운(健運)을 좋게 하여 습담(濕痰)을 제거하기 때문에 설본(舌本)이 자양되어 설강불어(舌强不語)가 풀리게 된다.

14. 소활락단 小活絡丹[1] 中風不仁 [增補]

小活絡丹用二烏 소활락단용이오 地龍乳沒膽星俱 지룡유몰담성구

中風手足皆麻木 중풍수족개마목 痰濕流連一服驅 담습류연일복구

大活絡丹多味益 대활락단다미익 惡風大症此方需 오풍대증차방수

小活絡丹은 二烏(川烏, 草烏)를 사용하고, 地龍, 乳香, 沒藥, 膽星을 갖춘 처방이다.
中風으로 手足이 麻木된 것과 痰濕을 연달아 복용하여 몰아낸다.
大活絡丹은 많은 藥味가 들어가는데, 심각한 惡風證을 이 처방으로 구한다.

【附方】

대활락단(大活絡丹)

【조성 및 용법】

川烏(炮), 草烏(炮), 膽星 各240g, 地龍, 乳香, 沒藥 各132g을 極細末하여 酒煮面糊으로 梧桐子크기의 환으로 만든다. 매번 20丸씩 冷酒와 함께 복용한다.

【효능 및 주치】

祛風除濕, 化痰通絡, 活血止痛.

① 中風으로 인한 手足麻木不仁, 口久不愈, 經絡中有痰濕死血, 腿臂間忽有一,二點作痛을 다스린다.

② 風寒濕痺로 인한 肢體筋脈疼痛, 麻木拘攣, 關節屈伸不利, 疼痛遊走不定 등의 증을 다스린다.

---

[1] 성제총록(聖濟總錄)

【설명】

소활락단(小活絡丹)은 풍사(風邪)가 지절(肢節)과 경락에 들어간 중풍을 다스리는 처방이다.

사기(邪氣)는 기혈의 흐름을 체류(滯留)하게 하여 습담(濕痰), 어혈(瘀血), 기체(氣滯)를 발생시키기 때문에 이러한 겸증을 고려한 처방이라고 할 수 있다.

- **君藥**: 천오, 초오(辛熱) - 祛風散寒除濕, 溫通經絡, 止痛
- **佐藥**: 담성 - 能化頑痰
  유향, 몰약 - 行氣活血, 化痰通絡, 氣血通暢
- **使藥**: 지룡(濕土所生) - 走竄, 通經活絡, 引諸藥直達病所
  술(酒) - 加速血行, 助藥勢

소활락단은 풍한습사(風寒濕邪)와 담탁(痰濁), 어혈(瘀血)을 제거하여 경락을 소통시키는 약성이 맹렬한 준제(峻劑)이다.

체질이 장실(壯實)한 경우에는 사용할 수 있으나 음허(陰虛)나 임신부에게는 사용하지 않는다.

난태궤범(蘭台軌範)[1]에는 대활락단(大活絡丹)[2]이 실려 있는데, 중풍탄탄(中風癱瘓), 위비(痿痺), 담궐(痰厥), 음저(陰疽) 등을 다스린다.

대활락단은 소활락단을 기초로 하여 많은 약재를 가미한 처방이다. 거풍산한(祛風散寒), 통락(通絡)과 보기보혈(補氣補血)을 같이 고려한 처방이다. 청나라 시대의 의가인 서대춘(徐大椿)은 “완담오풍(頑痰惡風)과 열독어혈(熱毒瘀血)이 경락으로 입(入)한 것은 이 처방이 아니고서는 투달(透達)할 수 없다. 지체대증(肢體大症)을 치료하는데 반드시 갖추어야 하는 약이다.”라고 이야기하였다. 가결의 “惡風大症此方需”도 같은 의미이다.

---

[1] 성여청(誠如淸)이 지은 의서(醫書)

[2] 백화사(白花蛇), 오초사(烏梢蛇), 대황(大黃), 천궁(川芎), 황금(黃芩), 현삼(玄蔘), 청피(青皮), 감초(甘草), 목향(木香), 곽향(藿香), 백지(白芷), 죽황(竹黃), 초두구(草豆蔻), 육계(肉桂), 죽절향부(竹節香付), 황련(黃連), 부자(附子), 구인(蚯蚓), 향부자(香附子), 마황(麻黃), 백출(白朮), 강활(羌活), 백하수오(白何首烏), 침향 (沈香), 숙지황(熟地黃), 천마(天麻), 호골(虎骨), 유향(乳香), 골쇄보(骨碎補), 전갈(全蝎), 송향(松香), 세신(細辛), 백강잠(白殭蠶), 오약(烏藥), 혈갈(血竭), 위령선(威靈仙), 백복령(白茯苓), 정향(丁香), 몰약(沒藥), 당귀(當歸), 갈근(葛根), 인삼(人蔘), 귀판(龜版), 백두구(白豆蔻), 적작약(赤芍藥), 방풍(防風), 사향(麝香), 빙편(冰片), 서각(犀角), 우황(牛黃), 주사(朱砂), 안식향(安息香)

15. 영양구등탕

羚羊鉤藤湯[3] 凉肝息風, 增液舒筋 [增補]

俞氏羚羊鉤藤湯유씨영양구등탕 桑葉菊花鮮地黃상엽국화선지황

芍草茯苓川貝茹작초복령천패여 凉肝增液定風方량간증액정풍방

俞根初의 羚羊鉤藤湯은 羚羊角, 釣鉤藤, 桑葉, 菊花, 鮮地黃, 芍藥, 甘草, 茯苓, 貝母, 竹茹인데, 凉肝하고 增液하며, 定風하는 처방이다.

【조성 및 용법】

羚羊角 6g, 鉤藤, 白芍藥, 菊花, 茯神 各12g, 桑葉 8g, 鮮地黃(生地黃), 淡竹茹 各20g, 生甘草 3.2g, 川貝母 16g을 水煎服한다. 羚羊角, 竹茹는 先煎하고, 鉤藤은 後入한다.

【효능 및 주치】

凉肝息風, 增液舒筋.

肝經熱盛, 熱極動風으로 인한 高熱不退, 煩悶躁擾, 手足抽搐, 發爲痙厥, 甚則神昏, 舌質絳而乾, 或舌焦起刺, 脈弦數 등의 증을 다스린다.

【설명】

영양구등탕(羚羊鉤藤湯)은 간경열성(肝經熱盛), 열극동풍(熱極動風)을 다스리는 처방이다.

간경열성(肝經熱盛)하면 음진(陰津)을 상하기 쉽고, 열담(熱痰)이 생기기 쉽기 때문에 이러한 것을 고려하여 창방되었다.

---

3 통속상한론(通俗傷寒論)

- **君藥**: 영양각, 조구등 – 清熱凉肝, 息風解痙
- **臣藥**: 상엽, 국화 – 清熱凉肝息風
- **佐藥**: 생지황, 백작약, 생감초 – 酸甘化陰, 滋陰增液, 清熱凉血, 柔肝舒筋
  죽여, 천패모 – 清熱化痰
  복신 – 寧心安神
- **使藥**: 생감초 – 調和諸藥

영양구등탕은 양간식풍(凉肝息風)과 증액서근(增液舒筋)의 효능이 뛰어난 방제이다. 만약 열사내폐(熱邪內閉)하여 신지혼미(神志昏迷)하면 자설단(紫雪丹)[1]이나 안궁우황환(安宮牛黃丸)[2]을 같이 사용하여 청열개규(清熱開竅)해야 한다.

---

[1] 자석(磁石), 망초(芒硝), 소석(消石) 각 100g, 활석(滑石), 석고(石膏), 한수석(寒水石), 승마(升麻), 현삼(玄蔘) 각 50g, 자감초(炙甘草) 25g, 영양각(羚羊角: 또는 산양각), 목향(木香), 서각(犀角), 침향(沈香) 각 15g, 주사(朱砂) 9g, 사향(麝香) 3.5g, 정향(丁香) 30g으로 청심개규(淸心開竅)하는 처방이다.

[2] 우황(牛黃), 울금(鬱金), 서각(犀角), 황련(黃連), 주사(朱砂), 치자(梔子), 웅황(雄黃), 황금(黃芩) 각 40g, 진주(珍珠) 20g, 빙편(冰片), 사향(麝香) 각 10g으로 청심개규(淸心開竅)하는 처방이다.

16. 진간식풍탕 鎭肝熄風湯[3] 鎭肝熄風 [增補]

張氏鎭肝熄風湯장씨진간식풍탕 龍牡龜牛制亢陽용모구우제항양
代赭天冬元芍草대자천동원작초 茵陳川楝麥芽襄인진천련맥아양
痰多加用膽星好담다가용담성호 尺脈虛浮萸地匡척맥허부유지광
加入石膏清裏熱가입석고청리열 便溏龜赭易脂良변당구자역지량

張錫純의 鎭肝熄風湯은 龍骨, 牡蠣, 龜甲, 牛膝로 亢陽을 억제하고, 代赭石, 天門冬, 玄蔘(元蔘), 芍藥, 甘草, 茵蔯, 川楝子, 麥芽로 돕는다.
痰多하면 膽星을 加用하는 것이 좋고, 尺脈이 虛浮하면 山茱萸, 熟地黃을 가한다.
石膏를 加入하면 淸裏熱하고, 便溏하면 龜甲, 代赭石을 赤石脂로 바꾸는 것이 좋다.

【조성 및 용법】

生龍骨, 生牡蠣, 生龜甲 各20g, 懷牛膝 40g, 生代赭石 40g, 天門冬, 玄蔘, 生白芍藥 各20g, 生甘草 6g, 茵陳, 川楝子, 生麥芽 各8g을 水煎服한다. 生龍骨, 生牡蠣, 生龜甲, 生赭石은 파쇄 후에 先煎한다.

【효능 및 주치】

鎭肝息風, 滋陰潛陽.

肝腎陰虧, 肝陽上亢, 氣血逆亂으로 인한 頭目眩暈, 目脹耳鳴, 腦部熱痛, 心中煩熱, 面色如醉, 或時常噫氣, 或肢體漸覺不利, 口眼漸形喎斜, 甚或眩暈顚仆, 昏不知人, 移時始醒, 或醒後不能複原, 脈弦長有力 등의 증을 다스린다.

3 의학충중참서록(醫學衷中參書錄)

【설명】

진간식풍탕(鎭肝熄風湯)은 간신음휴(肝腎陰虧), 간양상항(肝陽上亢), 양항동풍(陽亢動風)을 다스리는 처방이다.

- **君藥**: 회우슬 – 引血下行, 補益肝腎
- **臣藥**: 용골(生), 모려(生), 대자석(生) – 降逆潛陽, 鎭肝息風
- **佐藥**: 구갑, 현삼, 천문동, 백작약 – 滋補肝腎之陰, 制陽亢
  인진, 천련자, 맥아(生) – 淸瀉肝熱, 條達肝氣, 平降鎭潛
- **使藥**: 감초 – 調和諸藥, 和胃調中

진간식풍탕은 이름 그대로 진간식풍(鎭肝息風)하는 좋은 처방이다.

표본(標本)을 같이 고려한 처방이지만, 표치(標治)에 좀 더 집중한 처방이라고 할 수 있다. 원서에는 진간식풍탕에 대한 가감법이 적혀있는데, 심중열(心中熱)이 심하면 생석고(生石膏) 1돈을 가하고, 담다(痰多)하면 담성(膽星) 2돈을 가한다. 척맥(尺脈)을 중안(重按)해서 허(虛)한 경우는 숙지황(熟地黃) 8돈, 산수유(山萸肉) 5돈을 가하고, 대변불실(大便不實)하면 구갑(龜甲), 대자석(代赭石)을 빼고, 적석지(赤石脂) 1냥을 가한다.

고혈압을 변증을 해보면 크게 간신음허(肝腎陰虛)인 경우와 간양상항(肝陽上亢)인 경우가 많은데, 두 경우 모두 진간식풍탕을 가감해서 처방할 수 있다. 두창통(頭脹痛)을 겸한 경우에는 하고초(夏枯草)를 2돈 가한다.

11

거한지제 (祛寒之劑)

거한지제(祛寒之劑)는 리한증(裏寒證)을 다스리는 온리제(溫裏劑)를 말한다.

리한증은 장부경락(臟腑經絡)이 한(寒)한 것인데, 원인은 다양하다. 체질적으로 양허(陽虛)하여 한(寒)이 내생(內生)한 경우와 표한(表寒)이 미해(未解)하여 리(裏)에 전해진 경우, 혹은 외사(外邪)가 리(裏)에 직중(直中)한 경우나 오치(誤治)로 인해서 양기(陽氣)를 상한 경우 등이 있다.

"寒者熱之"라는 소문 지진요대론(至眞要大論)의 원칙에 따라서 온리(溫裏)해야 하는데, 장부경락(臟腑經絡)의 구별과 경중완급(輕重緩急)의 차이가 있다. 온리제는 온중거한(溫中祛寒), 회양구역(回陽救逆), 온경산한(溫經散寒)하는 여러 치법이 있기 때문에 증에 따라서 적절하게 사용해야 한다.

1. 이중탕理中湯[1] 寒客中焦

理中湯主理中鄕이중탕주리중향 甘草人蔘朮黑薑감초인삼출흑강

嘔利腹痛陰寒盛구리복통음한성 或加附子總回陽혹가부자총회양

理中湯은 주로 中焦를 다스리는데, 甘草, 人蔘, 白朮, 乾薑이다.
嘔吐, 下利, 腹痛과 陰寒이 성한 증세를 다스리는데
혹 附子를 가하여 모든 약재가 回陽하게도 한다.

【附方】

부자이중탕(附子理中湯)

【조성 및 용법】

人蔘, 白朮, 黑乾薑 各8g, 炙甘草 4g을 水煎하여 溫服한다. 혹은 蜜丸으로 만들어 9g씩 하루에 2~3회, 溫開水와 함께 복용한다.

【효능 및 주치】

溫中祛寒, 補氣健脾.

中焦虛寒(中焦陽氣虛有寒)으로 인한 嘔吐, 下利, 腹痛, 口不渴, 不欲飮食, 舌淡苔白或白滑, 脈遲緩 등의 증과 陽虛失血, 或小兒慢驚, 或病後喜唾涎沫, 或霍亂吐瀉 및 胸痺 등의 中焦虛寒으로 인한 증을 다스린다.

1 상한론(傷寒論)

【설명】

이중탕(理中湯)의 또 다른 이름은 인삼탕(人蔘湯)이다.

이중탕은 중초(中焦)를 따뜻하게 하며, 중초를 치리(治理)하는 작용이 있기 때문에 "이중탕(理中湯)"이라 이름이 붙은 것이다. 이중탕은 중초허한(中焦虛寒), 승강실조(昇降失調)로 인해 발생하는 구토(嘔吐), 하리(下利), 복통(腹痛) 등을 다스린다.

- **君藥**: 건강(大辛大熱) - 溫中祛寒, 扶陽抑陰
- **臣藥**: 인삼 - 補氣益脾
- **佐藥**: 백출 - 健脾燥濕, 助脾運
- **使藥**: 자감초 - 益氣和中

이중탕은 네 가지 약으로 이루어진 단순한 처방이지만 신열(辛熱)함으로 중초의 한기(寒氣)를 제거하고, 감온(甘溫)함으로 중초의 허함을 보한다.

또 승청양(升淸陽), 강탁음(降濁陰)하게 되어 운화(運化)를 정상으로 되돌린다.

부자이중탕(附子理中湯)은 이중탕에 부자(附子)를 가미한 처방인데, 신열(辛熱)한 부자의 성미 덕에 온신산한(溫腎散寒), 회양구역(回陽救逆)하는 효능을 내게 된다. 이중탕에 비해서 온중산한(溫中散寒)하는 효력이 더 강하기 때문에 비위양허(脾胃陽虛)가 심한 사람에게 사용하는 처방이다.

2. 진무탕眞武湯[1] 壯腎陽

眞武湯壯腎中陽진무탕장신중양 茯苓朮芍附生薑복령출작부생강

少陰腹痛有水氣소음복통유수기 悸眩瞤惕保安康계현순척보안강

眞武湯은 腎臟의 陽氣를 북돋으니 茯苓, 白朮, 芍藥, 附子, 生薑으로 구성된다. 少陰[2]을 다스리고, 腹痛과 水氣로 인한 心悸, 頭眩, 瞤動, 筋惕의 증상을 편안하게 한다.

【조성 및 용법】

茯苓, 白朮, 炮附子 各12g, 芍藥 8g에 生薑 5片을 넣고 水煎하여 溫服한다.

【효능 및 주치】

溫陽利水.

① 脾腎陽虛, 水氣內停으로 인한 腹痛, 小便不利, 四肢沈重疼痛, 下利, 或肢體浮腫, 苔白不渴, 脈沈 등의 증을 다스린다.

② 太陽病發汗太過, 陽虛水泛으로 인한 汗出不解, 其人仍發熱, 心下悸, 頭眩, 身瞤動, 振振欲擗地 등의 증을 다스린다.

【설명】

진무탕(眞武湯)은 신양(腎陽)을 온난(溫暖)하게 하여, 내부의 음한(陰寒)과 수기(水氣)를 몰아내는 처방이다.

북방의 수신(水神)의 이름을 따서 지어진 진무탕의 주치증은 신양쇠갈(腎陽衰竭)로 인해 수기(水氣)가 내정(內停)한 증세들이다. 상한(傷寒) 태양병을 치료할 때 과도한 발한(發汗)은 양기(陽氣)를 상하게 되고, 더불어 음기(陰氣)도 상하게 된다. 그

---

1 상한론(傷寒論)

2 족소음신을 이야기함.

래서 진무탕은 양기를 다스리는 약재들이 주로 구성되지만 음상(陰傷)도 고려된 처방이라고 할 수 있다.

- **君藥:** 부자(大辛大熱) – 溫腎助陽, 散寒行水, 暖脾土, 運化水濕
- **臣藥:** 백출 – 健脾燥濕, 利水
  복령 – 健脾滲濕利水, 使水氣從小便而出
- **佐藥:** 생강 – 溫陽散寒, 溫散在裏的寒水
  작약 – 斂陰養陰, 補已傷陰, 柔肝緩急止腹痛, 養陰舒筋

진무탕은 신장(腎臟)의 양기(陽氣)를 온장(溫壯)하고 내부의 음한수기(陰寒水氣)를 몰아낼 수 있다.

따라서 신양허(腎陽虛)와 한수(寒水)가 내정(內停)로 인한 복통을 치료하고, 소변불리(小便不利)와 발한(發汗)의 태과(太過)로 인한 양허수범(陽虛水泛) 등의 증세를 다스릴 수 있다.

3. 사역탕 四逆湯[1] 陰證厥逆

四逆湯中薑附草사역탕중강부초, 三陰厥逆太陽沈삼음궐역태양침

或益薑蔥蔘芍桔혹익강총삼작길, 通陽複脈力能任통양복맥력능임

四逆湯의 乾薑, 附子, 甘草는 三陰厥逆과 太陽病이 沈한 것을 치료한다.
혹은 乾薑, 蔥白, 人蔘, 芍藥, 桔梗을 더하여 사용하면
通陽, 復脈의 효력을 믿을 수 있게 된다.

【조성 및 용법】

乾薑 20g, 附子 1枚, 炙甘草 24g이다. 附子를 짧게 先煎한 후에 나머지 약을 넣고 같이 달여 둘로 나누어 복용한다.

【효능 및 주치】

回陽救逆.

陽虛寒厥證으로 인한 四肢厥逆, 惡寒踡臥, 嘔吐不渴, 腹痛下利, 神衰欲寐, 舌苔白滑, 脈微細 등의 증과 太陽病誤汗으로 亡陽脈沈한 증을 다스린다.

【설명】

사역탕(四逆湯)은 족태음(足太陰), 족소음(足少陰), 족궐음(足厥陰)의 삼음(三陰)을 치료하는 처방이다.

양기(陽氣)가 허쇠(虛衰)하고 음한(陰寒)이 태성(太盛)하여, 사지가 궐역(厥逆)한 증상에 사용하기 때문에 사역탕(四逆湯)이라고 부른다. 병이 양쇠음성(陽衰陰盛)에 이르면 대신대열(大辛大熱)한 약재가 아니면 온양축한(溫陽逐寒)하지 못하기 때문에 양기가 강한 약재를 사용해야 한다.

---

[1] 상한론(傷寒論)

- **君藥**: 부자 - 溫腎壯陽, 祛寒救逆
- **臣藥**: 건강 - 溫脾陽, 散裏寒
- **使藥**: 자감초(甘溫) - 益氣溫中, 調和諸藥, 解生附子之毒

사역탕은 단 세 가지 약재로 구성된 처방으로 회양구역(回陽救逆)의 대표적인 처방이다. 따라서 양허음성(陽虛陰盛)으로 인한 궐역(厥逆)을 치료할 수 있다.

통맥사역탕(通脈四逆湯)[2]은 사역탕과 구성은 같지만 건강의 용량이 2배인 처방이다. 역시 회양통맥(回陽通脈)의 효능이 있는데, 소음병(少陰病)으로 인한 하리청곡(下利清穀), 리한외열(裏寒外熱), 수족궐역(手足厥逆), 맥미욕절(脈微欲絕), 신반불오한(身反不惡寒), 기인면적(其人面赤), 혹리지(或利止), 맥불출(脈不出), 혹복통(或腹痛), 혹건구(或乾嘔), 혹인통(或咽痛) 등의 증을 다스린다. 소음병인데 도리어 몸은 불오한(不惡寒), 면적(面赤)한 이유는 음성격양(陰盛格陽)하기 때문에 생기는 것으로 진양(眞陽)이 쇠갈(衰竭)한 위험한 증상이다.

사역탕은 여러 가지 가감법이 있는데, 만약 음성격양(陰盛格陽)하여 얼굴색이 붉게 되면 총백(蔥白)을 가하여 양기(陽氣)를 통하게 한다. 복통(腹痛)이 있으면 작약(芍藥)을 가미하여 화영지통(和營止痛)하게 한다. 구토(嘔吐)가 나오면 생강(生薑)을 가미하여 강역지구(降逆止嘔)하는 효력을 배가하고, 인후통(咽喉痛)이 있으면 길경(桔梗)을 가미한다. 하리(下利)가 그쳤는데도 맥이 정상으로 돌아오지 않고 극히 약하면 인삼(人蔘)을 가하여 익음복맥(益陰復脈)하게 한다. 탕두가결의 "或益薑蔥蔘芍桔, 通陽複脈力能任"라고 하는 것은 이렇게 증상에 따라서 가감하는 수증치지(隨症治之)하는 방법을 가리킨 것이다.

---

[2] 부자(附子) 1枚, 건강(乾薑) 40g, 자감초(炙甘草) 24g

4. 백통가저담즙탕

白通加豬膽汁湯[1] 陰盛格陽

白通加尿豬膽汁백통가뇨저담즙 乾薑附子兼葱白건강부자겸총백

熱因寒用妙義深열인한용묘의심 陰盛格陽厥無脈음성격양궐무맥

白通湯은 人尿, 猪膽汁, 乾薑, 附子에 葱白을 겸한 처방인데,
熱因寒用의 묘한 뜻이 깊고, 陰盛格陽, 厥症, 無脈을 다스린다.

【조성 및 용법】

葱白 四莖, 乾薑 40g, 生附子 1枚, 人尿 5合, 豬膽汁 1合이다. 附子를 先煎하고 葱白, 乾薑을 넣어 달인 후에 豬膽汁, 人尿를 넣어 둘로 나누어 溫服한다.

【효능 및 주치】

破陰回陽, 宣通上下, 兼反佐.

陰盛格陽으로 인한 下痢不止, 四肢厥逆, 乾嘔心煩, 無脈 등의 증을 다스린다.

【설명】

사지(四肢)가 궐역(厥逆)하고 무맥(無脈)한데, 하리부지(下痢不止)와 건구심번(乾嘔心煩)이 있을 때, 사용하는 처방이 바로 백통가저담즙탕(白通加豬膽汁湯)이다.

신양(腎陽)이 쇠갈(衰竭)하게 되면, 음한(陰寒)이 성하게 되고 허양(虛陽)이 밖으로 밀려나서, 상부와 바깥으로 양기가 몰려나게 된다. 백통가저담즙탕은 이러한 음성격양(陰盛格陽)을 다스리는 처방이다. 본방이 다스리는 하리(下利)는 상음(傷陰)하여 발생한다. 따라서 본 처방은 신양(腎陽)을 주로 다스리며 상음(傷陰)과 건구(乾嘔), 번증(煩症)까지 고려한 처방이라고 할 수 있다.

---

[1] 상한론(傷寒論)

- **君藥**: 부자 – 溫腎壯陽, 祛寒救逆
- **臣藥**: 건강 – 溫陽散寒
  총백 – 宣通上下陽氣, 通陽散寒
- **佐藥**: 저담즙, 인뇨(鹹寒苦降) – 使熱藥能入裏(熱因寒用), 滋陰和陽, 引虛陽下入陰中

백통가저담즙탕의 원방인 백통탕(白通湯)은 총백(蔥白)이 들어가 양기를 백통(白通)한다는 의미가 있기에 백통탕(白通湯)이라고 불린다.
백통탕은 하초에 음성하여 양기가 상부로 밀려난 증세인 대양증(戴陽證)을 치료하는 처방이다. 그 증상으로는 사지궐역(四肢厥逆), 하리(下利), 면적(面赤), 맥미(脈微) 등의 증이 있다. 만약 양기가 얼굴로 몰려 얼굴이 붉게 된 대양증(戴陽證)에 백통탕을 사용하였는데 하리가 멈추지 않고 궐역(厥逆)이 여전하며 무맥(無脈)하고 건구(乾嘔)하거나 심번(心煩)이 있으면, 병이 비교적 강한 것으로 백통탕에 저담즙(豬膽汁), 인뇨(人尿)를 넣어 백통가저담즙탕을 만들어 사용하는데, 이렇게 해야 인양입음(引陽入陰)하기 때문에 양기(陽氣)가 음기(陰氣)에 의해서 격거(格拒)되지 않는다.

백통가저담즙탕의 특이한 점은 열약(熱藥)들로 파음회양(破陰回陽)과 선통상하(宣通上下)를 하면서 소량의 한량(寒凉)한 약을 가미하여 좌약(佐藥) 역할을 하게 하는 것이다.
이것을 반좌(反佐)[2]라고 한다. 가결에서도 '열인한용(熱因寒用)'이라고 표현하였는데, 이것의 원류는 소문주증발미(素問注證發微)에 나온다. '熱以治寒而佐以寒藥, 乃熱因寒用也.'라고 하여 뜨거운 약으로 한증을 치료할 때 약간의 차가운 약으로 좌약(佐藥)을 삼는 방법이다.

---

[2] 반대되는 성질로 보좌함

5. 오수유탕 吳茱萸湯[1] 吐利寒厥

吳茱萸湯人蔘棗 오수유탕인삼조 重用生薑溫胃好 중용생강온위호

陽明寒嘔少陰利 양명한구소음리 厥陰頭痛皆能保 궐음두통개능보

吳茱萸湯은 吳茱萸, 人蔘, 大棗와 生薑을 많이 사용하여 위를 따뜻하게 한다. 陽明證으로 嘔吐하거나 少陰下利, 厥陰頭痛을 모두 능히 치료한다.

【조성 및 용법】

吳茱萸 9g, 人蔘 6g에 大棗 1枚, 生薑 4片을 가한다. 水煎하여 둘로 나누어 溫服한다.

【효능 및 주치】

溫中補虛, 降逆止嘔.

① 胃中虛寒(陽明虛寒)으로 인한 食穀欲嘔, 胸膈滿悶, 或胃脘痛, 呑酸嘈雜 등을 다스린다.

② 少陰吐利, 手足厥冷, 煩躁欲死를 다스린다.

③ 厥陰頭痛, 乾嘔, 吐涎沫 등을 다스린다. 상기 증들은 모두 舌淡苔白滑, 脈細遲 或弦細하다.

【설명】

가결(歌訣)을 살펴보면 오수유탕(吳茱萸湯)은 양명(陽明), 소음(少陰), 궐음(厥陰)의 병증을 모두 치료하는데, 사실 이것은 모두 위가 허한(虛寒)하여 생긴 증세이다.

즉 주증은 양명위(陽明胃)의 한증(寒證)이고, 족소음신(足少陰腎)과 족궐음간(足厥陰肝)에 한기(寒氣)가 있는 것을 겸증으로 가지고 있는 것이다. 오수유탕이 다스리

1 상한론(傷寒論)

는 흉격만민(胸膈滿悶)은 탁음(濁陰)이 상역(上逆)하여 발생되는 증상이다.

- **君藥**: 오수유(苦辛大熱) – 溫胃散寒止嘔, 溫肝降逆, 溫腎止吐利
- **臣藥**: 생강 – 溫胃散寒, 降逆止嘔
- **佐使藥**: 인삼, 대조 – 補脾益氣

오수유탕은 중초를 온보(溫補)하며 강역지구(降逆止嘔)의 효능을 낸다.

오수유탕은 위완통(胃脘痛), 탄산조잡(呑酸嘈雜)을 치료할 수 있는데, 반드시 구토연말(嘔吐涎沫), 설질불홍(舌質不紅), 태백활(苔白滑), 맥세지(脈細遲) 등의 한증(寒證)을 띠고 있어야 한다.

6. 익원탕益元湯[1] 戴陽煩躁

益元艾附與乾薑익원애부여건강 麥味知連蔘草將맥미지련삼초장

薑棗蔥煎入童便강조총전입동변 內寒外熱名戴陽내한외열명대양

益元湯은 艾葉, 附子와 乾薑, 麥門冬, 五味子, 知母, 黃連, 人蔘, 甘草에
生薑, 大棗, 蔥白에 童便을 넣어 전탕한다.
內寒外熱, 이름하여 戴陽을 치료한다.

【조성 및 용법】

炮附子, 乾薑, 黃連, 人蔘 各2g, 五味子 9粒, 麥門冬, 知母 4g, 艾葉, 炙甘草 各1.2g에 生薑 3片, 大棗 3枚, 蔥白 3莖을 가하여 水煎하고 童子小便 1匙를 가하여 冷服한다.

【효능 및 주치】

益元陽, 逐陰寒, 引火歸原.

戴陽證으로 인한 面赤身熱, 煩躁不安, 欲裸衣入井, 坐到水中, 但又要加厚衣被, 飮水不入口 등의 증을 다스린다.

【설명】

익원탕은 인화귀원(引火歸源)하여 대양증(戴陽證)을 치료하는 처방이다.

얼굴이 붉어지는 대양증은 양쇠음성(陽衰陰盛)하기 때문에 생긴다. 내부의 양기(陽氣)가 허해지면 음한(陰寒)의 핍박을 당해 허양(虛陽)이 상월(上越)하게 되고, 그래서 얼굴과 신체가 붉어지면서 열이 난다. 이러한 증세는 신양(腎陽)이 허쇠(虛衰)한 중증이다. 이러한 때에 만약 급구회양(急救回陽)하지 않으면, 바로 양탈(陽

[1] 유증활인서(類證活人書)

脫)의 위험한 증세가 되기 쉽다. 익원탕은 이러한 원기를 보익하는 효능이 있어서 이름을 익원(益元)이라고 하였다.

- **君藥:** 부자 – 溫壯腎陽, 散寒回陽
- **臣藥:** 건강, 애엽 – 溫中逐寒, 通經絡
- **佐藥:** 인삼, 감초 – 益氣補中, 溫補陽氣
  맥문동, 오미자 – 補肺腎之陰, 淸心斂氣, 使陽氣不致耗散
  총백 – 宣通上下陽氣
  생강, 대조 – 調補脾胃

임상에서 가열(假熱)과 진열(眞熱)을 분별하는 것은 매우 중요한다.

진열증은 고열번조(高熱煩燥), 구갈희냉음(口渴喜冷飮), 불욕근의피(不欲近衣被), 맥홍대(脈洪大), 활삭유력(滑數有力)하다. 그에 비해 가열증은 면적신열(面赤身熱)은 비슷하지만, 열이 높지 않고, 열이 나도 옷이나 이불로 보온하려고 한다. 또 구갈욕음(口渴欲飮)하지만 실제로 물을 잘 마시지 못하고 심하면 토하게 된다. 가열증의 맥은 허대(虛大)하고 무근(無根)하다.

익원탕의 증상 중에 면적신열(面赤身熱), 번조민란불안(煩燥悶亂不安) 등은 열증(熱證)같이 느껴지지만 실제로는 무근지화(無根之火)가 상월(上越)한 것이다.

7. 회양구급탕回陽救急湯[1] 三陰寒逆

回陽救急用六君회양구급용육군 桂附乾薑五味群계부건강오미군

加麝三厘或膽汁가사삼리혹담즙 三陰寒厥見奇勛삼음한궐견기훈

回陽救急湯은 六君子湯에다가 肉桂, 附子, 乾薑, 五味子 등을 넣고 麝香을 3厘 가하거나 膽汁을 가한 처방인데, 三陰寒厥에 뛰어난 효능을 보인다.

【조성 및 용법】

人蔘, 白朮, 茯苓, 炙甘草, 陳皮, 半夏, 肉桂, 熟附子, 乾薑, 五味子 各4g에 生薑 3片을 가한 후에 水煎한다. 복용할 때 麝香 0.12g을 같이 복용한다.

【효능 및 주치】

回陽救急, 益氣生脈.

寒邪直中三陰, 眞陽衰微로 인한 惡寒蜷臥, 四肢厥冷, 吐瀉腹痛, 口不渴, 神衰欲寐, 或身寒戰栗, 或指甲口唇青紫, 或吐涎沫, 舌淡苔白, 脈沈微, 甚或無脈 등의 증을 다스린다.

【설명】

회양구급탕(回陽救急湯)은 이름에서 알 수 있듯이 양기를 돌려 구급하는 처방이다.
삼음(三陰)에 한사(寒邪)가 적중하면 음한(陰寒)이 내성(內盛)하고, 결국 양기(陽氣)가 욕탈(欲脫)하고자 하는 위급한 증상이 생긴다. 이런 경우는 회양구급탕으로 진양(眞陽)의 허쇠(虛衰)를 치료해야 하는데, 이 처방은 육군자탕(六君子湯)에 사역탕(四逆湯)을 합방하고, 육계(肉桂), 오미자(五味子), 사향(麝香)을 가미한 처방이기 때문에 비위기허(脾胃氣虛)와 습담(濕痰)을 겸하여 다스릴 수 있다.

[1] 상한육서(傷寒六書)

• **君藥**: 숙부자 – 峻補元陽, 祛寒救逆
• **臣藥**: 육계, 건강 – 溫壯元陽 祛寒救逆
• **佐藥**: 육군자탕(인삼, 백출, 복령, 자감초, 진피, 반하) – 補氣健脾, 除祛痰飮
오미자 – 收斂微陽, 生脈
생강 – 溫中散寒, 降逆止嘔
사향 – 通十二經血脈, 引導陽氣布達周身
• **使藥**: 자감초 – 調和諸藥

회양구급탕은 회양구역(回陽救逆)하고 익기생맥(益氣生脈)의 효능을 낸다.
원서에서 "無脈加豬膽汁"이라고 기록되어 있는데 이것은 앞서 말한 반좌(反佐)의 방법 즉, 열인한용(熱因寒用)이다. 저담즙은 성질이 고한(苦寒)하여 열약(熱藥)을 리(裏)로 인경하는 작용을 하기 때문에 양탈(陽脫)을 예방할 수 있다.

본 처방은 삼음(三陰)의 한궐(寒厥)로 인한 중증(重症)을 치료하는 처방이다.
신열(辛熱)한 준제(峻劑)이기 때문에 용량을 지나치게 사용하면 안 되고, 병이 치료되거나 손발이 따뜻해지면 사용을 중지해야 한다. 처방에 들어가는 사향은 단지 0.12g을 사용하였는데, 양기의 모월(耗越)을 막기 위해 용량을 적게 사용한 것이다.

8. 사신환四神丸[1] 腎虛脾瀉

四神故紙吳茱萸사신고지오수유 肉蔻五味四般須육구오미사반수

大棗百枚薑八兩대조백매강팔량 五更腎瀉火衰扶오경신사화쇠부

四神丸은 破古紙, 吳茱萸, 肉荳蔻, 五味子 등 4가지로 구성되고,
大棗 100枚와 生薑 8兩을 넣는다. 五更腎瀉를 치료하고 火衰를 부양한다.

【조성 및 용법】

破故紙 160g, 吳茱萸 40g, 肉豆蔻 80g, 五味子 80g을 細末하여 生薑 320g, 大棗 100枚와 함께 달여서 棗肉으로 환약을 만든다. 6~9g씩 淡鹽湯 혹은 白開水와 함께 복용한다.

【효능 및 주치】

溫補脾腎, 澁腸止瀉.

脾腎虛寒으로 인한 每日五更天明時大便泄瀉, 不思飮食, 或久瀉不愈, 腹痛腰酸肢冷, 神疲乏力, 舌淡苔白, 脈沈遲無力 등의 증을 다스린다.

【설명】

사신환(四神丸)은 비신양허(脾腎陽虛)로 인한 오경설사(五更泄瀉)를 다스리는 처방이다. 오경설사는 새벽(五更)에 설사를 하는 것을 말하는 것으로 신허로 발생하기 때문에 신설(腎泄)이라고 칭하기도 하고, 닭이 울 때 설사를 하기 때문에 계명설(鷄鳴泄)이라고 부르기도 한다. 오경설사와 오랜 설사가 낫지 않는 것은 모두 신명화쇠(腎命火衰)와 비위허한(脾胃虛寒)으로 발생한다.

[1] 증치준승(證治準繩)

- **君藥**: 보골지(辛苦大溫) – 補命門之火, 溫腎暖脾
- **臣藥**: 오수유 – 溫中暖腎散寒
  육두구 – 溫暖脾胃, 澁腸止瀉
- **佐藥**: 오미자 – 補腎澁精止瀉
  생강 – 溫胃散寒
  대조 – 補中益氣

사신환은 온신난비(溫腎暖脾)를 하면서 삽장지사(澁腸止瀉)하는 효능을 내게 되어 오경설사(五更泄瀉)와 구사불유(久瀉不愈)를 치료할 수 있게 된다.

9. 후박온중탕厚朴溫中湯[1] 虛寒脹滿

厚朴溫中陳草苓후박온중진초령 乾薑草蔲木香停건강초구목향정

煎服加薑治腹痛전복가강치복통 虛寒脹滿用皆靈허한창만용개령

厚朴溫中湯에는 厚朴, 陳皮, 甘草, 茯苓, 乾薑, 草豆蔲, 木香이 들어가고 生薑을 가하여 복용하는데 腹痛을 치료하고, 虛寒과 脹滿에 사용하면 모두 靈驗하다.

【조성 및 용법】

厚朴, 薑汁, 陳皮 各40g, 炙甘草, 茯苓, 草豆蔲, 木香 各20g, 乾薑 2.8g을 粗末하여 20g씩 生薑 3片을 가하여 水煎 溫服한다. 일체의 冷物을 금한다.

【효능 및 주치】

溫中行氣, 燥濕除滿.

脾胃傷於寒濕으로 인한 脘腹脹滿 或疼痛, 不思飮食, 四肢倦怠, 舌苔白膩, 脈沈弦 등의 증을 다스린다.

【설명】

후박온중탕(厚朴溫中湯)은 비위가 한습(寒濕)으로 인해 손상을 받아 기기(氣機)가 저체(阻滯)되어 생긴 여러 증상을 치료하는 처방이다.

[1] 내외상변혹론(內外傷辨惑論)

- **君藥**: 후박 – 溫中行氣, 燥濕除滿
- **臣藥**: 진피 – 行氣寬中, 燥濕除滿
  초두구 – 溫中散寒, 燥濕
- **佐藥**: 건강, 생강 – 溫脾暖胃, 散寒
  목향 – 行氣寬中
  복령 – 健脾滲濕
- **使藥**: 감초 – 益氣補中, 調和諸藥

후박온중탕을 복용하면 한습(寒濕)이 제거되어 기기(氣機)가 조창(調暢)하게 되고, 비위(脾胃)가 건강하게 되기 때문에 복통(腹痛)과 허한창만(虛寒脹滿)이 저절로 풀리게 된다. 후박온중탕은 온중(溫中)하는 약재들이 주로 들어가고, 군약인 후박을 비롯한 이기제가 많이 들어가기 때문에 대체로 비위허한(脾胃虛寒)으로 인한 복통(腹痛)과 위완통(胃脘痛), 한습(寒濕)으로 인한 완복창통(脘腹脹痛) 등을 치료하는 효과가 좋다.

10. 도기탕 導氣湯[1] 寒疝

寒疝痛用導氣湯한산통용도기탕, 川楝茴香與木香천련회향여목향

吳茱萸以長流水오수유이장류수, 散寒通氣和小腸산한통기화소장

寒疝[2]으로 인한 통증에 사용하는 導氣湯은
川楝子, 茴香, 木香, 吳茱萸를 長流水[3]로 끓여 복용한다.
散寒하고 通氣하며 小腸을 조화롭게 한다.

【조성 및 용법】

川楝子 16g, 小茴香 8g, 木香 12g, 吳茱萸 4g을 河中의 長流水와 함께 煎服한다.

【효능 및 주치】

行氣疏肝, 散寒止痛.

寒疝으로 인한 陰囊冷痛, 結硬如石, 或引睾丸而痛 등을 다스린다.

【설명】

한산(寒疝)은 소장기(小腸氣)라고도 부르는데, 한습(寒濕)이 하초(下焦)에 쌓이거나 한사침습(寒邪侵襲)으로 아랫배가 당기고 아프거나, 음낭이 붓고 아픈 통증이 발생하는 것을 말한다. 옛 의서들에 "諸疝皆歸肝經", "治疝必先治氣"라고 하여 산증은 간경(肝經)과 관련이 있고, 기기(氣機)가 저체(阻滯)하기 때문에 발생한다고

---

1 의방집해(醫方集解)

2 寒疝: 寒邪가 厥陰肝經으로 침입하여 陰囊冷痛이 있거나 睾丸이 당기면서 痛症이 있는 것을 가리킨다. 속칭 "小腸疝氣"라고 한다.

3 長流水: 하천에 끊임없이 흐르는 물을 가리킨다.

기록하고 있다.

간경은 생식기를 지나 아랫배로 주행하기 때문에 산증이 생기면 아랫배와 고환이 당기는 증세가 발생한다. 이 간경에 한습이 저체(阻滯)되면 기기(氣機)가 불창(不暢)하게 되어 산증이 발생하는 것이다. 따라서 도기탕(導氣湯)은 한응기체(寒凝氣滯)를 푸는 약재들로 구성되어있다.

- **君藥**: 천련자 - 入肝經, 行氣疏肝
  소회향 - 暖下焦, 散寒邪(善散肝經寒邪)
- **臣藥**: 목향 - 可升可降, 通理三焦, 使氣機調暢, 止痛
  오수유 - 疏肝下氣, 散寒止痛

도기탕을 사용하면 한응(寒凝)이 풀어지고 기기(氣機)가 소통(疏通)되며, 간경이 조화롭게 되기 때문에 음낭이 차고 아픈 것이 저절로 낫게 된다.

도기탕의 네 가지 약재 중에 고한(苦寒)한 천련자(川楝子)를 제외한 나머지 약재들은 모두 온열(溫熱)한 성미를 지녔다. 한응기체(寒凝氣滯)를 다스리는 처방에서 한성(寒性)인 천련자가 군약의 역할을 하는 것을 언뜻 생각해보면 이치에 맞지 않는 것 같다. 그러나 간에는 상화(相火)가 있고, 기울(氣鬱)이 오래되면 생열(生熱)하게 되며, 온약(溫藥)만을 사용하면 상화(相火)가 동하게 된다. 또한 천련자의 행기소간(行氣疏肝)하는 효능이 중요하기 때문에 군약으로 삼은 것이다. 장류수(長流水)로 전탕하는 것은 인약하행(引藥下行)의 의미이다.

11. 산기탕疝氣湯[1] 寒濕疝氣

疝氣方用荔枝核산기방용여지핵 梔子山楂枳殼益치자산사지각익

再入吳茱入厥陰재입오수입궐음 長流水煎疝痛釋장류수전산통석

疝氣湯에는 荔枝核, 梔子, 山楂, 枳殼을 더하고, 吳茱萸를 사용하여 厥陰으로 들어가게 한다. 長流水로 달이는데, 疝痛이 풀어진다.

【조성 및 용법】

荔枝核, 梔子, 炒山楂, 枳殼, 吳茱萸 各等分을 粗末하여 河中의 長流水와 함께 8g씩 煎服한다.

【효능 및 주치】

散寒除濕, 理氣止痛.

寒濕疝氣로 인한 疝氣疼痛, 或牽引睾丸而痛 등의 증을 다스린다.

【설명】

산기탕(疝氣湯)은 한습(寒濕)이 간경(肝經)에 침범하게 되고, 기기(氣機)의 저체(阻滯)로 인한 산증(疝症)을 치료한다.

도기탕(導氣湯)과 원인은 비슷하지만, 기울생열(氣鬱生熱)하고 혈행불창(血行不暢)하여 어(瘀)가 된 것을 다스린다.

---

1 단계심법(丹溪心法)

• **君藥**: 여지핵(甘溫) – 入肝腎經, 善理氣散寒止痛

• **臣藥**: 오수유(辛熱) – 入肝經散寒燥濕, 疏肝調氣
지각 – 行氣破結

• **佐藥**: 산사 – 散瘀消積
치자(苦寒) – 淸熱利濕, 導濕熱從小便去

다섯 가지의 약재가 조합이 되어 산기탕이 되면, 산한제습(散寒除濕)과 리기지통(理氣止痛)하여 산기(疝氣)와 동통(疼痛)이 멎게 된다.
원래 원처방에는 처방이름이 없고, 지각(枳殼) 대신에 지실(枳實) 15片이 들어가 있다.

12. 귤핵환橘核丸[1] 癲疝

橘核丸中川楝桂귤핵환중천련계 朴實延胡藻帶昆박실연호조대곤

桃仁二木酒糊合도인이목주호합 癲疝痛頑鹽酒呑전산통완염주탄

橘核丸은 川楝子, 桂心, 厚朴, 枳實, 玄胡索, 海藻, 昆布,
桃仁, 二木(木通, 木香)을 酒糊로 환을 만든다.
癲疝과 頑痛에 소금물이나 술과 함께 삼킨다.

【조성 및 용법】

炒川楝子, 橘核, 海藻, 昆布, 桃仁 各40g, 厚朴 炒枳實, 炒延胡索, 桂心, 木香, 木通 各20g을 細末하여 酒煮후에 梧桐子크기의 糊丸으로 만들어 70丸씩 空腹에 鹽湯이나 溫酒와 함께 복용한다.

【효능 및 주치】

行氣止痛, 軟堅散結.

癲疝으로 인한 睾丸腫脹偏墜, 或堅硬如石, 或痛引臍腹 등의 증을 다스린다.

【설명】

귤핵환(橘核丸)은 고환(睾丸)의 종창(腫脹)을 다스리는 처방이다.

고환(睾丸)은 외신(外腎)이라고 부르고, 간(肝)의 락맥(絡脈)이 지나가기 때문에 고환의 문제는 간신(肝腎)과 관련이 있다. 만약 한습(寒濕)이 간맥에 침입하면, 간경의 기혈이 울체되어 전산(癲疝)이 되는데, 귤핵환은 이 전산증(癲疝症)을 다스린다. 또 기체(氣滯)가 오래되어 화(火)가 된 것을 겸하여 치료한다.

---

[1] 제생방(濟生方)

• **君藥**: 귤핵(苦平) - 主入肝經, 理氣散結止痛

• **臣藥**: 천련자, 목향 - 行氣止痛

도인, 현호색 - 入厥陰血分, 活血散瘀

• **佐藥**: 육계 - 溫腎暖肝, 散寒

후박, 지실 - 下滯氣, 破堅

목통 - 通利血脈, 除濕熱, 導濕熱從小便而去

해조, 곤포 - 軟堅散結

귤핵환은 소금물이나 술과 같이 복용하는 약이다.

소금물로 약을 복용하게 되면, 약성을 하행(下行)하고 연견(軟堅)하는 능력을 강화하게 된다. 또한 술은 혈행(血行)을 가속화하고, 행기활혈(行氣活血)의 효능을 배가시킨다.

귤핵환(橘核丸)은 행기활혈(行氣活血), 산한제습(散寒除濕), 연견산결(軟堅散結)하기 때문에 전산(癲疝)과 완통(頑痛)에 효과가 있다.

그러나 습열하주(濕熱下注)로 인해서 고환(睾丸)이 홍종열통(紅腫熱痛)한 경우에는 맞지 않는다.

13. 삼부탕蔘附湯[1] 腎陽虛汗 [增補]

蔘附湯療汗自流삼부탕료한자류 腎陽脫汗此方求신양탈한차방구

衛陽不固須芪附위양불고수기부 鬱遏脾陽朮附投울알비양출부투

蔘附湯은 自汗이 흐르는 것을 치료하는데, 腎陽脫로 땀이 날 때 이 처방으로 구한다. 衛陽이 不固하면 芪附湯을 사용하고, 脾陽이 鬱遏하면 朮附湯을 투여한다.

【附方】

기부탕(芪附湯), 출부탕(朮附湯)

【조성 및 용법】

人蔘 40g, 炮附子 20g에 生薑, 大棗를 넣어 水煎服한다.

【효능 및 주치】

回陽固脫.

元氣大虧, 腎中眞陽虛衰外越로 인한 自汗惡寒, 或手足逆冷, 大便自利, 或臍腹疼痛, 上氣喘急, 或汗多發痙 등의 증을 다스린다.

【설명】

원기(元氣)가 크게 약해지면 양기(陽氣)가 욕탈(欲脫)하게 되고, 땀이 많이 나며 사지가 싸늘해진다. 삼부탕(蔘附湯)은 신양(腎陽)을 보하여 허한(虛汗)을 다스리는 처방이며, 겸하여 하리복통(下利腹痛)을 다스린다.

---

1 부인대전양방(婦人大全良方)

• **君藥:** 인삼 – 大補元氣

부자 – 溫壯眞陽

• **佐藥:** 생강, 대조 – 調補脾胃, 固守中州

만약 한다지냉(汗多肢冷), 상기천급(上氣喘急), 맥미욕절(脈微欲絶) 등의 양기가 탈(脫)하려는 증후가 보이면, 이것은 위험한 상황이니 급히 삼부탕으로 회양구탈(回陽救脫)해야 한다.

가결에 두 번째로 등장하는 기부탕(芪附湯)[2]도 역시 부인대전양방(婦人大全良方)에 실려 있는 처방으로 신양허쇠(腎陽虛衰), 위양불고(衛陽不固)로 인한 한출부지(汗出不止), 오한지랭(惡寒肢冷), 토사복통(吐瀉腹痛) 등의 증을 다스린다.

마지막으로 출부탕(朮附湯)[3] 역시 부인대전양방(婦人大全良方)에 실려 있는 처방으로 신양쇠미(腎陽衰微), 한습울알비양(寒濕鬱遏脾陽), 비기탈함(脾氣脫陷) 등으로 인한 한출신랭(汗出身冷), 기단천급(氣短喘急), 하리(下利), 맥미욕절(脈微欲絶) 등의 증을 다스린다.

정리하자면 똑같은 한출지냉(汗出肢冷)이라도 한다(汗多)하면서 위급한 상황일 경우에는 삼부탕을 사용하고, 오한 등의 위양허(衛陽虛)의 증상이 있으면 기부탕을 사용하며, 하리(下利) 등의 비양울알(脾陽鬱遏)의 증상이 있으면 출부탕을 사용한다.

---

[2] 황기(黃芪) 40g, 포부자(附子) 20g

[3] 백출(白朮) 40g, 부자(生附子) 20g을 갈아 20g씩 생강대조와 함께 복용한다.

14. 천태오약산天台烏藥散[1] 寒疝結痛 [增補]

天台烏藥木茴香천태오약목회향 川楝檳榔巴豆薑천련빈랑파두강
再用青皮爲細末재용청피위세말 一錢酒下痛疝嘗일전주하통산상

天台烏藥散은 天台烏藥, 木香, 小茴香, 川練子,
檳榔, 巴豆, 高良薑에 青皮를 넣어 細末한다.
4g씩 溫酒로 送下하는데, 疝痛에 복용한다.

【조성 및 용법】

天台烏藥, 木香, 小茴香, 高良薑, 青皮 各20g, 川楝子 10個, 巴豆 70粒, 檳榔 2個이다. 巴豆를 먼저 파쇄하고, 川楝子와 함께 麩炒黑한다. 巴豆와 麩皮를 빼고, 나머지 약과 함께 細末하여 4g씩 溫酒와 함께 복용한다.

【효능 및 주치】

行氣疏肝, 散寒止痛.

寒凝氣滯, 小腸疝氣(寒疝)으로 인한 少腹引控睾丸而痛, 偏墜腫脹 등의 증을 다스린다.

【설명】

천태오약산(天台烏藥散)도 도기탕(導氣湯)과 마찬가지로 한응기체(寒凝氣滯), 소장산기(小腸疝氣)를 다스리는 처방이다.

---

1 의학발명(醫學發明)

- **君藥:** 오약(辛溫) – 行氣疏肝, 散寒止痛
- **臣藥:** 소회향 – 暖肝散寒
  청피 – 疏肝破氣
  목향 – 行氣止痛
  고량강 – 散寒止痛
- **佐藥:** 빈랑 – 直達下焦, 行氣化滯
  천련자, 파두 – 行氣散結
- **使藥:** 온주(溫酒) – 行氣散寒의 功效을 增强

천태오약산을 복용하면 한응(寒凝)과 기체(氣滯)가 풀려 산통(疝痛)이 저절로 낫게 된다.

15. 흑석단黑錫丹[1] 鎭納腎虛陽浮 [增補]

黑錫丹能鎭腎寒흑석단능진신한 **硫黃入錫結成團**유황입석결성단

胡蘆故紙茴沈木호로고지회침목 **桂附金鈴肉蔻丸**계부금령육구환

黑錫丹은 腎寒을 鎭靜시키는 약으로 硫黃에 黑錫을 넣어 둥글게 하고, 胡蘆巴, 破古紙, 茴香, 沈香, 木香, 肉桂, 附子, 金鈴子, 肉荳蔻를 환으로 만든다.

【조성 및 용법】

黑錫, 硫黃 各80g, 胡蘆巴, 破故紙, 茴香, 沈香, 木香, 附子, 金鈴子, 肉豆蔻 各40g, 肉桂 20g이다. 먼저 黑錫(흑연)을 녹인 데다 硫黃을 넣어서 한 덩어리로 뭉친 다음 식혀서 極細末한다. 나머지 약들을 가루 내어 모두 섞은 다음 술을 넣어서 쑨 풀에 반죽하여 梧桐子 크기의 환약을 만든다. 한 번에 30~50환씩 空腹에 薑鹽湯 혹은 棗湯과 함께 복용한다. 婦人들은 艾醋湯과 함께 복용한다.

【효능 및 주치】

溫壯下元, 鎭納浮陽.

① 眞陽不足, 腎不納氣, 濁陰上泛, 上盛下虛으로 인한 上氣喘促, 四肢厥逆, 冷汗不止, 舌淡苔白, 脈沈微 등의 증을 다스린다.

② 奔豚(氣從小腹上衝胸)으로 인한 胸脅脘腹脹痛과 寒疝腹痛, 腸鳴滑泄, 男子陽痿精冷, 女子血海虛寒 등의 증을 다스린다.

【설명】

흑석단(黑錫丹)은 진양부족(眞陽不足), 하원허랭(下元虛冷)을 다스리는 처방이다. 또한 양기가 부족하여 2차적으로 생기는 습담(濕痰)과 한응기체(寒凝氣滯)를 겸증

---

1 태평혜민화제국방(太平惠民和劑局方)

으로 다스린다.

- **君藥**: 흑석(質重甘寒) - 鎭攝浮陽
  유황(性熱) - 溫補命火, 暖腎消寒
- **臣藥**: 부자, 육계 - 溫腎助陽, 引火歸原
  호로파, 파고지(보골지), 소회향 - 溫腎助陽, 除冷散寒
- **佐藥**: 침향 - 降逆平喘, 納氣入腎
  목향, 육두구 - 溫中調氣, 行氣止痛
  천련자(苦寒) - 監制諸藥, 疏肝利氣, 調暢氣機

흑석단은 온장신양(溫壯腎陽), 진납신허(鎭納腎虛)하여 부양(浮陽)을 가라앉힌다.
어떤 처방집에서는 본방에 양기석(陽起石) 1냥을 넣어 온신조양(溫腎助陽)의 효능을 강화하는 경우도 있다. 본방은 허양부월(虛陽浮越)로 인한 상실하허(上實下虛)에 효과가 있으나 흑석(黑錫)은 오래 복용하면 중독 우려가 있으니 오래 복용하는 것을 삼간다.

16. 반류환半硫丸[1] 虛冷便秘 [增補]

半硫半夏與硫黃반류반하여류황 虛冷下元便秘嘗허랭하원편비상

金液丹中硫一味금액단중류일미 沈寒厥逆亦興陽침한궐역역흥양

半硫丸은 半夏, 硫黃인데, 下元이 虛冷하여 생긴 便秘에 복용한다.
金液丹은 硫黃 한가지로 沈寒[2]厥逆을 낫게 하고 陽氣를 부흥케 한다.

【附方】

금액단(金液丹)

【조성 및 용법】

半夏를 일곱 차례 湯浸하여 焙乾細末하고 硫黃을 極細末한다. 生薑汁과 같이 삶은 蒸餠과 함께 梧桐子 크기의 환으로 만들어 15~20환씩 溫酒나 生薑湯과 함께 복용한다.

【효능 및 주치】

溫腎逐寒, 通陽降濁.

老人의 下元虛冷으로 인한 便秘 혹은 寒濕久瀉를 다스린다.

---

1 태평혜민화제국방(太平惠民和劑局方)

2 침한(沈寒)은 체내에 오래된 한증(寒證)이 있는 것을 말한다.

【설명】

반류환(半硫丸)은 노인의 명문화쇠(命門火衰), 한적내조(寒積內阻)로 인한 대변비결(大便秘結)을 다스리는 처방이다.

또한 양기가 허하고 수습(水濕)을 운화하지 못하여 생긴 한습설사(寒濕泄瀉)를 겸하여 다스린다.

- **君藥:** 유황(大熱) – 補命門火, 溫腎助陽祛寒
- **臣藥:** 반하(辛溫燥濕) – 和胃降逆散結, 通降胃氣
- **佐藥:** 생강즙 – 溫中祛寒, 解半夏之毒

반류환은 생강, 반하즙에 유황을 넣은 단순한 처방이지만 보신양(補腎陽), 산한사(散寒邪)하며, 위기(胃氣)가 통강(通降)하기 때문에 대변이 나오게 된다.

특히 노인의 양허변비(陽虛便秘)에 뛰어난 효과를 보이지만, 기허(氣虛)나 진액부족(津液不足), 혈고(血枯)로 인한 조열변비(燥熱便秘)에는 투여하지 않는다.

금액단(金液丹)[3]은 태평혜민화제국방(太平惠民和劑局方)에 나오는 처방으로 조양익화(助陽益火)의 효능이 있다.

신양허약(腎陽虛弱), 구한고랭(久寒痼冷)으로 인한 수족궐랭(手足厥冷), 요슬냉통(腰膝冷痛), 자한토리(自汗吐利), 소변불금(小便不禁), 맥미(脈微), 양위(陽痿) 등을 다스린다. 다만 금액단을 만드는 과정에서 유황이 감독(減毒)되지만 기본적으로 신열유독(辛熱有毒)한 약재이므로 다복(多服)이나 구복(久服)을 삼간다.

---

[3] 석유황(石硫黃) 한 가지로 구성된 처방이다. 석유황 400g을 곱게 갈아 瓷盒(그릇)에 물을 넣고 녹인다. (그릇의 뚜껑은 적석지로 봉인한다.) 이것을 다시 굳히고 가루내어 여러 번 반복한 후에 소금을 넣은 진흙을 그릇에 바르고, 曬乾한다. 다시 2시간 정도 약한 불로 달구고, 七日七夜동안 땅에 묻었다가 細末하여 蒸餅40g와 함께 梧桐子크기의 糊丸으로 만든다. 30~100환씩 溫米湯과 함께 복용한다.

17. 장수산漿水散[1] 霍亂陽虛 [增補]

漿水散中用地漿장수산중용지장 乾薑附桂與良薑건강부계여량강

再加甘草同半夏재가감초동반하 吐瀉身凉立轉陽토사신량립전양

漿水散은 地漿水[2], 乾薑, 附子, 肉桂, 良薑에 다시 甘草, 半夏를 넣은 것인데, 吐瀉를 낫게 하고, 身凉을 즉시 따뜻하게 한다.

【조성 및 용법】

乾薑, 肉桂, 附子, 炙甘草 各20g, 良薑 10g, 半夏 40g을 細末하여 12~20g씩 地漿水로 전탕하여 熱服한다.

【효능 및 주치】

溫陽散寒, 降逆和中.

脾腎陽虛, 中寒霍亂으로 인한 腹痛吐瀉,身凉肢冷, 汗多脈微 등의 증과 暑月中寒으로 인한 突然吐瀉, 汗多脈微, 陽虛欲脫 등의 증을 다스린다.

【설명】

장수산(漿水散)은 비신양허(脾腎陽虛)로 인한 곽란(霍亂)을 다스리는 처방이다.

[1] 소문병기기의보명집(素問病機氣宜保命集)

[2] 지장수(地漿水): 삼척(三尺) 깊이의 땅에서 나오는 물의 상청액(上清液)을 지장수라고 부른다. 음중지음(陰中之陰)에 해당한다.

- **君藥**: 부자(辛熱), 건강(辛熱) – 溫補脾腎, 散寒和中
- **臣藥**: 육계 – 溫補腎陽, 散寒止痛
  양강 – 溫中散寒
- **佐藥**: 반하 – 溫中和胃, 降逆止嘔
- **使藥**: 자감초 – 益氣補脾, 生化氣血, 調和諸藥
  지장수 – 陰中之陰, 益陰斂陽, 陽氣散越을 防止(反佐의 의미), 引藥下達

장수산은 한사(寒邪)를 제거하고, 양기(陽氣)를 회복시키며 비위(脾胃)를 조화롭게 하기 때문에 토사(吐瀉)와 신량(身凉)의 증세를 낫게 할 수 있다.

18. 래복단來復丹[1] 上盛下虛, 裏寒外熱 [增補]

來復丹用玄精石래복단용현정석 硝石硫黃橘紅著초석류황귤홍저

青皮靈脂復元陽청피령지복원양 上盛下虛可鎮宅상성하허가진댁

來復丹[2]은 玄精石, 硝石, 硫黃, 橘紅, 青皮, 五靈脂인데,
元陽을 회복하고, 上盛下虛[3]를 진정하게 한다.

【조성 및 용법】

玄精石, 硝石, 硫黃 各40g, 橘紅, 青皮, 五靈脂 各80g이다. 硝石과 硫黃을 細末하고, 鍋內에 넣고 微火로 慢炒한다. 다시 極細硏末한다. 玄精石은 갈아서 水飛하고, 橘紅, 青皮, 五靈脂 역시 細末한다. 그 후에 모든 약재를 합하여 갈아 豌豆大의 糊丸으로 만든다. 30丸씩 空腹에 粥飮과 함께 복용한다. 小兒는 3~5丸을 복용한다.

【효능 및 주치】

助陽救陰, 鎮納浮陽, 行氣通閉.

上盛下虛, 裏寒外熱로 인한 痰厥, 氣閉, 心腹冷痛, 大便泄瀉, 身熱脈微, 或心腎不交 등의 증을 다스린다.

---

1 태평혜민화제국방(太平惠民和劑局方)

2 래복단(來復丹)은 신(腎)의 양기(陽氣)가 극허(虛極)한 것을 회복한다고 하여 이름지어졌다. 마치 겨울이 지나면 봄이 돌아오는 회춘(回春)의 의미이다.

3 상성하허(上盛下虛)중에 상성(上盛)은 담탁(痰濁)이 상초를 막은 것을 말하고, 하허(下虛)는 신(腎)의 음양(陰陽)이 허쇠(虛衰)한 것을 말한다.

【설명】

래복단(來複丹)은 하원(下元)이 허쇠하여 허양(虛陽)이 상부(上浮)하고, 외월(外越)하게 된 증을 다스리는 처방이다.

또한 담탁(痰濁)이 상범(上泛)하여, 기기(氣機)를 폐조(閉阻)하고, 중완(中脘)이 막힌 것을 다스린다.

- **君藥:** 유황(辛熱) – 補火助陽, 下氣除寒
  초석(苦寒) – 降火通腸
- **臣藥:** 현정석(性寒) – 滋陰降火, 引虛火下降歸腎
- **佐藥:** 청피, 진피 – 疏利氣機, 氣閉得通(氣行則痰消)
  오령지(甘溫) – 除心腹冷氣, 通利血脈, 散瘀止痛, 濁陰下行

특히 래복단에서 군약인 유황과 초석은 한열(寒熱)이 정반대인데, 같이 초(炒)하면서 음양호제(陰陽互濟)하게 된다. 따라서 래복단은 음양(陰陽)과 중기(中氣)가 모두 보(補)되고, 한담(寒痰)이 제거되어 심신(心腎)의 교제(交濟)가 원활하게 된다.

12

거서지제

(祛暑之劑)

거서지제(祛暑之劑)는
서사(暑邪)를 다스리는 방제이다.

서병(暑病)은 서사(暑邪)에 감수되어 발병하는데, 서사는 양사(陽邪)로 쉽게 진기(津氣)를 손상케 하여 발열구갈(發熱口渴), 권태소기(倦怠少氣) 등의 증상이 나타난다. 또 서기(暑氣)가 심(心)에 통(通)하기 때문에 한출심번(汗出心煩) 등의 증세가 나타나고, 서(暑)는 협습(夾濕)하기 쉽기 때문에 토사(吐瀉), 소변불리(小便不利) 등의 증세가 나타나기 쉽다. 게다가 하월(夏月)에 음량(飮凉)하거나 춥게 자서 풍한에 감수되면 오한무한(惡寒無汗) 등의 표한증(表寒證)이 나타나기도 한다.

거서지제(祛暑之劑)는 거서청열(祛暑清熱), 청서익기(清暑益氣), 거서리습(祛暑利濕), 거서해표(祛暑解表) 등의 구분이 있으니 적절하게 변증하여 용약해야 한다.

1. 삼물향유음 三物香薷飲[1] 散暑和脾

三物香薷豆朴先삼물향유두박선 若雲熱盛加黃連약운열성가황련

或加苓草名五物혹가령초명오물 利濕祛暑木瓜宣리습거서목과선

再加蔘芪與陳朮재가삼기여진출 兼治內傷十味全겸치내상십미전

二香合入香蘇飲이향합입향소음 仍有藿薷香葛傳잉유곽유향갈전

三物香薷飲에는 香薷, 白扁豆, 厚朴을 먼저 사용하는데,
만약 熱盛하면 黃連을 加한다.
혹은 茯苓과 甘草를 가한 것을 五物香薷飲이라고 부르고,
利濕祛暑할 때는 木瓜를 加한다.
다시 人蔘, 黃芪와 陳皮, 白朮을 加하면
內傷을 兼治하는 十味香薷飲이 된다.
二香散은 五味香薷飲과 香蘇飲을 합한 것이고,
(三物香薷飲에) 藿香正氣散을 합방하면 藿薷湯이 되며,
(三物香薷飲에) 葛根을 넣으면 香葛湯이 된다.

【附方】

황련향유음(黃連香薷飲), 오물향유음(五物香薷飲), 육미향유음(六味香薷飲), 십미향유음(十味香薷飲), 이향산(二香散), 곽유탕(藿薷湯), 향갈탕(香葛湯)

【조성 및 용법】

香薷 6g, 白扁豆, 薑制厚朴 各3g을 粗末하여 水酒相煎하여 冷服한다.

---

1 화제국방(和劑局方)

【효능 및 주치】

祛暑解表, 化濕和脾.

夏月乘凉飮冷, 外感於寒, 內傷於濕으로 인한 惡寒發熱, 無汗頭痛, 頭重身倦, 腹痛吐瀉, 胸悶, 舌苔白膩, 脈浮 등의 증을 다스린다.

【설명】

삼물향유음(三物香薷飮)은 여름철에 차가운 것을 마시거나 외감(外感)으로 인한 오한발열(惡寒發熱), 무한두통(無汗頭痛) 등의 증상을 치료하는 처방이다.

또한 겸하여 습사(濕邪)로 인한 두중신권(頭重身倦), 복통토사(腹痛吐瀉), 흉민(胸悶)한 증을 다스린다.

- **君藥:** 향유(辛溫芳香) – 發汗解表, 散寒. 祛暑, 化濕和中(여름철 解表의 要藥)
- **臣藥:** 후박(辛苦溫) – 行氣除滿, 內化濕滯.
- **佐藥:** 백편두 – 補脾化濕, 消暑

삼물향유음은 술과 같이 달여 산한지력(散寒之力)을 증강하는데, 거서해표(祛暑解表)하고 화습화비(化濕和脾)하는 효능이 뛰어나다.

만약에 열성(熱盛)하여 구갈심번(口渴心煩)하거나 하혈(下血)하는 경우에는 백편두(白扁豆)를 제거하고 황련(黃連)을 가하여 청심비(淸心脾), 제번열(除煩熱)해야 하는데, 이것을 황련향유음(黃連香薷飮)이라고 한다.

또 본 처방에 복령(茯苓)과 감초(甘草)를 가한 것을 오물향유음(五物香薷飮)이라고 부르고, 거서화중(祛暑和中)의 작용을 하여 상서설사(傷暑泄瀉), 소변불리(小便不利) 등의 증을 다스린다.

만약 습사(濕邪)가 태성(太盛)하면 목과(木瓜)를 가미하여 거습(祛濕)의 효능을 강화하는데, 이것을 육미향유음(六味香薷飮)이라고 부른다. 여기에 한 번 더 인삼(人蔘), 황기(黃芪), 진피(陳皮), 백출(白朮)을 가하면 십미향유음(十味香薷飮)이 되고, 서습내상(暑濕內傷)과 두중토리(頭重吐利), 신체피권(身體疲倦), 신지혼침(神志昏沈)의 증상을 다스릴 수 있다.

이향산(二香散)은 오미향유음(五味香薷飮)[1]과 향소음(香蘇飮)[2]을 합방한 것으로 서습(暑濕)으로 내외(內外)를 상하여 생긴 신열오한(身熱惡寒), 흉복창만(胸腹脹滿) 등의 증을 다스린다.

삼물향유음(三物香薷飮)과 곽향정기산(藿香正氣散)을 합방한 것을 곽유탕(藿薷湯)이라고 부르는데, 복서토사(伏暑吐瀉)를 치료한다. 또 삼물향유음에 갈근(葛根)을 가미한 것을 향갈탕(香葛湯)이라고 하는데, 여름철에 상풍(傷風)하여 항배구급(項背拘急)한 증상을 다스린다.

---

[1] 六味香薷飮에서 茯苓을 제거한 것

[2] 香附子, 紫蘇葉, 陳皮, 炙甘草

2. 청서익기탕 清暑益氣湯[3] 補肺生津, 燥濕清熱

淸暑益氣蔘草芪청서익기삼초기 當歸麥味青陳皮당귀맥미청진피

曲柏葛根蒼白朮곡백갈근창백출 升麻澤瀉薑棗隨승마택사강조수

淸暑益氣湯은 人蔘, 甘草, 黃芪, 當歸, 麥門冬, 五味子, 靑皮, 陳皮에 神麯, 黃柏, 葛根, 蒼朮, 白朮, 升麻, 澤瀉, 生薑, 大棗가 들어간다.

【조성 및 용법】

黃芪, 蒼朮, 升麻 各4g, 人蔘, 澤瀉, 陳皮, 炒神麯, 白朮 各2g, 炙甘草, 當歸身, 麥門冬 各1.2g, 靑皮 1g, 五味子 9粒, 黃柏, 葛根 各0.8g을 生薑 2片, 大棗 2枚와 함께 전탕하여 溫服한다.

【효능 및 주치】

淸暑益氣, 祛濕健脾.

暑濕傷人, 氣津兩傷으로 인한 身熱心煩, 自汗口渴, 四肢困倦, 不思飮食, 精神減少, 胸滿氣促, 身重, 肢體疼痛, 小便赤澁, 大便溏黃, 脈虛 등의 증을 다스린다.

【설명】

청서익기탕(淸暑益氣湯)은 여름철에 상서(傷暑)한 것을 치료하는 처방이다.

서(暑)은 양사(陽邪)로 진액(津液)과 기(氣)를 쉽게 상하게 한다. 본 처방은 기진(氣津)이 둘 다 상한 것을 다스리는 처방이며, 협습곤비(挾濕困脾), 흉만(胸滿)한 것을 겸하여 치료하는 처방이다.

[3] 비위론(脾胃論)

• **君藥**: 승마 – 清解暑熱, 升清氣.
• **臣藥**: 갈근 – 清熱解暑, 生津止渴
황백 – 清熱燥濕, 善淸下焦膀胱濕熱
택사 – 滲利濕熱, 使濕熱從小便去
• **佐藥**: 황기, 인삼 –益氣固表, 補氣
맥문동 – 清熱養陰
오미자 – 保肺, 生津斂汗
당귀 – 養血和陰
창출, 백출 – 燥濕健脾
청피, 진피, 신곡 – 理氣化滯, 消食
• **使藥**: 자감초 – 調和諸藥
생강, 대조 – 調補脾胃, 助脾運

청서익기탕(淸暑益氣湯)은 이름 그대로 청서익기(淸暑益氣)하며, 양음생진(養陰生津), 거습건비(祛濕健脾)한데, 제습건비(除濕健脾)하는 효능이 비교적 강하다.
원기(元氣)가 본래 허(虛)한 사람이 서습(暑濕)을 감수(感受)받은 경우에 사용한다. 만약 땀이 적게 난다면 황기(黃芪)의 양을 반으로 줄여도 무방하다.

3. 축비음縮脾飮[1] 溫脾消暑

縮脾飮用淸暑氣축비음용청서기 砂仁草果烏梅曁사인초과오매기

甘草葛根扁豆加감초갈근편두가 吐瀉煩渴溫脾胃토사번갈온비위

古人治暑多用溫고인치서다용온 暑爲陰證此所謂서위음증차소위

大順杏仁薑桂甘대순행인강계감 散寒燥濕斯爲貴산한조습사위귀

縮脾飮은 暑氣를 淸하게 할 때 사용하는데, 砂仁, 草果, 烏梅에
甘草, 葛根, 白扁豆를 加한다. 吐瀉煩渴을 다스리고, 脾胃를 溫하게 한다.
古人이 溫藥을 多用하여 治暑한 暑의 陰症이 이것을 말한 것이다.
大順散은 杏仁, 乾薑, 肉桂, 甘草인데, 散寒燥濕하는 효과가 매우 귀하다.

【附方】

대순산(大順散)

【조성 및 용법】

縮砂仁, 草果煨, 烏梅, 炙甘草 各160g, 葛根, 白扁豆 各80g을 粗末하여 16g씩 水煎冷服한다.

【효능 및 주치】

溫脾消暑, 除煩止渴.

感受暑濕, 濕傷脾胃으로 인한 嘔吐泄瀉, 煩躁口渴 및 暑月酒食所傷 등의 증을 다스린다.

---

1 화제국방(和劑局方)

【설명】

축비음(縮脾飮)은 서습(暑濕)을 감수(感受)받아 생긴 구토설사(嘔吐泄瀉), 번조구갈(煩躁口渴)을 치료하는 처방이다.

이러한 증상은 서열(暑熱)이 내복(內伏)하고, 습곤비위(濕困脾胃)하여 생긴다.

- **君藥**: 사인(辛溫芳香) – 醒脾和胃, 理氣化濕.
- **臣藥**: 백편두 – 清暑化濕
  초과 – 溫脾燥濕
  갈근 – 解散暑熱, 胃氣上升, 生津止渴
  오매 – 除熱, 生津止渴.
- **佐使藥**: 자감초 – 健脾和中, 助脾運化, 調和諸藥

축비음은 청서열(清暑熱), 제번갈(除煩渴), 온비지사(溫脾止瀉)하는 효능을 낸다.

축비음을 사용할 때 맥과 설태를 반드시 확인해야 한다. 설태백니(舌苔白膩), 맥유(脈濡)하다면 이것은 음서(陰暑)에 해당하므로 축비음을 사용할 수 있지만, 맥홍대삭(脈洪大數), 한다(汗多), 번갈인음(煩渴引飮), 구토예탁(嘔吐穢濁)하다면 이것은 서열(暑熱)로 인한 양서(陽暑)의 증상이기 때문에 축비음을 사용하지 못한다.

대순산(大順散)[1]은 태평혜민화제국방(太平惠民和劑局方)에 나오는데, 역시 음서(陰暑)를 치료하는 처방으로, 여름철에 서사(暑邪)와 한습(寒濕)에 상한 증세를 치료한다.

처방을 살펴보면 감온(甘溫)한 감초(甘草)를 중용(重用)하였는데, 익기건비(益氣健脾)의 의미가 크다. 또 고온(苦溫)한 성미의 행인(杏仁)으로 산한리기(散寒利氣), 통조수도(通調水道)하며, 신열(辛熱)한 건강(乾薑), 육계(肉桂)로 산한조습(散寒燥濕)한다. 대순산 역시 온약(溫藥)을 다용(多用)하여 서병을 다스리는 대표적인 처방이다.

---

[1] 건강(乾薑), 육계(肉桂), 행인(杏仁) 各16g, 감초(甘草) 80g이다. 먼저 감초를 흰모래와 함께 노랗게 볶은 다음 건강을 넣고 건강이 터질 때까지 볶는다. 그 후 행인을 넣고 노랗게 볶은 다음 모래를 버린다. 약을 깨끗이 씻은 다음 육계와 함께 가루를 낸다. 8g씩 물에 넣고 달여서 복용한다.

4. 생맥산生脈散[2] 保肺復脈

生脈麥味與人蔘생맥맥미여인삼, 保肺清心治暑淫보폐청심치서음

氣少汗多兼口渴기소한다겸구갈, 病危脈絕急煎斟병위맥절급전짐

生脈散은 麥門冬, 五味子와 人蔘인데, 保肺淸心하고 暑淫(暑病)을 치료한다. 少氣, 汗多에 口渴을 兼하거나, 病이 危殆로워 脈絶하려 할 때 복용한다.

【조성 및 용법】

麥門冬 2g, 五味子 7粒, 人蔘 2g을 水煎服한다.

【효능 및 주치】

益氣生津, 養陰保肺.

① 暑淫耗傷氣陰로 인한 氣短體倦, 多汗口渴, 咽乾, 脈虛細 등의 증을 다스린다.

② 久咳肺虛, 氣陰兩傷으로 인한 嗆咳少痰, 氣短自汗, 口乾舌燥, 苔薄少津, 脈虛數或虛細 등의 증을 다스린다.

【설명】

생맥산(生脈散)은 서음(暑淫)에 기음(氣陰)을 상한 것을 다스리는 처방이다.

- **君藥**: 인삼 – 益氣生津, 大補肺氣
- **臣藥**: 맥문동(甘寒) – 滋陰潤肺, 清心熱
- **佐藥**: 오미자(酸溫) – 斂肺止汗, 生津收斂

2 내외상변혹론(內外傷辨惑論)

세 가지 약재가 배오되면, 보폐청심(保肺清心)하는 효력을 지닌 생맥산(生脈散)이 된다.
또한 생맥산은 이름 그대로 맥을 살리는 효능이 있어서, 맥미욕절(脈微欲絕)하려고 하는 위급한 병증에 급히 달여서 복용한다.

생맥산을 복용하면 기(氣)가 충만해지고, 맥이 회복된다.
이렇게 익기(益氣)하면서 거서(祛暑)하기 때문에 청서지제(清暑之劑)의 대표적인 처방이라고 할 수 있다.
생맥산은 여름철 한출과다(汗出過多)로 기진(氣津)을 손상했을 때 사용하는데, 여름철에 달여서 수시로 복용하면 서병(暑病)을 예방할 수도 있다.

5. 육일산六一散[1] 清暑利濕

六一滑石同甘草육일활석동감초 解肌行水兼清燥해기행수겸청조

統治表裏及三焦통치표리급삼초 熱渴暑煩瀉痢保열갈서번사리보

益元碧玉與雞蘇익원벽옥여계소 砂黛薄荷加之好사대박하가지호

六一散은 滑石, 甘草인데, 解肌行水하며 겸하여 清燥한다.
表裏와 三焦를 統治하며, 熱渴, 暑煩, 瀉痢를 다스린다.
益元散, 碧玉散, 雞蘇散은 (본 처방에) 朱砂, 青黛, 薄荷를 加한 것으로 좋다.

【附方】

익원산(益元散), 벽옥산(碧玉散), 계소산(雞蘇散)

【조성 및 용법】

滑石 240g, 甘草 40g을 細末하여 12g씩 白蜜을 약간 넣고, 冷水혹은 燈心湯과 함께 調服한다. 1일 3회 복용한다.

【효능 및 주치】

清暑利濕.

感受暑濕으로 인한 身熱口渴, 心煩, 小便不利, 大便泄瀉 등의 증을 다스린다.

---

[1] 유하간(劉河間) 상한직격(傷寒直格)

【설명】

육일산(六一散)은 서열(暑熱)에 감수(感受)되어 발생한 신열구갈(身熱口渴), 심번(心煩)을 치료하는 처방이다.

또한 습(濕)으로 인한 소변불리(小便不利), 설사(泄瀉) 등의 겸증을 다스린다.

- **君藥:** 활석(甘淡寒, 質重體滑) – 淸解暑熱, 行水利濕, 止煩渴.
- **佐藥:** 감초 – 淸熱和中

육일산은 두 가지 약재로만 구성된 감한(甘寒)한 처방이다.

단지 두 가지만 들어가지만 서습(暑濕)을 치료하는 기본방이 되며, 표리상하(表裏上下)와 삼초(三焦)를 모두 다스리는데, 표(表)에서는 발열(發熱), 리(裏)에서는 설사(泄瀉), 상(上)에서는 번갈(煩渴), 하(下)에서는 소변불리(小便不利)를 치료한다.

육일산의 이름은 활석(滑石)과 감초(甘草)가 6:1의 비율로 합해지기 때문이기도 하지만 '天一生水, 地六成之'의 의미도 담고 있다. 그래서 육일산의 다른 이름은 천수산(天水散), 태백산(太白散)이라고도 부른다.

익원산(益元散)은 육일산에 진사(辰砂)[1]를 가미한 것으로 청심거서(淸心祛暑)에 안신(安神)의 효능을 더한 것이다. 따라서 서습증(暑濕證)과 함께 심계정충(心悸怔忡), 실면다몽(失眠多夢)의 증상이 있을 때 사용한다.

벽옥산(碧玉散)은 육일산에 청대(靑黛)를 가미한 것으로 서습(暑濕)에 간담울열(肝膽鬱熱)증세를 겸한 사람에게 사용한다.

계소산(雞蘇散)은 육일산에 박하(薄荷) 1푼을 가미한 것으로 소풍거서(疏風祛暑)의 효능이 있어서, 서습(暑濕)에 오풍한(惡風寒), 두통(頭痛), 해수(咳嗽)를 겸한 증에 사용한다.

---

[1] 주사(朱砂)

13
리습지제 (利濕之劑)

리습지제(利濕之劑)는 수습병증(水濕病證)을 치료하는 방제들이며,
거습약(祛濕藥)과 축수약(逐水藥)으로 구성된다.

습(濕)은 수(水)가 변하여 생기기 때문에 수(水)와 습(濕)은 같은 질병이라고 할 수 있다. 수습(水濕)이 병이 되는 것은 외습(外襲)에 의할 수도 있고, 저절로 내생(內生)하는 경우도 있다.

외습(外濕)은 비를 맞거나 땀에 젖은 옷을 오래 입거나, 습한 곳에서 살아서 습사(濕邪)가 기표(肌表)를 따라서 인체 내부로 침입하여 발생한다. 만약 생랭(生冷)한 음식을 과식하거나 음주(飮酒)가 과도하거나 평소 비허(脾虛)하였는데 건운실조(健運失調)되면, 수습(水濕)이 내정(內停)하게 되며, 이것을 내습(內濕)이라고 한다.

외습은 병위가 기표경락(肌表經絡)에 있고, 내습은 병위가 장부에 위치한다. 그러나 결국 기표와 장부는 표리관계이기 때문에, 외습이 장부로 내전(內傳)되기도 하고, 내습 역시 기부로 외일(外溢)되기도 하며 심지어는 외습과 내습이 같이 보이기도 한다.

인체에서 신(腎)은 주수(主水)하고, 비(脾)는 제수(制水)하며 폐(肺)는 조수(調水)하고, 삼초(三焦)는 수도(水道)가 되며, 방광(膀胱)은 수부(水腑)가 된다. 따라서 수습(水濕)으로 인한 병증들에는 이러한 모든 장부와 밀접한 연관이 있다. 예를 들어서 비허(脾虛)하면 습생(濕生)하게 되고, 신허(腎虛)하면 수범(水泛)하게 되며, 폐(肺)이 선강(宣降)기능을 잃게 되면 통조수도(通調水道)를 못하게 된다.

또 수습(水濕)은 풍한서열(風寒暑熱)과 같이 합쳐지기도 하고, 사람에 따라 허실강약(虛實强弱)과 상하표리(上下表裏), 한(寒), 열(熱), 경중(輕重), 완급(緩急)의 차이가 있다. 이로 인해서 거습제에는 리수삼습(利水滲濕), 공축수습(攻逐水濕), 청열리습(淸熱利濕), 온화수습(溫化水濕), 거풍승습(祛風勝濕), 조습화탁(燥濕化濁)의 구분이 생긴다.

1. 오령산五苓散[1] 行水總劑

五苓散治太陽腑오령산치태양부 白朮澤瀉豬茯苓백출택사저복령
膀胱化氣添官桂방광화기첨관계 利便消暑煩渴清리변소서번갈청
除桂名爲四苓散제계명위사령산 無寒但渴服之靈무한단갈복지령
豬苓湯除桂與朮저령탕제계여출 加入阿膠滑石停가입아교활석정
此爲和濕兼瀉熱차위화습겸사열 疸黃便閉渴嘔寧달황변폐갈구녕

五苓散은 太陽腑(膀胱)을 치료하는데,
白朮, 澤瀉, 豬苓, 茯苓에 膀胱化氣를 위해 官桂를 첨가한다.
利便하고 暑煩을 제거하며 渴症을 淸하게 한다.
官桂를 제거하면 四苓散이라고 하는데,
寒證이 없고 단지 渴症이 있을 때 복용하면 神靈하다.
豬苓湯은 (五苓散에서) 官桂와 白朮을 제거하고 阿膠, 滑石을 加入한 처방인데,
和濕과 瀉熱에 겸하여, 黃疸, 便閉, 渴嘔를 편안하게 한다.

【附方】

사령산(四苓散), 저령탕(豬苓湯)

【조성 및 용법】

白朮 6g, 澤瀉 10g, 豬苓 6g, 茯苓 6g, 桂枝 2g을 細末하여 8g씩 米湯(미음)과 함께 調服하거나 한 첩으로 하여 달여 복용한다.

---

1 상한론(傷寒論)

【효능 및 주치】

利水滲濕, 溫陽化氣.

① 蓄水證으로 인한 小便不利, 頭痛發熱, 煩渴欲飮, 或水入即吐, 舌苔白, 脈浮 등의 증을 다스린다.

② 水濕內停으로 인한 水腫, 泄瀉, 小便不利 및 霍亂吐瀉, 中暑煩渴, 身重 등의 증을 다스린다.

③ 痰飮으로 인한 臍下動悸, 吐涎沫而頭眩, 或短氣而咳喘 등을 다스린다.

【설명】

오령산(五苓散)은 축수증(蓄水證)을 다스리는 상한론의 처방이다.

축수증은 태양표사(太陽表邪)가 미해(未解)된 것이 태양지부(太陽之腑)인 방광(膀胱)으로 내전(內傳)되어 방광이 기화불리(氣化不利)되고, 태양경(太陽經)과 태양부(太陽腑)가 모두 병이 된 것이다.

축수증은 수음(水飮)이 하초(下焦)에 쌓여서 진액이 수포(輸布)되지 못해 갈증(渴症)이 나는데, 물을 마시면 오히려 기존에 축적(蓄積)되어 있던 수사(水邪)가 상역(上逆)하기 때문에 수입즉토(水入卽吐)하게 된다. 이것을 치료하는 방법은 근본적으로 방광(膀胱)의 기화(氣化)를 좋게 하는 것이다. 가결(歌訣)의 '五苓散治太陽腑'는 이것을 말하는 것이다. 오령산은 축수증을 다스리면서 겸하여 중서(中暑)된 것과 해(咳), 천(喘), 두현(頭眩) 등의 증을 다스린다.

- **君藥:** 택사(甘淡性寒) – 利水滲濕(直達膀胱)
- **臣藥:** 저령, 복령 – 淡滲利濕, 通利小便
- **佐藥:** 백출 – 健脾燥濕
  계지 – 外解表邪, 內助膀胱氣化

오령산은 리수삼습(利水滲濕), 온양화기(溫陽化氣)의 효력을 내어 리수삼습(利水滲濕)에 뛰어난 효과가 있다.

따라서 수습옹성(水濕壅盛)으로 인한 수종(水腫), 소변불리(小便不利), 설사(泄瀉),

중서번갈(中暑煩渴) 등의 증상을 다스린다. 수습(水濕), 서습(暑濕)을 소변을 통해 배출(排出)하기 때문에 리소변(利小便)하고, 실대변(實大便)한다.

처방의 관계(官桂)는 방광(膀胱)의 기화(氣化)작용을 강화한다.
소문 영란비전론(靈蘭秘典論)의 "膀胱者, 洲都之官, 津液藏焉, 氣化則能出矣." 이란 내용과 마찬가지로 방광(膀胱)의 기화작용을 강화하면 리소변(利小便)하는 효과가 배가된다.

사령산(四苓散)은 계지(桂枝)를 제거한 것인데, 리수삼습(利水滲濕)의 효능에 습으로 인한 음식내상(飮食內傷)을 다스리는 처방이다. 소변불리(小便不利), 대변당사(大便溏瀉), 구갈(口渴) 등을 치료한다.

저령탕(猪苓湯)은 오령산에서 계지(桂枝), 백출(白朮)을 제거하고, 아교(阿膠), 활석(滑石)을 넣어서 만드는데, 리수(利水), 청열양음(清熱養陰)하는 처방이다. 수열(水熱)이 호결(互結)하여 소변불리(小便不利)와 함께 발열(發熱), 구갈욕음(口渴欲飮), 혹은 심번불매(心煩不寐)가 있거나, 간혹 해수구오(咳嗽嘔惡), 하리(下利) 등의 증상이 나타나는 경우에 처방한다. 또 혈림(血淋), 소변삽통(小便澁痛), 점적난출(點滴難出), 소복창만(小腹脹滿) 등의 증상도 치료할 수 있다.

분석을 해보면 사령산은 한열(寒熱)의 증상 없이 단지 소변불리(小便不利)와 구갈(口渴)만 있기 때문에 계지(桂枝)를 제거하여 효능을 리수삼습(利水滲濕)에만 집중시킨 것이고, 저령탕은 사기가 이미 입리(入裏)하고 화열(化熱)이 되어, 수열(水熱)이 호결(互結)되고 열상음진(熱傷陰津)하였기 때문에 택사(澤瀉), 저령(豬苓), 복령(茯苓) 등으로 리수삼습(利水滲濕)하고, 활석(滑石)으로는 청열리뇨(清熱利尿), 아교(阿膠)로는 양음(養陰)하여 수사(水邪)를 제거하면서도 음불상(陰不傷)하게 한 것이다.

2. 소반하가복령탕

小半夏加茯苓湯[1] 行水消痞

小半夏加茯苓湯소반하가복령탕 行水消痞有生薑행수소비유생강

加桂除夏治驚厥가계제하치경궐 茯苓甘草湯名彰복령감초탕명창

小半夏加茯苓湯은 行水消痞를 하는데, 半夏, 茯苓에 生薑을 넣는다. 桂枝를 더하고 半夏를 빼면 心悸와 厥冷을 치료하고 茯苓甘草湯이라 이름한다.

【附方】

복령감초탕(茯苓甘草湯)

【조성 및 용법】

半夏 6g, 茯苓 5g, 生薑 6g을 水煎하여 溫服한다.

【공효 및 주치】

行水消痞, 降逆止嘔.

膈間停水로 突然嘔吐, 心下痞滿, 頭眩心悸, 口不渴 등의 증상이 있는 것을 다스린다.

---

[1] 금궤요략(金匱要略)

【설명】

소반하가복령탕(小半夏加茯苓湯)은 격간정수(膈間停水)로 인해서 돌연구토(突然嘔吐), 비만현계(痞滿眩悸)하는 것을 다스리는 처방이다.

격간(膈間)에 수음(水飮)이 정(停)하게 되면 위실화강(胃失和降), 청양불승(淸陽不升)하여 수기능심(水氣凌心)한다.

- **君藥**: 복령(甘淡寒) - 健脾滲濕, 膈間之水를 小便을 따라 제거.
- **臣藥**: 생강(辛溫) - 辛散水飮, 和胃降逆止嘔(嘔家의 聖藥)
  반하(辛溫) - 行散水濕, 和胃降逆止嘔.

소반하탕(小半夏湯)은 반하(半夏)와 생강(生薑)으로 구성되는데, 지구(止嘔)하는 좋은 조합이며, 여기에 복령(茯苓)을 가하여 소반하가복령탕(小半夏加茯苓湯)이 된다. 세 가지 약이 배오되면 수행위화(水行胃和)하기 때문에 구토비만(嘔吐痞滿)이 자연스레 제거된다.

복령감초탕(茯苓甘草湯)은 소반하가복령탕(小半夏加茯苓湯)에서 반하(半夏)를 제거하고 계지(桂枝)와 감초(甘草)를 더하여 만드는데, 구토(嘔吐) 및 심하비만(心下痞滿)의 증이 없기 때문에 반하(半夏)를 뺀 것이다.

복령감초탕(茯苓甘草湯)[1]은 온중화음(溫中化飮), 통양리수(通陽利水)하여 심하정수(心下停水) 때문에 생긴 심하계(心下悸), 구불갈(口不渴), 사지궐역(四肢厥逆) 등의 증상을 다스린다.

---

[1] 복령(茯苓) 80g, 계지(桂枝) 80g, 생강(生薑) 120g, 자감초(炙甘草) 40g을 달여서 세 번에 나누어 복용한다.

3. 신착탕腎着湯[2] 濕傷腰腎

腎着湯內用乾薑신착탕내용건강 茯苓甘草白朮襄복령감초백출양

傷濕身痛與腰冷상습신통여요냉 亦名甘薑苓朮湯역명감강령출탕

黃芪防己除薑茯황기방기제강복 朮甘薑棗共煎嘗출감강조공전상

此治風水與諸濕차치풍수여제습 身重汗出服之良신중한출복지량

腎着湯은 乾薑, 茯苓, 甘草, 白朮이며,
濕傷으로 身痛, 腰冷한데 사용하고, 甘薑苓朮湯이라고도 부른다.
防己黃芪湯은 (腎着湯에서) 乾薑과 茯苓을 빼고
黃芪, 防己, 白朮, 甘草, 生薑, 大棗를 넣은 것으로,
風水와 諸濕을 다스리고, 身重汗出할 때 복용하면 좋다.

【附方】

방기황기탕(防己黃芪湯)

【조성 및 용법】

白朮 10g, 炮乾薑, 赤茯苓 各6g, 炙甘草 2g을 水煎溫服한다.

【공효 및 주치】

溫脾祛濕.

腎着病으로 인한 身體重痛, 腰以下冷痛, 腰重如帶五千錢, 口不渴, 飮食如故, 小便自利, 舌淡苔白, 脈沈遲 혹은 沈緩 등의 증을 다스린다.

---

[2] 금궤요략(金匱要略)

【설명】

신착탕(腎着湯)은 허리에 한습(寒濕)이 비착(痺着)된 것을 다스리는 처방이다.

- **君藥**: 건강(辛熱) – 溫脾散寒
- **臣藥**: 백출(甘苦溫) – 健脾燥濕
  복령 – 健脾滲濕
- **佐使藥**: 감초 – 調和諸藥, 補氣健脾

신착탕(腎着湯)의 네 가지 약재가 배오되면 한습(寒濕)이 제거되기 때문에 요중냉통(腰重冷痛)이 자연히 낫게 된다. 요(腰)는 신지부(腎之府)라고 일컫기 때문에 신착(腎着)이라는 명칭으로 부르는 것이다. 신착탕은 감초(甘草), 건강(乾薑), 복령(茯苓), 백출(白朮)의 네 가지로 구성되기 때문에 감강령출탕(甘薑苓朮湯)이라고 부르기도 한다.

신착탕(腎着湯)이 치료하는 증을 살펴보면 허리가 차갑고 무겁지만, 소변자리(小便自利), 음식여고(飮食如故)한 것으로 보아, 한습(寒濕)의 사기(邪氣)가 요부(腰部)에 비착(痺着)되어 있지만 아직 장부(臟腑)에는 도달하지 않은 상태이다. 따라서 이 처방의 포인트는 온신산한(溫腎散寒)이 아니라 온토승수(溫土勝水)하는 것이다.

방기황기탕(防己黃芪湯)[1]은 익기거풍(益氣祛風), 건비리수(健脾利水)하는 효능이 있다. 따라서 풍수(風水) 혹은 풍습(風濕)으로 인한 한출오풍(汗出惡風), 신중(身重), 소변불리(小便不利), 설담태백(舌淡苔白), 맥부(脈浮) 등의 증상을 다스린다.

[1] 방기(防己) 12g, 황기(黃芪) 12g, 백출(白朮) 8g, 감초(甘草) 6g에 강삼조이(薑三棗二)를 넣어 水煎服한다.

4. 주거환舟車丸[2] 燥實陽水

舟車牽牛及大黃주거견우급대황 遂戟芫花檳木香수극원화빈목향

青皮橘皮加輕粉청피귤피가경분 燥實陽水卻相當조실양수각상당

舟車丸은 牽牛子와 大黃, 甘遂, 大戟, 芫花, 檳榔, 木香, 青皮, 橘皮에 輕粉을 加한 것으로 燥實陽水를 제거하는 힘이 상당하다.

【조성 및 용법】

黑牽牛(炒) 160g, 大黃(酒浸)80g, 甘遂(面裹煨), 大戟(面裹煨), 芫花(醋炒), 青皮(炒), 橘皮 各40g, 木香 20g, 輕粉 4g 등을 細末한다. 水丸으로 만들어 2~4g을 복용하는데, 大便이 通暢下利하면 즉시 복용을 중지한다. 복용 후 大便下利를 4~5차례 보거나 복용 후 下利로 인해서 精神이 不振하면 0.8~1.2g으로 줄이거나 복용 간격을 1~3일에 한 번씩으로 조정한다. 水腫水脹이 減輕하면 복용을 중지한다. 鹽醬을 100일간 끊는다.

【효능 및 주치】

逐水消腫.

陽水證으로 인한 水腫水脹, 口渴氣粗, 腹堅, 大小便秘, 脈沈數有力 등의 증을 다스린다.

---

2 경악전서(景岳全書)

【설명】

주거환(舟車丸)[1]은 유하간(劉河間)의 하간육서(河間六書)에 나오는 삼화신우환(三花神祐丸)의 변방으로 수종수창(水腫水脹)을 다스리는 처방이다.

특히 수열내옹(水熱內壅)과 기기저체(氣機阻滯)으로 인한 열실양수(熱實陽水), 조실양수(燥實陽水)를 다스린다.

- **君藥**: 흑축(苦寒) – 通利二便, 下氣行水
- **臣藥**: 대황 – 蕩滌腸胃, 瀉熱通便
  감수, 대극, 원화 – 攻逐積水
- **佐藥**: 청피, 귤피, 목향 – 疏暢氣機, 氣行則水行
  경분 – 走而不守, 通竅利水, 協助諸藥, 水濕分消下泄

모든 약이 배오되면 행기(行氣), 축수(逐水), 소종(消腫)의 효과를 내게 된다.

주거환(舟車丸)은 준하축수약(峻下逐水藥)들이 많이 들어가기 때문에 행기파설(行氣破泄)하는 힘이 강력하다. 따라서 수종(水腫)과 수창(水脹)이 있어도 형기(形氣)가 실(實)하지 않은 경우에는 가벼이 투여하면 안 된다. 처방에 들어가는 경분(輕粉), 감수(甘隧), 대극(大戟), 원화(芫花)는 모두 독성이 강한 약재들이니 용량에 주의해야 한다. 또한 축수(逐水)하면 반드시 정기(正氣)가 상(傷)하니, 종창(腫脹)이 없어진 후에는 비신(脾腎)을 보양(補養)해야 한다.

---

[1] 주거(舟車)는 수륙(水陸)으로 동시에 가는 이동수단이니, 수열(水熱)이 저절로 이변(二便)으로 나뉘어 없어지게 하는 뜻으로 이름 붙인 것이다.

5. 소착음자 疏鑿飮子[2] 陽水

疏鑿檳榔及商陸 소착빈랑급상륙 苓皮大腹同椒目 령피대복동초목

赤豆艽羌瀉木通 적두교강사목통 煎益薑皮陽水服 전익강피양수복

疏鑿飮子는 檳榔, 商陸, 茯苓皮, 大腹皮, 椒目[3], 赤小豆, 秦艽, 羌活, 澤瀉, 木通에 生薑皮를 더해 달인 처방으로 陽水症에 服用한다.

【조성 및 용법】

檳榔, 商陸, 茯苓皮, 大腹皮, 椒目, 赤小豆, 秦艽, 羌活, 澤瀉, 木通 各等分이다. 모든 약을 細末하여 16g에 生薑皮를 加하여 水煎하여 매일 2회 복용한다.

【효능 및 주치】

行水退腫, 疏風祛濕.

陽水證(水濕壅盛)으로 인한 遍身水腫, 喘呼口渴, 大小便秘, 胸腹脹滿, 脈沈數 등의 증을 다스린다.

【설명】

소착음자(疏鑿飮子)는 양수증(陽水證)을 다스리는 처방이다.

수습(水濕)이 기부(肌膚)로 넘쳐서 수종(水腫)이 된 것을 치료하는데, 수습이 리(裏)에 옹성하면 삼초의 기기(氣機)가 폐조(閉阻)하기 때문에 이변불리(二便不利)의 증세가 발생한다. 만약에 수습이 상초에 올라가 박폐(迫肺)하게 되면, 천(喘)과 흉복창만(胸腹脹滿)이 생긴다. 또한 진액의 수포(輸布)가 되지 않기 때문에 몸은 붓지만 구갈(口渴)이 생긴다. 따라서 모든 증세를 다스리기 위해서는 원인인 수습옹성

---

2 제생방(濟生方)

3 산초나무의 씨앗은 椒目이고, 씨껍질은 川椒이다.

(水濕壅盛)을 해결해야 한다.

- **君藥**: 상륙(苦寒) - 通利二便, 行水退腫
- **臣藥**: 초목(苦寒) - 行水消腫
  적소두, 택사, 목통 - 利水去濕하고, 水濕을 小便으로 排出
- **佐藥**: 복령피, 생강피, 대복피 - 皮膚의 水濕을 行
  진교, 강활 - 疏風發表, 水濕을 肌表에서 除祛
  빈랑 - 行氣利水

소착음자는 수습이 성(盛)하여 기부(肌膚)로 넘친 수종(水腫)을 다스리는 처방이다. 소착음자는 표리를 분소(分消)하여 수종(水腫)을 치료하는 효능이 마치 강물을 트는 것 같아 "소착(疏鑿)[1]"이라 이름 붙여졌다고 한다.

[1] 트일 소, 뚫을 착

6. 실비음實脾飮[2] 虛寒陰水

實脾苓朮與木瓜실비령출여목과 甘草木香大腹加감초목향대복가

草蔻附薑兼厚朴초구부강겸후박 虛寒陰水效堪誇허한음수효감과

實脾飮은 白茯苓, 白朮, 木瓜에 甘草, 木香, 大腹皮를 더하고 草豆蔻, 附子, 乾薑, 厚朴을 넣은 것인데, 虛寒陰水에 효과가 뛰어나다.

【조성 및 용법】

茯苓, 白朮, 木瓜, 木香, 大腹皮, 草豆蔻, 附子, 炮乾薑, 厚朴 各40g, 炙甘草 20g을 共研粗末하여 16g씩 生薑 5片, 大棗 1枚를 넣고 끓여 1일 2회 복용한다.

【효능 및 주치】

溫陽健脾, 行氣利水.

陽虛水腫(虛寒陰水)로 인해 하반신의 浮腫이 甚한 것과 手足不溫, 口中不渴, 胸腹脹滿, 大便溏薄, 舌苔厚膩, 脈沈遲 등의 증을 다스린다.

【설명】

수종(水腫)은 양수(陽水)와 음수(陰水)로 구분한다.

양수는 열(熱)과 실(實)에 속하고, 음수는 한(寒)과 허(虛)에 속한다. 실비음(實脾飮)은 비신양허(脾腎陽虛)에 주로 사용하는데, 수기(水氣)가 안에 있는 삼음수증(三陰水症)에 사용한다.

내경에서 모든 습(濕), 종(腫), 만(滿)은 비(脾)에 속한다고 하였고, 특히 지진요대론(至眞要大論)에는 비양(脾陽)이 허약(虛弱)하여 토(土)가 수(水)를 제어하지 못하면, 수습(水濕)이 넘쳐 지체(肢體)가 종중(腫重)하다고 하였다. 또 물은 음사(陰邪)

2 제생방(濟生方)

이기 때문에 보통 아래로 향하여 수종(水腫)이 하체에서 심하게 된다.

수종(水腫)이 비양허(脾陽虛)하여 생겼기에 다른 겸증이 생기는데, 비양(脾陽)이 부진(不振)하면 운화(運化)가 되지 못하여, 식소(食少)하게 된다. 또 삼초(三焦)가 통창(通暢)치 못하여 흉복창만(胸腹脹滿)이 생기고, 청탁(淸濁)의 분별(分別)이 되지 않아 대변이 묽게 된다. 비병(脾病)이 신(腎)에 미치게 되면 기화(氣化)가 원활하지 않아 소변불리(小便不利)가 생기고, 비신허한(脾腎虛寒)하면 사지불온(四肢不溫) 등의 증상이 나타나다.

실비음(實脾飮)은 온양건비(溫陽建脾), 행기리수(行氣利水)하는 효능으로 허한음수(虛寒陰水)를 다스리는 처방으로, 겸하여 흉복창만(胸腹脹滿)을 다스린다.

- **君藥**: 건강 – 溫補脾陽, 助脾運, 化水濕
  부자 – 溫腎暖脾, 助氣化, 行水
- **臣藥**: 백출 – 健脾燥濕
  복령 – 健脾滲濕, 水濕을 小便으로 排出
  목과(芳香) – 醒脾化濕
- **佐藥**: 대복피– 下氣寬中, 行水消腫
  목향, 후박 – 行氣散滿, 氣行則水行
  초두구 – 燥濕健脾, 溫中散寒
  생강, 대조 – 調補脾胃, 助脾運化
- **使藥**: 감초 – 調和諸藥, 補脾氣

모든 약이 배오되면 온양건비(溫陽健脾), 행기리수(行氣利水)의 효능을 낸다.

실비음(實脾飮)은 온보비토(溫補脾土)의 효능이 뛰어나 비실(脾實)하면 치수(治水)가 되기 때문에 "실비(實脾)"라고 이름한 것이다. 비양허한(脾陽虛寒)하여 불능행수(不能行水)하는 음수(陰水)를 다스리는 효과가 좋은 처방이다.

의종금감(醫宗金鑑)에서는 실비음을 이중환(理中丸)과 합방하여 사용하는데 온보원기(溫補元氣)하여 행수(行水)하는 효능이 더 우수해진다. 만약 변소(便少)하면서 종성(腫盛)하면 오령산과 합방하고, 변당(便溏)한 경우는 빈랑(檳榔)을 제거한다.

7. 오피음五皮飮[1] 脾虛膚腫

五皮飮用五般皮오피음용오반피 陳茯薑桑大腹奇진복강상대복기

或用五加易桑白혹용오가역상백 脾虛膚脹此方司비허부창차방사

五皮飮은 다섯 가지 일반적인 皮인 陳皮, 茯苓皮, 生薑皮, 桑白皮, 大腹皮이고 간혹 五加皮를 桑白皮 대신에 사용한다. 脾虛膚脹을 이 처방이 주관한다.

【조성 및 용법】

陳皮, 茯苓皮, 生薑皮, 桑白皮, 大腹皮 各等分을 粗末하여 12g씩 水煎하여 하루 2회 溫服한다.

【효능 및 주치】

利水消腫, 理氣健脾.

皮水와 脾虛濕盛으로 인한 一身悉腫, 肢體沈重, 心腹脹滿, 上氣喘急, 小便不利, 舌苔白膩, 脈沈緩 등의 증을 다스린다.

【설명】

오피음(五皮飮)은 비허습성(脾虛濕盛)하여 기부(肌膚)로 일(溢)하게 된 피수(皮水)를 치료하는 처방이다.

또 겸하여 심복창만(心腹脹滿), 상기천급(上氣喘急)을 다스린다.

[1] 중장경(中藏經)

- **君藥**: 복령피 – 淡滲利濕, 行水消腫
- **臣藥**: 생강피, 대복피 – 行水消腫
- **佐藥**: 상백피 – 肅降肺氣, 通調水道, 利水消腫, 瀉肺平喘

  진피 – 理氣健脾, 燥濕和胃, 氣行水行

오피음은 다섯 가지 피(皮)를 이용하여 피간(皮間)의 수기(水氣)를 행(行)하기 때문에 피수(皮水)를 치료하는데 중점을 두고 있다.

오피음은 작용이 부드럽고 리수소종(利水消腫)하면서도 건비(健脾)하기 때문에 비허(脾虛), 수종(水腫)의 경증(輕證)을 다스리는데 효과적이다. 또한 임신수종(妊娠水腫)에도 사용할 수 있다. 원래의 명칭은 오피산(五皮散)이었다.

마과활인전서(痲科活人全書)의 오피음(五皮飮)은 본방(本方)에서 상백피(桑白皮)를 빼고 오가피(五加皮)를 넣어서 만드는데, 원처방과 효능과 주치가 같다. 다만 오가피(五加皮)는 성온(性溫)하고, 상백피(桑白皮)는 감한(甘寒)하기 때문에 증에 따라서 선택하여 사용하면 된다.

8. 강활승습탕羌活勝濕湯[1] 濕氣在表

羌活勝濕羌獨芎강활승습강독궁 甘蔓藁本與防風감만고본여방풍

濕氣在表頭腰重습기재표두요중 發汗升陽有異功발한승양유이공

風能勝濕升能降풍능승습승능강 不與行水滲濕同불여행수삼습동

若除獨活芎蔓草약제독활궁만초 除濕升麻蒼朮充제습승마창출충

羌活勝濕湯은 羌活, 獨活, 川芎, 甘草, 蔓荊子, 藁本과 防風인데,
濕氣在表로 頭腰가 重한 것을 다스리며, 發汗升陽의 특이한 공이 있다.
風이 勝濕한 것은 升함으로 降할 수 있으니, 行水滲濕하는 치료법과 같지 않다.
羌活除濕湯은 獨活, 川芎, 蔓荊子, 甘草를 제거하고, 升麻, 蒼朮을 보충한다.

【조성 및 용법】

羌活, 獨活 各4g, 川芎, 炙甘草, 藁本, 防風 各2g, 蔓荊子 1.2g을 水煎服한다.

【효능 및 주치】

祛風勝濕.

濕氣在表으로 인한 頭痛頭重, 腰脊重痛, 或一身諸痛, 有輕微寒熱, 苔白脈浮 등의 증을 다스린다.

[1] 내외상변혹론(內外傷辨惑論)

【설명】

강활승습탕(羌活勝濕湯)은 풍습(風濕)이 표(表), 두(頭), 견(肩), 요배(腰背)으로 들어와 생긴 중통(重痛)을 다스리는 처방이다.

한출당풍(汗出當風)하거나 구처습지(久處濕地)하면 풍습이 기표(肌表)에 침입하여 주리(腠理)를 막는다. 그것이 영위(榮衛)에 영향을 주면 통증이 발생되는데, 이런 경우 발한해표(發汗解表)하며, 동시에 거풍승습(祛風勝濕)하는 방법으로 치료해야 한다.

- **君藥**: 강활 – 祛上半身風濕
  독활 – 祛下半身風濕
- **臣藥**: 방풍, 고본 – 祛風勝濕, 止痛. 辛溫升陽, 發汗解表하여 濕氣를 汗解함.
- **佐藥**: 천궁 – 行氣活血,祛風止痛
  만형자 – 祛風勝濕
- **使藥**: 자감초 – 調和諸藥

강활승습탕은 모든 구성 약재가 신온발산(辛溫發散)하고 거풍승습(祛風勝濕)하기 때문에 양기(陽氣)를 상승(上升)시킨다.

복약 후에 약간 발한(發汗)하게 되면 표(表)의 습기(濕氣)가 땀을 따라서 배출되게 된다. 또 청양(淸陽)이 승(升)하게 되면, 저절로 탁음(濁陰)이 강(降)하게 되는데, 이러한 방법은 행수삼습(行水滲濕)의 방법으로 리습(裏濕)을 다스리는 것과 방법적인 면에서 차이가 있다. 이것을 가결에서 표습(表濕)과 리습(裏濕)을 다스리는 방법이 다르다고 한 것이다.

강활제습탕(羌活除濕湯)은 강활승습탕에서 독활(獨活), 천궁(川芎), 만형자(蔓荊子), 감초(甘草)를 제거하고 승마(升麻), 창출(蒼朮)을 넣어서 만드는데, 거풍제습(祛風除濕)의 효능이 있어서 풍습상박(風濕相搏)으로 일신진통(一身盡痛)을 다스린다. 또 여기에 시호(柴胡)를 넣으면 제풍습강활탕(除風濕羌活湯)[1]이 된다.

[1] 제풍습강활탕(除風濕羌活湯)은 제습강활탕(除濕羌活湯)이라고도 부른다.

9. 대귤피탕大橘皮湯[2] 水腫泄瀉

大橘皮湯治濕熱대귤피탕치습열 五苓六一二方綴오령육일이방철

陳皮木香檳榔增진피목향빈랑증 能消水腫及瀉泄능소수종급사설

大橘皮湯은 濕熱을 치료하는데, 五苓散과 六一散 두 가지 處方을 합방한 것에 陳皮, 木香, 檳榔을 더한 것인데, 水腫 및 泄瀉를 없앨 수 있다.

【조성 및 용법】

茯苓 6g, 豬苓, 澤瀉, 白朮 各4g, 官桂 6g, 滑石 16g, 甘草 1.2g, 橘皮 12g, 木香, 檳榔 各4g에 生薑 5片을 가하여 水煎服한다.

【효능 및 주치】

清熱利濕, 理氣行水

濕熱內盛으로 인한 心腹脹滿, 小便不利, 大便泄瀉, 水腫 등의 증을 다스린다.

【설명】

대귤피탕(大橘皮湯)은 습열내성(濕熱內盛)으로 인한 수종설사(水腫泄瀉)를 다스리는 처방이다.

습열(濕熱)이 내결(內結)하면 삼초(三焦)가 기화불행(氣化不行)하여, 심복창만(心腹脹滿), 소변불리(小便不利)하게 되며, 수습(水濕)이 소변(小便)으로 배출되지 않아 설사(泄瀉)가 생기며 수종(水腫)이 생긴다. 대귤피탕은 이러한 수종(水腫)과 설사(泄瀉)를 다스리며 겸하여 기기저체(氣機阻滯)를 다스린다.

2 기효양방(奇效良方)

• **君藥**: 활석 – 淸熱利濕
• **臣藥**: 적복령, 저령, 택사 – 利水滲濕泄熱, 淸熱利濕. 濕熱을 小便으로 除祛
• **佐藥**: 백출 – 健脾燥濕, 運化水濕
육계 – 溫陽化氣, 氣化水行
빈랑 – 行氣利水
귤피, 목향 – 理氣行氣, 氣行則水行, 氣行則濕化
• **使藥**: 감초 – 調和諸藥

모든 약이 배오되면, 리소변(利小便), 실대변(實大便)하고, 수습(水濕)이 소변(小便)을 따라서 제거(除祛)되기 때문에 수종(水腫)과 설사(泄瀉)가 자연스레 낫게 된다.
대귤피탕은 오령산(五苓散)과 육일산(六一散)을 합방하고, 귤피(橘皮), 목향(木香), 빈랑(檳榔)을 가미해 완성하는데 오령산 원방에는 계지(桂枝)를 사용하지만 본방에서는 육계(肉桂)를 사용하여 온양화기(溫陽化氣)하게 한다.

10. 인진호탕 茵蔯蒿湯[1] 黃疸

茵陳蒿湯治疸黃 인진호탕치달황　陰陽寒熱細推詳 음양한열세추상

陽黃大黃梔子入 양황대황치자입　陰黃附子與乾薑 음황부자여건강

亦有不用茵陳者 역유불용인진자　仲景柏皮梔子湯 중경백피치자탕

茵蔯蒿湯은 黃疸을 치료하는데, 陰陽寒熱을 상세히 봐야 한다.
陽黃에는 大黃, 梔子를 넣고, 陰黃에는 附子와 乾薑을 넣는다.
또한 茵蔯을 쓰지 않는 경우도 있는데, 仲景은 梔子柏皮湯을 썼다.

【附方】

치자백피탕(梔子柏皮湯)

【조성 및 용법】

茵陳, 梔子, 大黃 各14g을 水煎服한다.

【효능 및 주치】

清熱, 利濕, 退黃.
濕熱黃疸(陽黃)으로 인한 一身面目俱黃, 黃色鮮明如橘皮色, 腹微滿, 口中渴, 小便不利, 舌苔黃膩, 脈沈數 등의 증을 다스린다.

【설명】

인진호탕(茵蔯蒿湯)은 황달(黃疸)을 치료하는 가장 유명한 처방 중에 하나이다.
황달(黃疸)에는 음양(陰陽)의 구분이 있는데, 양황(陽黃)은 습열(濕熱)의 누적으로

[1] 상한론(傷寒論)

생기고, 음황(陰黃)은 한습(寒濕)이 쌓여 생긴다. 인진호탕은 습열황달(濕熱黃疸)을 다스리고, 겸하여 복미만(腹微滿)한 증상을 다스린다.

- **君藥**: 인진(苦寒) - 清熱利濕, 退黃(黃疸의 要藥)
- **臣藥**: 치자 - 清熱瀉火, 通利三焦, 導濕熱從小便去
- **佐藥**: 대황 - 瀉熱逐瘀, 通利大便, 導濕熱從小便去

단 세 가지 약재로 구성된 인진호탕(茵蔯蒿湯)은 습열(濕熱)과 어체(瘀滯)를 하설(下泄)하고, 소변통리(小便通利)하게 하여 황달(黃疸)이 자연스레 낫게 된다.

인진호탕은 습열황달(濕熱黃疸)을 치료하는 가장 중요한 처방인데, 모든 양황(陽黃)에 속하는 병증에 인진호탕을 복용하면 소변이 통리(通利)되고, 안색이 정상으로 돌아오며, 복창(腹脹)이 점차 감소된다. 만약 한습내울(寒濕內鬱)로 인한 음황(陰黃)인 경우에는 인진호탕에서 치자(梔子), 대황(大黃)을 제거하고 부자(附子), 건강(乾薑)을 가미하여 온리산한(溫裏散寒), 리습퇴황(利濕退黃)한다. 여기에 자감초(炙甘草)를 가미하면 인진사역탕(茵陳四逆湯)이 된다.

치자백피탕(梔子柏皮湯)[1]은 청열리습(清熱利濕)하는 효능이 있어서 상한으로 인한 신열발황(身熱發黃)을 다스린다.

치자백피탕은 인진(茵蔯)없이 치자(梔子), 황백(黃柏)으로만 청열리습(清熱利濕)하여 황달을 다스리는 처방이며, 인진호탕과 마찬가지로 습열황달(濕熱黃疸)을 치료하지만 청열(清熱)하는 효력이 리습(利濕)하는 효력보다 강하다. 따라서 열증(熱症)이 심한 황달에 적용한다. 인진호탕은 청열리습(清熱利濕)의 효능이 모두 강하기 때문에 습열(濕熱)이 모두 성(盛)한 황달에 사용한다.

[1] 치자(梔子) 4g, 황백(黃柏) 16g, 자감초(炙甘草) 10g

11. 팔정산八正散[2] 淋痛尿血

八正木通與車前팔정목통여차전 扁蓄大黃滑石研편축대황활석연

草梢瞿麥兼梔子초초구맥겸치자 煎加燈草痛淋蠲전가등초통림견

八正散은 木通, 車前子, 萹蓄, 大黃, 滑石을 갈고, 甘草梢, 瞿麥에 梔子를 넣는다.
燈心草를 가하여 달여 복용하면 痛淋을 제거한다.

【조성 및 용법】

木通, 車前子, 扁蓄, 大黃, 滑石, 甘草梢(감초의 끝뿌리), 瞿麥, 梔子 各4g을 研末하여 散으로 만든다. 燈心草 4g과 같이 煎湯하여 1일 2회 溫服한다.

【효능 및 주치】

利水通淋, 淸熱瀉火

濕熱下注, 熱淋, 血淋으로 인한 尿頻尿急, 溺時澁痛, 淋瀝不暢, 小便渾赤, 小腹脹急, 甚者癃閉不通, 口燥咽乾, 舌苔黃膩, 脈滑數 등의 증을 다스린다.

【설명】

팔정산(八正散)은 습열(濕熱)이 방광(膀胱)으로 하주(下注)하여 열림(熱淋)이 된 것을 다스리는 처방이다.

2 태평혜민화제국방(太平惠民和劑局方)

- **君藥**: 편축, 구맥 – 膀胱濕熱을 제거, 利水通淋
- **臣藥**: 목통, 활석, 차전자 – 淸熱利濕, 通淋
- **佐藥**: 치자 – 淸瀉三焦濕熱, 濕熱을 小便으로 除祛
  대황 – 泄熱降火
  등심초 – 諸藥의 淸熱利尿 효능을 增强
- **使藥**: 감초 – 調和諸藥, 緩急和中

팔정산에서는 감초(甘草)의 잔뿌리인 감초초(甘草梢)를 사용하는데, 감초초는 요도삽통(尿道澁痛)을 멎게 한다.

모든 약이 배오되면 습열(濕熱)이 소변(小便)을 따라서 배설(排泄)되어 림통(淋痛)과 뇨혈(尿血)이 낫게 된다. 다만 고한통리(苦寒通利)하는 방제이기 때문에 실증(實證)에만 사용하며, 임신부나 림증(淋證)이 오래되어 생긴 정기허(正氣虛)에는 사용하지 않는다.

12. 비해분청음萆薢分淸飮[1] 膏淋白濁

萆薢分清石菖蒲비해분청석창포 草梢烏藥益智俱초초오약익지구

或益茯苓鹽煎服혹익복령염전복 通心固腎濁精驅통심고신탁정구

縮泉益智同烏藥축천익지동오약 山藥糊丸便數需산약호환변삭수

萆薢分淸飮은 萆薢, 石菖蒲, 甘草梢, 烏藥, 益智仁에
혹 茯苓을 더하여 소금물에 달여 복용한다.
心臟을 通하게 하고, 腎을 固密하게 하며 濁精을 몰아낸다.
縮泉丸은 益智仁과 烏藥 같은 양에 山藥을 넣어
糊丸으로 빚어 복용하는 것인데, 便數을 낫게 한다.

【附方】

축천환(縮泉丸)

【조성 및 용법】

川萆薢, 石菖蒲, 烏藥, 益智仁 各4g, 甘草梢 2g을 硏末하여 1일 2회 鹽煎服한다.

【효능 및 주치】

利濕化濁, 溫暖下元

下焦虛寒으로 인한 膏淋과 白濁으로 인한 小便頻數, 白如米泔, 凝如膏糊, 舌淡苔白, 脈沈 등의 증을 다스린다.

---

[1] 단계심법(丹溪心法)

【설명】

비해분청음(萆薢分清飮)은 하초허한(下焦虛寒)으로 인한 고림(膏淋)과 백탁(白濁)을 다스리는 처방이다.

이것은 신허수한(腎虛受寒), 방광실약(膀胱失約)한 상태에서 패정(敗精)이 요도(尿道)로 삼입(滲入)하여 발생한다.

- **君藥**: 비해 - 利濕化濁, 白濁치료의 要藥
- **臣藥**: 석창포 - 通心竅, 化濁除濕, 分清化濁
- **佐藥**: 오약 - 調氣, 溫腎逐寒
  익지인 - 溫腎陽, 縮小便, 止遺濁尿頻
- **使藥**: 감초 - 調和諸藥, 直入莖中하여 利濕分清을 强化
  鹽煎服 -引藥入腎, 直達下焦

비해분청음은 리습화탁(利濕化濁), 통심고신(通心固腎)하는데, 여기에 복령(茯苓)을 가미하여 리습분청(利濕分清)의 효능을 증강하기도 한다.

축천환(縮泉丸)[1]은 부인양방(婦人良方)에 나오는 처방으로 온신거한(溫腎祛寒), 축뇨지유(縮尿止遺)의 효능이 있어서 하원허랭(下元虛冷)으로 인한 소변빈삭(小便頻數)을 다스린다. 특히 소아의 방광미숙(膀胱未熟)으로 인한 유뇨(遺尿)를 다스리는데 유용하다. 축천환은 산약(山藥)을 이용하여 호환(糊丸)을 만드는데, 건비보신축뇨(健脾補腎縮尿)의 효능을 증강시키는 의미이다.

---

[1] 益智仁, 烏藥 各等分을 細末, 酒煮하여 山藥으로 쑨 풀로 梧桐子 크기의 환약으로 만들어서 70환씩 鹽湯과 함께 복용하는 약이다.

13. 당귀점통탕當歸拈痛湯[2] 脚氣瘡瘍

當歸拈痛羌防升당귀점통강방승 豬澤茵陳芩葛朋저택인진금갈붕
二朮苦蔘知母草이출고삼지모초 瘡瘍濕熱服皆應창양습열복개응

當歸拈痛湯은 當歸, 羌活, 防風, 升麻, 豬苓, 澤瀉, 茵蔯, 黃芩, 葛根, 蒼朮, 白朮, 苦蔘, 人蔘, 知母, 甘草인데, 瘡瘍濕熱에 服用하면 모두 應한다.

【조성 및 용법】

當歸身, 防風, 豬苓, 澤瀉, 知母, 黃芩 各12g, 羌活, 茵陳, 炙甘草 各20g, 升麻, 葛根, 蒼朮, 苦蔘, 人蔘 各8g, 白朮 6g을 硏末하여 40g씩 1일 2회 水煎服한다.

【효능 및 주치】

利濕淸熱, 疏風止痛

濕熱相搏으로 인한 遍身肢節煩痛, 肩背沈重, 或一身疼痛, 或脚氣腫痛, 脚膝生瘡, 膿水較多, 舌苔白膩微黃, 脈滑數 등의 증을 다스린다.

【설명】

당귀점통탕(當歸拈痛湯)은 습열상박(濕熱相搏)으로 인한 지절(肢節)의 동통(疼痛)과 각기종통(脚氣腫痛) 등을 다스리는 처방이다.

- 君藥: 강활 – 祛風勝濕, 止周身重痛
  인진 – 淸熱利濕
- 臣藥: 저령, 택사 – 利小便, 滲濕
  지모, 황금, 고삼 – 淸熱燥濕

[2] 난실비장(蘭室秘藏)

- 佐藥: 창출, 백출 - 健脾燥濕, 脾健運化
  방풍 - 關節間의 風濕을 宣透
  승마, 갈근 - 脾胃의 淸陽을 升發, 肌肉間의 風濕을 發散
  당귀 - 養血活血, 傷陰血을 豫防
  인삼 - 益氣健脾, 扶正祛邪.
- 使藥: 감초 - 調和諸藥

당귀점통탕은 리습청열(利濕淸熱)의 효능이 뛰어나 습열상박(濕熱相搏)으로 인한 전신관절의 동통(疼痛)과 각기(脚氣), 창양(瘡瘍) 등의 증상에 복용하면 좋은 효과가 있다. 원래 이동원(李東垣)이 습열각기(濕熱脚氣)를 치료하기 위하여 만들었으며, 후인(後人)이 창양(瘡瘍) 등의 증에도 사용한 것이다.

14. 오림산五淋散[1] 五淋 [增補]

五淋散用草梔仁오림산용초치인, 歸芍茯苓亦共珍귀작복령역공진

氣化原由陰以育기화원유음이육, 調行水道妙通神조행수도묘통신

五淋散[2]은 甘草, 梔子仁, 當歸, 芍藥, 茯苓의 모두 보배로운 약재들이 들어간다.
陰을 길러 氣化가 되게 하고, 水道를 調行함이 神通하다.

【조성 및 용법】

生甘草 2g, 當歸 4g, 山梔子仁, 赤芍藥 各8g, 赤茯苓 4g을 細末하여 水煎하여 공복에 복용한다.

【효능 및 주치】

瀉火通淋.

五淋으로 인한 尿頻, 尿急, 淋瀝不暢, 臍腹急痛, 勞倦即發, 或尿如豆汁, 或尿如砂石, 或冷淋如膏 등의 증을 다스린다.

【설명】

오림산(五淋散)이 다스리는 오림(五淋)은 다섯 가지 림증(淋證)을 말한다.

고림(膏淋), 기림(氣淋), 혈림(血淋), 석림(石淋), 노림(勞淋)이 그것인데, 대체로 신기부족(腎氣不足), 방광유열(膀胱有熱)로 인해 기화불리(氣化不利), 수도불통(水道不通)으로 생긴다. 림증이 오랫동안 낫지 않는 것은 정기(正氣)가 손상되고, 음혈(陰血)이 휴허(虧虛)해졌기 때문이다.

---

1 태평혜민화제국방(太平惠民和劑局方)

2 오림(五淋)이란 다섯 가지 림증(淋證)을 말한다. 고림(膏淋), 기림(氣淋), 혈림(血淋), 석림(石淋), 노림(勞淋)이다.

• **君藥**: 치자인(苦寒) - 瀉三焦之火, 利小便. 濕熱을 小便으로 제거
• **臣藥**: 적복령 - 滲利膀胱濕熱, 利水瀉熱
적작약 - 清熱凉血, 利小便
• **佐藥**: 당귀 - 養血和血, 補益肝腎, 利尿로 인한 陰血의 손상을 예방
• **使藥**: 생감초 - 瀉火, 和中調藥

모든 약이 배오되면 사화통림(瀉火通淋)의 효능이 있어서 오림을 다스린다.

15. 삼인탕三仁湯[1] 濕溫 [增補]

三仁杏蔻薏苡仁삼인행구의이인 **朴夏白通滑竹倫**박하백통활죽륜

水用甘瀾揚百遍수용감란양백편 **濕溫初起法堪遵**습온초기법감준

三仁湯은 杏仁, 白豆蔻, 薏苡仁, 厚朴, 半夏, 白通草,
滑石, 竹葉을 甘爛水[2]로 복용한다.
濕溫[3] 初期에 이 治法을 따른다.

【조성 및 용법】

杏仁 20g, 白蔻仁 8g, 生薏苡仁 24g, 厚朴 8g, 半夏 20g, 白通草 8g, 飛滑石 24g, 竹葉 8g을 甘瀾水 8碗에 넣고, 3碗이 될 때까지 끓여서 1碗씩 셋으로 나누어 복용한다.

【효능 및 주치】

清利濕熱, 宣暢氣機.
濕溫初起 및 暑溫夾濕, 邪在氣分로 인한 頭痛惡寒, 身重疼痛, 面色淡黃, 胸悶不饑, 午後身熱, 苔白不渴, 脈弦細而濡 등의 증을 다스린다.

【설명】

삼인탕(三仁湯)은 초기 습온(濕溫)을 다스리는 처방이다. 특히 사기(邪氣)가 기분(氣分)에 있는 경우에 사용하고, 흉민불기(胸悶不饑)를 다스린다.

---

1 온병조변(溫病條辨)

2 감란수(甘爛水)란 물을 그릇에 담고 표주박으로 떠서 높이 들고 쏟아서 거품이 수천 개가 생기도록 서로 부딪치게 한 물을 말한다. 비위(脾胃)를 보(補)할 때 사용하는 방법이다.

3 습온(濕溫): 여름이나 가을에 발생하는 열성병(熱性病)이다. 주로 시령습열(時令濕熱)에 감수되어 발생한다. 發熱持續, 頭重身疼, 胸脘痞悶, 苔白膩或黃膩, 脈濡등의 증세가 나타난다.

• **君藥**: 행인 – 宣利上焦肺氣
백구인(백두구) – 芳香化濕, 行氣寬中, 暢中焦
의이인(甘淡寒) – 利濕淸熱, 健脾. 濕熱을 小便으로 배출

• **臣藥**: 활석, 통초, 죽엽(甘寒) – 淡滲, 利濕淸熱

• **佐藥**: 반하, 후박 – 行氣化濕, 消痞除滿

세 가지 인(仁)이 군약(君藥)이기 때문에 삼인탕(三仁湯)이라 이름붙여진 본방은 습열(濕熱)을 제거하여 모든 증상을 낫게 한다. 삼인탕은 습온 초기에 사용하는 처방으로 열(熱)보다는 습(濕)이 중한 증상을 다스린다.

16. 감로소독단甘露消毒丹[1] 濕溫時疫 [增補]

甘露消毒蔻藿香감로소독구곽향 茵陳滑石木通菖인진활석목통창

芩翹貝母射干薄금교패모사간박 暑疫濕溫爲末嘗서역습온위말상

甘露消毒丹은 白豆蔻, 藿香, 茵蔯, 滑石, 木通, 石菖蒲,

黃芩, 連翹, 貝母, 射干, 薄荷이다.

暑疫濕溫에 가루내어 복용한다.

【조성 및 용법】

白蔻仁, 藿香, 連翹, 射干, 薄荷 各160g, 綿茵陳 440g, 飛滑石 600g, 石菖蒲 240g, 木通, 川貝母 各200g, 淡黃芩 400g을 陽乾하여 細末한다. 開水와 함께 12g씩 하루 2회 복용한다. 혹은 彈子大로 神曲糊丸을 만들어 開水와 함께 1丸씩 복용한다.

【효능 및 주치】

利濕化濁, 淸熱解毒.

濕溫時疫으로 인한 發熱倦怠, 胸悶腹脹, 四肢酸楚, 小便短赤, 頤腫, 咽腫口渴, 吐瀉淋濁, 身目發黃, 舌苔淡白或厚膩或乾黃 등의 증을 다스린다.

【설명】

감로소독단(甘露消毒丹)은 습온(濕溫) 혹은 시역(時疫)의 사기가 기분(氣分)에 머물러 있는 것을 다스리는 처방이다.

흉민복창(胸悶腹脹), 이종(頤腫)[2], 인종(咽腫) 등을 다스린다.

---

[1] 속명의류안(續名醫類案)

[2] 볼거리

• **君藥**: 활석 – 清熱利濕, 解暑
인진 – 清熱利濕, 退黃
황금 – 清熱燥濕, 瀉火解毒
• **臣藥**: 목통 – 清熱利尿. 濕熱을 小便으로 제거
석창포, 곽향 – 芳香化濁, 祛濕開胃
• **佐藥**: 연교, 사간, 박하 – 解毒利咽散邪
패모 – 清熱化痰, 散結消腫
백두구 – 芳香悅脾, 行氣祛濕, 氣暢濕行, 胸悶腹脹을 제거

모든 약이 배오되면 리습화탁(利濕化濁), 청열해독(清熱解毒)의 효능이 있어서 여름철에 서습(暑濕)으로 인한 질병에 응용할 수 있다.
청나라 때 온열경위(溫熱經緯)를 지은 왕사웅(王士雄)은 "감로소독단은 습온시역(濕溫時疫)을 다스리는 가장 좋은 처방이다"라고 극찬하였다.

17. 계명산鷄鳴散[1] 脚氣

雞鳴散是絕奇方계명산시절기방　蘇葉茱萸桔梗薑소엽수유길경강

瓜橘檳榔煎冷服과귤빈랑전냉복　腫浮脚氣效彰彰종부각기효창창

鷄鳴散[2]은 뛰어난 처방인데, 蘇葉, 吳茱萸, 桔梗, 生薑, 木瓜, 橘皮, 檳榔을 달여 冷服한다. 浮腫, 脚氣에 효과가 현저하다.

【조성 및 용법】

蘇葉 12g, 吳茱萸 12g, 桔梗, 生薑 各20g, 木瓜, 橘皮 各40g, 檳榔 7枚를 粗末하고, 물을 3 그릇 넣은 후에 慢火로 절반이 줄어들 때까지 달인다. 물 2그릇을 더 붓고, 한 그릇이 될 때까지 재탕한다. 초탕과 재탕을 합하여 五更에 雞鳴이 들릴 때 冷服한다.

【효능 및 주치】

溫化寒濕, 行氣降濁.

濕脚氣로 인한 足脛腫重無力, 痲木冷痛, 不能行走, 惡寒發熱, 或攣急上沖, 甚至胸悶泛惡을 다스린다. 風濕流注로 인한 脚足痛不可忍, 筋脈浮腫을 다스린다.

【설명】

계명산(鷄鳴散)은 습각기(濕脚氣)를 다스리는 처방이다.

한습(寒濕)의 사기가 다리에 부착(附着)한 증상과 오한발열(惡寒發熱), 흉민(胸悶)을 다스린다.

---

[1] 증치준승(證治準繩)

[2] 원전에는 이 처방을 오경(五更) 즉 닭울 때 복용하기 때문에 계명산(鷄鳴散)이라고 이름지었다고 한다.

- **君藥**: 빈랑 – 質重下達, 利水化濕
- **臣藥**: 목과(酸溫) – 下冷氣化濕, 舒筋通絡
- **佐藥**: 생강, 오수유 – 散寒祛濕, 和胃降逆
  자소엽, 길경 – 宣通氣機, 外散表邪
  진피 – 燥濕健脾, 理氣暢中

모든 약이 배오되면, 온화한습(溫化寒濕), 선통산사(宣通散邪), 행기강탁(行氣降濁)한다.
계명산은 습각기에 효과가 좋은데, 원전에서 닭이 울 때 탕약을 복용하라고 한 것은 공복에 약을 복용하여 흡수를 높이는 의미와 양기(陽氣)가 승발(升發)하는 시기에 양기의 도움을 얻으라는 의미이다.

18. 중만분소탕中滿分消湯[1] 中滿寒脹 [增補]

中滿分消湯朴烏중만분소탕박오 歸萸麻夏華升胡귀유마하필승호
香薑草果蔘芪澤향강초과삼기택 連柏苓青益智需련백령청익지수
丸用芩連砂朴實환용금련사박실 夏陳知澤草薑俱하진지택초강구
二苓蔘朮薑黄合이령삼출강황합 丸熱湯寒治各殊환열탕한치각수

中滿分消湯은 厚朴, 川烏, 當歸, 吳茱萸, 麻黃, 半夏, 華澄茄, 升麻, 柴胡, 木香, 生薑, 草果[2], 人蔘, 黃芪, 澤瀉, 黃連, 黃栢, 茯苓, 青皮, 益智仁이다. 中滿分消丸은 黃芩, 黃連, 砂仁, 厚朴, 枳實, 半夏, 陳皮, 知母, 澤瀉, 甘草, 生薑에 茯苓, 豬苓, 人蔘, 白朮, 薑黃을 합한 것이다. 丸은 熱症을 치료하고, 湯은 寒症을 치료함이 각각 특수하다.

【附方】

중만분소환(中滿分消丸)

【조성 및 용법】

川烏, 當歸, 麻黃, 華澄茄, 柴胡, 生薑, 乾薑, 人蔘, 澤瀉, 黃連, 青皮, 吳茱萸, 厚朴, 草果, 黃芪, 黃柏 各2g, 升麻, 木香, 半夏, 茯苓, 益智仁 各3g을 水煎하여, 食前에 熱服한다.

---

[1] 난실비장(蘭室秘藏)

[2] 원전에는 초과 대신에 초두구가 실려 있다. 왕앙의 실수로 보인다.

【효능 및 주치】

散寒利濕, 消脹除滿.

脾腎虛寒, 清濁不分로 인한 中滿寒脹, 大小便不通, 四肢厥逆, 腹中寒, 心下痞, 食入反出 및 寒疝, 奔豚 등의 증을 다스린다.

【설명】

중만분소탕(中滿分消湯)은 비신허한(脾腎虛寒), 습탁내울(濕濁內鬱)로 인한 중만(中滿)을 다스리는 처방이다.

- **君藥:** 건강(辛熱) – 溫中散寒, 助脾運化水濕
  오수유(味辛大熱, 入肝脾腎) – 散寒燥濕, 溫助脾腎之陽
- **臣藥:** 초두구 – 散寒燥濕, 溫中之嘔
  필징가 – 暖脾胃, 行滯氣, 溫腎膀胱
  천오 – 散寒除濕
  익지인 – 溫暖脾腎散寒
  복령, 택사 – 滲利濕濁, 使濕濁從小便去
- **佐藥:** 청피, 진피, 후박 – 理氣燥濕, 消痞除滿
  인삼, 황기 – 補氣健脾, 助脾運
  승마, 시호 – 升清氣, 清升濁降
  마황 – 開毛竅, 使寒濕從汗排出
  반하 – 燥濕化痰, 和胃降逆
  당귀 – 和血
  생강 – 溫胃散寒
  황련, 황백 – 清熱燥濕, 去濕熱

중만분소탕은 산한(散寒), 보허(補虛)하고, 습(濕)이 제거되어 중만(中滿)과 한창(寒脹)이 낫게 된다.

역시 난실비장(蘭室秘藏)에 수록된 중만분소환(中滿分消丸)[1]은 청열리습(清熱利濕), 소창제만(消脹除滿)의 효능이 있어서 습열내온(濕熱內蘊)으로 중만열창(中滿熱脹)이 된 것을 다스리고, 이변불리(二便不利), 기창(氣脹), 수창(水脹) 등을 낫게 한다.

중만분소탕과 중만분소환은 모두 중만증(中滿證)을 낫게 하는데, 중만분소탕은 산한리습(散寒利濕)의 효능이 우수하여 중만한창(中滿寒脹)을 다스린다면, 중만분소환은 청열리습(清熱利濕)의 효능이 우수하여 중만열창(中滿熱脹)을 다스린다.

---

[1] 황련(炒), 지실, 반하, 황금(炒), 인삼, 백출, 강황各20g, 사인, 생강, 백복령 8g, 후박 40g, 진피, 택사 各12g, 지모 16g, 자감초 , 저령 各4g로 구성된 처방이다. 蒸餅에 반죽하여 梧桐子 크기의 환약으로 만들어 100환씩 溫水와 함께 복용한다.

19. 이묘환二妙丸[1] 濕熱骨酸 [增補]

二妙丸中蒼柏煎이묘환중창백전 若雲三妙膝須添약운삼묘슬수첨
痿痺足疾堪多服위비족질감다복 濕熱全除病自痊습열전제병자전

二妙丸은 蒼朮, 黃栢을 달인 것이고, 三妙丸은 牛膝을 첨가한 것이다. 痿證과 痺證[2], 足疾에 多服하면 濕熱이 모두 제거되어 병이 낫게 된다.

【附方】

삼묘환(三妙丸)

【조성 및 용법】

黃柏, 蒼朮 各等分을 同炒하여, 細末한다. 薑汁泛丸으로 만들어 12g씩 복용하거나 散劑, 湯劑로 만들어 복용한다.

【효능 및 주치】

清熱燥濕.

濕熱氣盛, 濕熱下注로 인한 全身骨酸, 股膝無力, 足踝痿弱, 或足膝紅腫熱痛, 或濕熱帶下, 或下部濕瘡, 小便短赤, 舌苔黃膩 등의 증을 다스린다.

【설명】

이묘환(二妙丸)은 창출(蒼朮)과 황백(黃栢) 단 두 가지 약재로 구성된 처방으로 습열내성(濕熱內盛)과 습열하주(濕熱下注)로 인한 증세를 다스린다.

---

1 단계심법(丹溪心法)

2 위비(痿痺)는 위증(痿證), 비증(痺證)을 말한다. 위증은 사지(四肢)가 연약무력(軟弱無力)한 것이고, 비증은 습열(濕熱)의 사기(邪氣)로 인해 족슬(足膝)이 홍종열통(紅腫熱痛)하고, 굴신불리(屈伸不利)하는 증을 말한다.

- **君藥**: 황백(苦寒) – 清熱燥濕, 善祛下焦濕熱
- **臣藥**: 창출(苦溫) – 善能燥濕健脾

단 두 가지 약재로 이루어진 단순한 처방이지만 조합이 되면 청열조습(清熱燥濕)의 효능이 뛰어나서 후대 의가들이 이묘환의 변방들을 많이 만들어냈다.

의학정전(醫學正傳)에 실려 있는 삼묘환(三妙丸)은 이묘환에 우슬(牛膝)을 넣은 것인데, 역시 청열조습(清熱燥濕)의 효능이 뛰어난 처방이다. 우슬의 거풍습(祛風濕), 보간신(補肝腎), 강근골(强筋骨)하는 효능에 약기운을 하행(下行)시키는 힘을 이용하여 습열(濕熱)로 인한 위증(痿證)과 비증(痺證)에 효과가 더 뛰어나다.

14

윤조지제 (潤燥之劑)

윤조지제(潤燥之劑)는 자윤(滋潤)하는 약재들로 구성되어 있다.

조증(燥證)에는 외조(外燥)와 내조(內燥)의 구분이 있다. 외조는 추계(秋季)의 조사(燥邪)로 인해 발생하는데, 온량(溫涼)의 차이가 있어서 량조(凉燥)와 온조(溫燥)로 다시 구분한다. 내조는 장부의 진액휴손(津液虧損)으로 발생하는데 병의 부위에 따라서 상조(上燥), 중조(中燥), 하조(下燥)의 구분이 있다.

외조(外燥)와 **내조(內燥)** 모두 "燥者潤之"라는 소문 지진요대론(至眞要大論)의 원칙에 따라서 윤조(潤燥)하는 방법으로 치료한다. 외조는 경선윤조(輕宣潤燥)하는데, 량조(凉燥)는 온선(溫宣)하며, 온조(溫燥)는 청선(淸宣)한다. 내조는 자음윤조(滋陰潤燥)를 기본 원칙으로 삼는다. 치조(治燥)에는 경선외조(輕宣外燥)와 자윤내조(滋潤內燥)의 구분이 있지만, 임상에서는 내외의 조증(燥證)이 같이 나타나는 경우가 있고, 상중하(上中下)의 조증(燥證) 역시 같이 보이는 경우가 있어서 수증치지(隨證治之)하여야 한다.

1. 자감초탕炙甘草湯[1] 虛勞肺痿

炙甘草湯蔘薑桂자감초탕삼강계 麥冬生地大麻仁맥동생지대마인

大棗阿膠加酒服대조아교가주복 虛勞肺痿效如神허로폐위효여신

炙甘草湯은 炙甘草, 人蔘, 生薑, 桂枝, 麥門冬, 生地黃, 大麻仁, 大棗, 阿膠에 술을 加하여 服用하는데, 虛勞肺痿에 효과가 마치 귀신과 같다.

【조성 및 용법】

炙甘草 8g, 阿膠, 人蔘 各4g, 生薑, 桂枝, 麥門冬, 生地黃, 麻子仁 各6g, 大棗 3枚이다. 阿膠를 제외한 8가지 藥味를 淸酒와 水를 이용하여 先煎하고, 藥液에 阿膠를 넣어서 溫服한다.

【효능 및 주치】

滋陰養血, 益氣溫陽

① 陰血不足과 陽氣虛弱으로 인한 脈結代, 心動悸, 虛羸少氣, 舌光少苔, 或質乾而瘦小 등의 증을 다스린다.

② 虛勞肺痿로 인한 咳唾涎沫, 形瘦短氣, 虛煩不眠, 自汗或盜汗, 咽乾口燥, 大便乾結, 脈虛數등의 증을 다스린다.

【설명】

자감초탕(炙甘草湯)은 음혈부족(陰血不足), 양기허약(陽氣虛弱)으로 인한 심동계(心動悸), 맥결대(脈結代)를 다스리는 처방이다.

허로(虛勞)와 폐위(肺痿)를 다스리며, 허번불면(虛煩不眠), 대변건결(大便乾結)한

[1] 상한론(傷寒論)

증세에도 처방한다.

- **君藥**: 생지황 – 滋陰養血
- **臣藥**: 아교, 맥문동 – 滋陰養血, 養心血, 滋心陰, 充血脈, 潤肺燥
- **佐藥**: 자감초, 인삼, 대조 – 益心氣, 補脾氣, 氣血生化之源을 補
  마인 – 潤燥通便, 補虛
  계지, 생강, 酒 – 通陽復脈, 氣血流通, 脈道通利

자감초탕은 자음양혈(滋陰養血), 익기온양복맥(益氣溫陽複脈)의 효능이 뛰어나기 때문에 "복맥탕(複脈湯)"이라고 부른다.

자감초탕은 음허폐조(陰虛肺燥)로 인한 폐위증(肺痿證)을 다스리는데, 생지황(生地黃)의 자음양혈(滋陰養血)하는 성질이 폐조(肺燥)를 윤택(潤澤)하게 하기 때문이다.

2. 자조양영탕滋燥養榮湯[1] 血虛風燥

滋燥養榮兩地黃자조양영양지황 芩甘歸芍及艽防금감귀작급교방

爪枯膚燥兼風秘조고부조겸풍비 火燥金傷血液亡화조금상혈액망

滋燥養榮湯은 生地黃, 熟地黃, 黃芩, 甘草, 當歸, 芍藥 및 秦艽, 防風인데, 爪枯, 膚燥, 風秘와 火燥로 金傷하여 血液이 亡한 것을 다스린다.

【조성 및 용법】

生地黃, 熟地黃, 酒炒黃芩, 當歸, 炒芍藥, 秦艽 各4g, 甘草, 防風 各2g을 水煎服한다.

【효능 및 주치】

潤燥養血.

火灼肺金, 血虛外燥로 인한 皮膚乾燥皺揭, 爪甲枯槁, 筋脈拘急, 肌膚瘙癢, 大便燥結 등의 증을 다스린다.

【설명】

자조양영탕(滋燥養榮湯)은 혈허외조(血虛外燥) 특히 피부와 조갑(爪甲)의 고고(枯槁)를 다스리는 처방이다.

피모(皮毛)와 근조(筋爪)는 폐간(肺肝)에 합(合)하는데, 화열(火熱)로 인해 상폐음(傷肺陰)한 것과 간혈부족(肝血不足)으로 인한 근조(筋爪)의 실양(失養)을 다스린다.

---

1 증치준승(證治准繩)

- **君藥**: 생지황, 숙지황 – 滋陰補血, 潤肺補肝
- **臣藥**: 당귀 – 潤燥養血
  작약 – 養肝血, 瀉肝熱
- **佐藥**: 황금 – 清肺熱 (+風熱이 있기 때문에)
  진교, 방풍(風藥中的潤藥) – 散風, 通絡舒筋
- **使藥**: 감초 – 瀉火調藥

자조양영탕은 자음윤조양혈(滋陰潤燥養血)하고, 청열산풍(清熱散風)하기 때문에 피모와 조갑이 윤택해지는 효과가 있다.

3. 활혈윤조생진음

活血潤燥生津飮[1] 內燥血枯

活血潤燥生津飮활혈윤조생진음 二冬熟地兼瓜蔞이동숙지겸과루

桃仁紅花及歸芍도인홍화급귀작 利秘通幽善澤枯리비통유선택고

活血潤燥生津飮은 天門冬, 麥門冬, 熟地黃, 瓜蔞, 桃仁, 紅花, 當歸, 芍藥인데, 利秘하고 通幽[2]하며 血枯를 善澤한다.

【조성 및 용법】

天門冬, 麥門冬, 瓜蔞 各3.2g, 熟地黃, 當歸, 白芍藥 各4g, 桃仁, 紅花 各2g을 水煎服한다.

【효능 및 주치】

潤燥生津, 活血通便.

內燥血枯로 인한 津液枯少, 大便秘結, 皮膚乾燥, 口乾 등의 증을 다스린다.

【설명】

활혈윤조생진음(活血潤燥生津飮)은 내조혈고(內燥血枯)로 인한 모든 증상을 다스리는 처방이다.

참고로 혈고(血枯)하면 혈행불창(血行不暢)하기 때문에 어체(瘀滯)가 생기기 쉽다. 따라서 어혈(瘀血)을 다스리는 약재가 들어가 있다.

---

1 의방집해(醫方集解)에 실려 있는 주단계(朱丹溪)의 처방이다.

2 위의 下口인 幽門을 말함.

• **君藥**: 숙지황, 당귀 – 滋陰養血潤燥, 活血, 潤腸通便
• **臣藥**: 백작약 – 益陰養血潤燥
천문동, 맥문동, 과루인 – 滋陰潤燥, 生津, 潤腸通便
• **佐藥**: 도인, 홍화 – 活血祛瘀, 潤腸通便

활혈윤조생진음은 자음양혈(滋陰養血), 윤조생진(潤燥生津)하기 때문에 진액부족과 혈허로 인한 변비와 구갈(口渴), 피부고고(皮膚枯槁)를 낫게 한다.

4. 구즙우유음韭汁牛乳飮[1] 反胃噎膈

韭汁牛乳反胃滋구즙우유반위자 養營散瘀潤腸奇양영산어윤장기

五汁安中薑梨藕오즙안중강리우 三般加入用隨宜삼반가입용수의

韭汁牛乳飮은 反胃를 滋하고, 養營하며 散瘀한다.
五汁安中飮은 여기에 生薑汁, 梨汁, 藕汁의
일반적인 汁을 加하는데, 隨症에 따라 사용한다.

【附方】

오즙안중음(五汁安中飮)

【조성 및 용법】

韭菜汁, 牛乳 各等分을 相合하여, 자주 마신다. 痰阻한 경우에는 薑汁을 가한다.

【효능 및 주치】

滋燥養血, 散瘀潤腸.

胃脘有死血, 乾燥枯槁로 인한 食下胃脘痛, 翻胃便秘 등의 증을 다스린다.

【설명】

구즙우유음(韭汁牛乳飮)은 위완(胃脘)의 어혈저체(瘀血阻滯)를 다스리는 처방이다.

어혈(瘀血)이 오래되면 혈고(血枯)와 조열(燥熱)이 발생되고, 위장이 건조(乾燥)해지며 담저(痰阻)가 생긴다.

---

[1] 단계심법(丹溪心法)

• **君藥**: 우유(甘溫) – 潤燥養血
• **臣藥**: 구즙(辛溫) – 益胃消瘀

우유와 구즙으로 구성된 구즙우유음은 위(胃)를 윤강(潤降)하게 하여 윤장통변(潤腸通便)한다.
또 어혈(瘀血)이 제거되고, 위를 저체(阻滯)하는 것이 없어지면 식사를 할 수 있게 된다.

오즙안중음(五汁安中飮)은 구즙우유음에 온위산담(溫胃散痰)하는 강즙(薑汁), 윤조소담(潤燥消痰)하는 리즙(梨汁), 익위화어(益胃化瘀)하는 우즙(藕汁)을 넣어서 만든다.
윤조양혈(潤燥養血), 소어화담(消瘀化痰)하는 효능이 있어서 위의 한담어혈(寒痰瘀血), 위조혈고(胃燥血枯)로 인한 식하작통(食下作痛), 반위열격(反胃噎膈), 대변건삽(大便乾澁), 구건인조(口乾咽燥), 흉격비민은통(胸膈痞悶隱痛) 등의 증상을 다스린다. 임상에서는 병증에 맞추어 가감할 수 있는데, 가령 한담(寒痰)이 없으면 생강즙(生薑汁)을 빼고 사용하고, 조담(燥痰)이 없으면 리즙(梨汁)을 빼고 사용해도 된다.

5. 윤장환潤腸丸[1] 風秘血秘

潤腸丸用歸尾羌윤장환용귀미강 桃仁麻仁及大黃도인마인급대황

或加艽防皂角子혹가교방조각자 風秘血秘善通腸풍비혈비선통장

潤腸丸은 當歸尾, 羌活, 桃仁, 麻仁, 大黃에
혹 秦艽, 防風, 皂角刺를 넣는다. 風秘, 血秘를 善通한다.

【附方】

활혈윤조환(活血潤燥丸)

【조성 및 용법】

當歸尾, 羌活, 大黃 各20g, 桃仁, 大麻仁 各40g을 研末하여, 白蜜煉으로 丸藥을 梧桐子 크기로 만든다. 30~50환씩 白開水와 함께 1일 2회 복용한다.

【효능 및 주치】

潤腸通便, 疏風活血.

風秘, 血秘로 인한 大便秘澁, 不思飮食 등의 증과 脾胃의 伏火로 인한 便秘를 다스린다.

【설명】

윤장환(潤腸丸)은 풍비(風秘), 혈비(血秘)로 인한 변비를 다스리는 처방이다.

비위(脾胃)의 복화(伏火)는 반드시 진액을 상하게 하고, 장위(腸胃)를 건조하게 한다. 이것이 다시 진액의 생성을 부족하게 하여 악순환이 된다. 또한 풍(風)이 대장(大腸)으로 전이(轉移)되면 열(熱)로 변화하여 결국 상진(傷津)하고 혈허진휴(血虛津虧)하게

[1] 비위론(脾胃論)

되어 장조(腸燥)가 된다. 윤장환은 이러한 혈허장조(血虛腸燥), 진액부족(津液不足)을 다스린다.

- **君藥**: 마인 – 潤燥滑腸通便, 補虛
- **臣藥**: 도인 – 潤腸通便, 活血祛瘀
  대황 – 腸胃의 伏火燥熱을 瀉火, 通便逐瘀
  당귀미 – 養血活血, 潤腸通便
- **佐藥**: 강활 – 疏散風邪

이 다섯 가지 약재가 배오되면 혈(血)과 풍(風)이 소통(疏通)하고, 장위(腸胃)가 윤(潤)하게 되어, 대변이 자연히 통리(通利)된다.

소풍(疏風)의 효능을 강하게 하고 싶으면 방풍(防風)을 가하고, 풍(風)이 협습(挾濕)하였으면 진교(秦艽), 조각자(皂角刺)를 가하여 거풍제습통변(祛風除濕通便)의 효능을 강화한다.

활혈윤조환(活血潤燥丸)은 난실비장(蘭室秘藏)에 수록되어있는 처방인데, 윤장환에 방풍(防風), 조각자(皂角刺)를 가미하여 만든다. 용법 및 효능, 주치는 윤장환과 같은데, 거풍통변(祛風通便)과 승습(勝濕)하는 효능이 더 강하다.

6. 통유탕 通幽湯[1] 噎塞便秘

通幽湯中二地俱통유탕중이지구 桃仁紅花歸草濡도인홍화귀초유

升麻升清以降濁승마승청이강탁 噎塞便秘此方需열색변비차방수

有加麻仁大黃者유가마인대황자 當歸潤腸湯名殊당귀윤장탕명수

通幽湯은 生地黃, 熟地黃, 桃仁, 紅花, 當歸, 甘草로 濡養하고,
升麻로 升淸하여 降濁한다. 噎塞便秘는 이 처방으로 구한다.
麻仁, 大黃을 가하면 當歸潤腸湯이라 이름한다.

【附方】

당귀윤장탕(當歸潤腸湯)

【조성 및 용법】

生地黃, 熟地黃 各2g, 桃仁, 紅花, 當歸身, 炙甘草, 升麻 各4g을 水煎溫服한다.

【효능 및 주치】

養血潤燥, 活血通幽.

幽門不通하여 上攻하고, 吸門不開로 인한 噎塞, 氣不得上下, 大便艱難 등의 증을 다스린다.

---

1 비위론(脾胃論)

【설명】

통유탕(通幽湯)은 유문불통(幽門不通)으로 인한 열색(噎塞)[2]과 변비(便秘)를 다스리는 처방이다.

유문은 위장과 소장의 연결부위이며, 이곳이 막히면 어혈(瘀血)이 생긴다. 또한 위가 수곡(水穀)을 부숙(腐熟), 수납(受納)하지 못하여 혈고(血枯), 대변난(大便難)하게 되기 때문에 통유탕에는 어혈(瘀血)을 다스리는 약재와 혈고(血枯)를 다스리는 약재가 동시에 들어간다.

- 君藥: 당귀신, 생지황 – 補血滋陰, 潤燥通便
- 臣藥: 숙지황 – 滋陰補血潤燥
  도인, 홍화 – 活血祛瘀, 潤腸通便
- 佐藥: 승마(陽明引經藥) – 引藥入胃, 散鬱熱, 升清陽(清陽升則濁陰自降)
- 使藥: 감초 – 益氣和中調藥

모든 약재가 배오되면 양혈윤조(養血潤燥), 활혈통유(活血通幽)하는 효능을 낸다.

이 처방의 변방인 당귀윤장탕(當歸潤腸湯)은 난실비장(蘭室秘藏)에 수록되어 있는데, 통유탕에 마인(麻仁), 대황(大黃)을 가미하여 만든다. 효능은 통유탕과 같지만, 윤장통변(潤腸通便)의 효능이 통유탕보다 강하기 때문에 대장조열(大腸燥熱), 대변비결불통(大便秘結不通)한 경우에 사용한다.

---

2 열격(噎膈)이라고도 부른다.

7. 수풍순기환搜風順氣丸[1] 風秘腸風

搜風順氣大黃蒸수풍순기대황증, 郁李麻仁山藥增욱리마인산약증

防獨車前及檳枳방독차전급빈지, 菟絲牛膝山茱仍토사우슬산수잉

中風風秘及氣秘중풍풍비급기비, 腸風下血總堪憑장풍하혈총감빙

搜風順氣丸은 蒸大黃, 郁李仁, 麻仁, 山藥, 防風, 獨活, 車前子, 檳榔, 枳殼, 菟絲子, 牛膝, 山茱萸인데, 中風風秘 및 氣秘와 腸風下血을 모두 치료한다.

【조성 및 용법】

大黃(九蒸九曬) 200g, 鬱李仁, 火麻仁, 山藥, 車前子, 懷牛膝, 山茱萸 各80g, 防風, 獨活, 檳榔炒, 枳殼, 菟絲子 各40g을 細末하여 白蜜로 丸藥을 梧桐子크기로 만든다. 20~30환씩 清茶 혹은 溫酒, 米湯과 함께 복용한다.

【효능 및 주치】

潤燥通便, 搜風順氣.

中風風秘, 氣秘로 인한 大便秘結, 小便不暢, 周身虛癢, 脈浮數 등의 증과 腸風下血, 中風癱瘓을 다스린다.

【설명】

수풍순기환(搜風順氣丸)은 풍열(風熱)이 대장(大腸)에 옹체(壅滯)하여 대변비결(大便秘結)이 된 것과 열상혈락(熱傷血絡)하여 장풍하혈(腸風下血)한 것을 다스리는 처방이다.
그리고 기혈불창(氣血不暢), 중풍으로 인한 탄탄(癱瘓)과 주신허양(周身虛癢)도 다스릴 수 있다.

[1] 태평성혜방(太平聖惠方)

- **君藥**: 대황(苦寒) – 瀉燥結, 清瘀熱(九蒸九曬으로 藥性緩和)
  마인 – 潤燥通便
- **臣藥**: 욱리인 – 潤腸通便
  방풍, 독활 – 搜散風邪
- **佐藥**: 차전자 – 利小便
  지각, 빈랑 – 下氣寬腸, 破滯順氣, 大腸風熱을 從下除去
  산약 – 補氣養陰, 潤燥
  산수유, 토사자 – 補益肝腎, 益陰壯陽
- **使藥**: 회우슬 – 補益肝腎, 强壯筋骨, 引諸藥下行

모든 약들이 배오되면 수풍순기(搜風順氣), 윤조통변(潤燥通便), 보익간신(補益肝腎)의 효능을 내게 된다.

8. 소갈방 消渴方[1] 胃熱消渴

消渴方中花粉連소갈방중화분련 藕汁地汁牛乳研우즙지즙우유연

或加薑蜜爲膏服혹가강밀위고복 瀉火生津益血痊사화생진익혈전

消渴方은 天花粉, 黃連에 藕汁, 生地黃汁, 牛乳를 넣어 갈고, 혹 生薑汁, 蜜을 넣어 膏를 만들어 복용한다. 瀉火, 生津, 益血하여 낫게 한다.

【조성 및 용법】

天花粉末, 黃連末, 藕汁, 生地黃汁, 牛乳에 生薑汁, 蜂蜜을 넣고 膏로 만들어서 입에 머금고 천천히 복용한다.

【효능 및 주치】

瀉火生津, 益血潤燥.

胃熱消渴로 인한 善消水穀, 多食易饑, 口渴欲飮 등의 증을 다스린다.

【설명】

소갈방(消渴方)은 위열소갈(胃熱消渴)을 치료하는 방제이다.

양음윤조(養陰潤燥), 청량생진지갈(清凉生津止渴)하는 효능이 뛰어나기 때문에 구갈다음(口渴多飮), 이기다식(易饑多食) 등의 소갈 증세를 다스린다.

- **君藥:** 황련(苦寒) – 清瀉胃熱, 瀉心火
  천화분(甘寒) – 生津止渴, 清熱潤燥

[1] 단계심법(丹溪心法)

• **臣藥**: 생지황 – 滋陰清熱, 善滋腎水
　　　우즙 – 降火生津
　　　우유 – 補血潤燥

• **佐使藥**: 생강즙 – 和胃, 鼓舞胃氣
　　　봉밀 – 清熱潤燥, 調和諸藥

모든 약이 배오되면 사화생진(瀉火生津), 익혈윤조(益血潤燥)의 작용을 하기 때문에 위열소갈(胃熱消渴)을 낫게 한다.

9. 백복령환白茯苓丸[1] 腎消

白茯苓丸治腎消백복령환치신소 花粉黃連萆薢調화분황련비해조

二蔘熟地覆盆子이삼숙지복분자 石斛蛇床膍胵要석곡사상비치요

白茯苓丸은 腎消를 다스리는데, 白茯苓, 天花粉, 黃連, 萆薢,
人蔘, 玄蔘, 熟地黃, 覆盆子, 石斛, 蛇床子, 鷄內金이다.

【조성 및 용법】

白茯苓, 天花粉, 黃連, 萆薢, 人蔘, 玄蔘, 熟地黃, 覆盆子 各40g, 石斛, 蛇床子 各30g, 雞膍胵(雞內金) 30具을 細末하여 白蜜로 梧子大크기로 丸藥을 만든다. 30丸씩 磁石煎湯과 같이 복용한다.

【효능 및 주치】

補腎淸熱, 生津潤燥.

腎消로 인한 兩腿漸細, 腿脚無力, 口渴多飮, 小便頻數, 尿渾如膏脂, 味甘 등의 증을 다스린다.

【설명】

백복령환(白茯苓丸)은 신소(腎消)를 다스리는 처방이다.

신소는 위유적열(胃有積熱), 신음휴허(腎陰虧虛)로 발생한다. 신소(腎消)를 발생시키는 위열(胃熱)은 실치(失治)나 상진(傷津)으로 발생한다.

[1] 태평성혜방(太平聖惠方)

- **君藥**: 숙지황 – 滋補腎陰

  백복령 – 補脾益胃, 助脾健運(陰津生化之源), 淡滲利濕, 熱을 小便으로 除祛
- **臣藥**: 현삼 – 滋補腎陰, 清虛熱

  석곡(甘寒) – 養胃陰, 生津液, 滋腎陰, 清虛熱

  황련 – 清胃熱

  천화분 – 清胃熱, 生津止渴
- **佐藥**: 인삼 – 益氣補脾, 生津止渴

  비해 – 清熱利濕去濁

  복분자 – 益腎固精縮尿

  사상자 – 溫腎壯陽, 助氣化

  계내금 – 運脾健胃, 消食除熱, 止小便數
- **使藥**: 자석 전탕액 – 色黑重墜, 引藥入腎, 補腎益精

모든 약이 배오되면 신장(腎臟)의 허열(虛熱)을 청(淸)하고, 신정(腎精)을 고밀(固密)하게 하여 신소(腎消)를 낫게 한다.

10. 저신제니탕 豬腎薺苨湯[1] 解毒治腎消

豬腎薺苨蔘茯神 저신제니삼복신　知芩葛草石膏因 지금갈초석고인

磁石天花同黑豆 자석천화동흑두　强中消渴此方珍 강중소갈차방진

豬腎薺苨湯은 豬腎, 薺苨, 人蔘, 茯神, 知母, 黃芩, 葛根, 甘草, 石膏, 磁石, 天花粉, 黑豆인데, 强中消渴에 이 처방이 보배롭다.

【조성 및 용법】

豬腎 1具, 薺苨, 石膏 各120g, 人蔘, 茯神, 知母, 黃芩, 葛根, 甘草, 磁石, 天花粉 各80g, 黑大豆 1升이다. 豬腎과 黑大豆를 먼저 달여 取汁한 후에 諸藥을 넣어 달여 셋으로 나누어 복용한다.

【효능 및 주치】

補腎生津, 瀉火解毒.
腎消强中으로 인한 小便頻數, 唇焦口渴, 多飮, 並見强中, 或發癰疽 등의 증을 다스린다.

【설명】

저신제니탕(豬腎薺苨湯)은 색욕(色慾)이 지나치거나, 장양(壯陽)하는 금석약(金石藥)을 장복하여 열독(熱毒)이 신(腎)에 쌓여 생긴 신소(腎消)와 강중(强中)을 다스린다.

- **君藥:** 저신, 흑대두 – 補腎益陰
  제니(甘寒) – 解毒生津(저신, 흑대두와 함께 金石藥의 熱毒을 解毒)
- **臣藥:** 갈근, 천화분 – 清熱, 生津止渴

---

1 비급천금요방(備急千金要方)

자석 - 補腎益精, 潛陽

석고, 황금 - 淸熱瀉火,

지모 - 淸熱瀉火, 滋陰潤燥

- **佐藥**: 인삼, 복신 - 益氣健脾(脾胃는 腎陰生化有源)
- **使藥**: 감초 - 益氣健脾, 調和諸藥

모든 약이 배오되면 보신생진(補腎生津), 해독사화(解毒瀉火)의 효능을 나타내게 된다.

11. 지황음자 地黃飮子[1] 消渴煩躁

地黃飮子蔘芪草 지황음자삼기초 二地二冬枇斛參 이지이동비곡참
澤瀉枳實疏二腑 택사지실소이부 躁煩消渴血枯含 조번소갈혈고함

地黃飮子는 人蔘, 黃芪, 甘草, 生地黃, 熟地黃, 天門冬, 麥門冬, 枇杷葉, 石斛, 澤瀉, 枳實로 二腑(大腸, 膀胱)를 疏通하고, 煩燥, 消渴, 血枯를 다스린다.

【조성 및 용법】

人蔘, 黃芪, 炙甘草, 生地黃, 熟地黃, 天門冬, 麥門冬, 枇杷葉, 石斛, 澤瀉, 枳實 各等分을 粗末하여 9g을 水煎服하거나 湯劑로 만들어 水煎服한다.

【효능 및 주치】

滋陰補血, 除煩止渴.

消渴證으로 인한 咽乾口渴, 多飮, 煩躁, 面赤, 小便頻數量多 등의 증을 다스린다.

【설명】

지황음자(地黃飮子)는 음허유화(陰虛有火), 혈고(血枯)로 인한 소갈(消渴)을 다스리는 처방이다.

- **君藥:** 숙지황 – 滋陰養血, 潤燥
  생지황 – 滋陰養血, 潤燥, 淸熱

[1] 이간방(易簡方)

- **臣藥**: 천문동, 맥문동, 석곡 – 滋養腎胃之陰, 清熱
- **佐藥**: 인삼, 황기, 자감초 – 益氣補脾(氣旺能生水血)
  비파엽 – 清降肺胃之熱
- **使藥**: 택사 – 疏利膀胱
  지실 – 疏利大腸, 使下火熱

모든 약을 배오하면 보음혈(補陰血), 청내열(淸內熱)하기 때문에 번조소갈(煩躁消渴)이 사라지게 된다.

12. 소밀고주酥蜜膏酒[1] 氣乏聲嘶[2]

酥蜜膏酒用飴糖소밀고주용이당 二汁百部及生薑이즙백부급생강

杏棗補脾兼潤肺행조보비겸윤폐 聲嘶氣憊酒喝嘗성시기비주갈상

酥蜜膏酒는 酥[3], 蜜, 飴糖, 二汁인 百部根汁, 生薑汁에 杏仁, 大棗로
補脾에 潤肺를 겸하기 때문에 聲嘶, 氣憊, 酒喝을 다스린다.

【조성 및 용법】

酥, 白蜜, 飴糖, 百部汁, 生薑汁, 杏仁, 大棗肉 各1升을 微火로 달여 膏로 만들어두고, 한 수저씩 술과 함께 복용한다.

【효능 및 주치】

補脾潤肺.

陰虛肺燥로 인한 氣短乏力, 聲音嘶啞, 咽喉乾燥, 或見咳喘, 吐涎沫 등의 증을 다스린다.

【설명】

소밀고주(酥蜜膏酒)는 비폐기허(脾肺氣虛)와 폐음부족(肺陰不足)을 다스리는 처방이다.

- **君藥:** 연유(酥), 꿀(蜜) – 補脾潤肺燥
- **臣藥:** 백부근, 행인 – 潤肺止咳, 宣利肺氣
  이당 – 潤肺止咳, 補脾益氣(脾는 氣陰生化之源)

---

1 비급천금요방(備急千金要方)

2 聲嘶: 목소리가 나오지 않는 증세

3 酥: 牛羊의 乳을 가열하여 얻은 油(일종의 버터나 치즈). 潤燥調營작용이 있다.

• **佐藥**: 생강즙 – 調補脾胃(培土生金), 散寒化痰飮, 潤肺補脾
대조– 調補脾胃(培土生金)

• **使藥**: 술 – 胸膈之間으로 諸藥上行

모든 약이 배오되면 폐의 기음(氣陰)을 보하고, 폐가 유윤(濡潤)해지기 때문에 성시기비(聲嘶氣憊)가 낫게 된다.

주(酒)는 성미가 신산(辛散)하고 온행(溫行)하며, 약력(藥力)을 흉격지간(胸膈之間)에 상행(上行)하게 한다. 또한 자보(滋補)하는 약과 조합되면 불니(不膩)하게 한다. 만약 천해(喘咳), 성시(聲嘶)가 외감실증(外感實症)으로 인해 발생하였다면 본방을 사용할 수 없다.

13. 청조탕 淸燥湯[1] 燥金受濕熱之邪

淸燥二朮與黃芪청조이출여황기 蔘苓連柏草陳皮삼령련백초진피

豬澤升柴五味曲저택승시오미곡 麥冬歸地痿方推맥동귀지위방추

淸燥湯은 蒼朮, 白朮, 黃芪, 人蔘, 白茯苓, 黃連, 黃栢, 甘草, 陳皮, 豬苓, 澤瀉, 升麻, 柴胡, 五味子, 神麯, 麥門冬, 當歸, 生地黃인데, 痿症[2]을 다스리는 處方으로 推薦한다.

【조성 및 용법】

蒼朮 4g, 白朮 2g, 黃芪 6g, 人蔘, 白茯苓, 升麻 各1.2g, 黃連, 黃柏, 柴胡 各 0.4g, 炙甘草, 豬苓, 神麯, 麥門冬, 當歸身, 生地黃 各0.8g, 陳皮, 澤瀉 各 2g, 五味子 9粒을 研粗末하여 20g씩 水煎服한다.

【효능 및 주치】

淸肺潤燥, 健脾祛濕.

肺臟受濕熱之邪으로 인한 痿躄喘促, 胸滿少食, 色白毛敗, 頭眩體重, 口渴便秘 등의 증을 다스린다.

【설명】

습열지사(濕熱之邪)가 상폐(傷肺)하면 폐엽(肺葉)이 열초(熱焦)하게 된다.

이렇게 되면 금생수(金生水)가 되지 않아 신음휴허(腎陰虧虛)하게 되고, 위벽(痿躄)[3]와 제증(諸證)이 생긴다. 청조탕(淸燥湯)은 습열훈증(濕熱熏蒸), 폐상(肺傷)하여

[1] 비위론(脾胃論)

[2] 위증(痿症): 四肢軟弱無力한 증세를 말함. 심하면 下肢痿軟癱瘓, 足不能行한다.

[3] 腎主骨, 肝主筋

생긴 조증(燥證)을 다스리고, 겸하여 흉만소식(胸滿少食), 두현(頭眩) 등을 다스린다. 또한 청조탕은 비위(脾胃)까지 고려한 처방으로 황제내경의 "治痿獨取陽明"이라는 원리에 따라서 만들어진 처방이라고 할 수 있다.

- **君藥**: 맥문동(甘寒) – 滋養肺胃之陰, 清肺熱
  황기 – 補脾氣, 益肺氣(補土生金, 金能生水)
- **臣藥**: 생지황, 당귀 – 滋陰養血, 補肝腎
  오미자 – 益氣生津保肺, 滋腎水
  황련, 황백 – 清熱燥濕
  인삼 – 大補元氣, 益脾肺(資生化之源)
- **佐藥**: 창출, 백출 – 健脾燥濕, 助脾運
  복령, 저령, 택사 – 利濕清熱, 濕熱之邪를 小便으로 排出
  승마, 시호 – 升清氣, 清陽升則濕濁降, 清熱
  진피 – 理氣健脾燥濕
  신곡 – 消食化滯
- **使藥**: 자감초 – 補中調藥

모든 약이 배오되면 폐(肺)의 습열(濕熱)이 제거되고, 폐조(肺燥)가 윤(潤)하게 된다. 그래서 결국 폐(肺)가 자신수(滋腎水)하여 모든 증상이 낫게 된다.

14. 사삼맥문동음

沙蔘麥門冬飮[1] 秋燥傷肺 [增補]

沙蔘麥冬飮豆桑사삼맥동음두상 玉竹甘花共合方옥죽감화공합방

秋燥耗傷肺胃液추조모상폐위액 苔光乾咳此堪嘗태광건해차감상

沙蔘麥門冬飮은 沙蔘, 麥門冬, 扁豆, 桑葉, 玉竹, 甘草, 天花粉을 모두 合方하는데, 秋燥로 肺胃液을 耗傷한 것과 苔光, 乾咳에 이 처방이 뛰어나다.

【조성 및 용법】

沙蔘 12g, 生扁豆 6g, 桑葉 6g, 玉竹 8g, 生甘草 4g, 天花粉 6g, 麥門冬 12g을 水煎하여 둘로 나누어 복용한다.

【효능 및 주치】

清養肺胃, 生津潤燥.

秋燥傷肺, 肺胃陰傷으로 인한 咽乾口燥, 或身熱, 或乾咳, 舌紅少苔, 脈細數 등의 증상을 다스린다.

【설명】

사삼맥문동음(沙蔘麥門冬飮)은 폐위음진(肺胃陰津)이 조상(燥傷)을 입은 것을 다스리는 처방이다.

이러한 증은 실사(實邪)보다는 정허(正虛)로 인한 경우가 많기 때문에 감한(甘寒)한 성미의 폐위(肺胃)에 작용하는 약물이 군약(君藥)이 된다.

---

[1] 온병조변(溫病條辨)

- **君藥**: 사삼, 맥문동(甘寒, 入肺胃) – 清肺熱, 養肺陰, 養胃陰, 生津液
- **臣藥**: 상엽(質輕性寒) – 清宣肺中燥熱
  천화분, 옥죽 – 養肺胃之陰, 清熱生津止渴
- **佐藥**: 편두, 감초 – 益氣健脾, 培土生金
- **使藥**: 감초 – 調藥

모든 약이 배오되면 청양폐위(清養肺胃), 생진윤조(生津潤燥)하는 효능을 내게 되어 인건구조(咽乾口燥)와 건해(乾咳) 등의 증상이 낫게 된다.

15. 청조구폐탕 清燥救肺湯[1] 滋燥清火 [增補]

清燥救肺蔘草杷청조구폐삼초파 石膏膠杏麥芝麻석고교행맥지마

經霜收下乾桑葉경상수하건상엽 解鬱滋乾效可誇해울자건효가과

清燥救肺湯은 人蔘, 甘草, 枇杷葉, 石膏, 阿膠, 杏仁, 麥門冬, 黑芝麻, 經霜이 내린 桑葉인데, 解鬱하고 乾燥한 것을 滋潤하는 효과가 가히 자랑할 만하다.

【조성 및 용법】

人蔘 2.8g, 甘草 4g, 枇杷葉 1片, 石膏 10g, 阿膠 3.2g, 杏仁 2.8g, 麥門冬 4.8g, 黑芝麻 4g, 桑葉經霜 12g을 水煎熱服한다.

【효능 및 주치】

清燥潤肺.

溫燥傷肺로 頭痛身熱, 乾咳無痰, 氣逆而喘, 咽喉乾燥, 口渴鼻燥, 心煩, 胸膈滿悶, 舌乾少苔, 脈虛大而數한 것을 다스린다.

【설명】

청조구폐탕(清燥救肺湯)은 온조상폐(溫燥傷肺)를 다스리는 처방이다.

- 君藥: 상엽 – 清宣肺中燥熱
- 臣藥: 석고 – 清肺經之熱
  맥문동(甘寒) – 養陰潤肺, 補陰津

1 의문법률(醫門法律)

• **佐藥**: 아교, 흑지마 – 養陰潤肺

행인, 비파엽 – 降泄肺氣, 肺氣肅降

인삼, 감초 – 益氣補中, 土旺金生(肺氣自旺)

모든 약이 배오되면 조열(燥熱)과 폐울(肺鬱)이 풀리게 되어, 이 처방의 이름 그대로 청조구폐(淸燥救肺)하는 효능을 내게 된다.

이 처방은 온조상폐(溫燥傷肺)와 기음양상(氣陰兩傷)의 증에 사용하는 처방이기 때문에 외감량조(外感凉燥)에는 사용하지 않는다.

16. 경옥고瓊玉膏[1] 乾咳 [增補]

瓊玉膏中生地黃경옥고중생지황 蔘苓白蜜煉膏嘗삼령백밀련고상

肺枯乾咳虛勞症폐고건해허로증 金水相滋效倍彰금수상자효배창

瓊玉膏는 生地黃, 人蔘, 茯苓, 白蜜로 膏를 만든 것인데, 肺枯[2], 乾咳, 虛勞에 사용한다. 金水[3]를 相滋하는 효과가 곱절이나 있다.

【조성 및 용법】

生地黃 4.8kg, 人蔘 900g, 茯苓 1.8kg, 白蜜 3kg이다. 먼저 生地黃을 汁내고 人蔘, 茯苓을 細末하여, 蜜과 함께 항아리에 넣고 중탕으로 膏를 만들어 하루 2번 沖服한다.

【효능 및 주치】

滋陰潤肺, 益氣補脾.

肺腎陰虧으로 乾咳無痰, 口乾咽燥, 甚則咳血, 肌肉消瘦, 氣短乏力 등의 증을 다스린다.

【설명】

경옥고(瓊玉膏)는 폐신음휴(肺腎陰虧)를 다스리는 처방이다.

폐신음휴(肺腎陰虧)가 오래되면 허화작진(虛火灼津)하게 되고, 결국 폐고건해(肺枯乾咳)하게 된다. 또한 경옥고는 비기허약(脾氣虛弱)을 다스릴 수 있다.

1 주진형(朱震亨)

2 肺陰津의 虧虛로 肺失濡潤한 것을 말함.

3 金水相滋에서 金는 肺, 水는 腎을 말함. 肺金과 腎水는 母子關系로 相互滋生하는 관계.

- **君藥**: 생지황(甘寒) – 滋腎壯水, 清虛火(壯水制火)
- **臣藥**: 백밀 – 養肺潤燥
- **佐藥**: 인삼, 복령 – 益氣補脾(土旺金生)

네 가지 약이 배오되면 자신윤폐(滋腎潤肺)하고 보토생금(補土生金), 금수상생(金水相生)하기 때문에 폐고건해(肺枯乾咳)에 뛰어난 효과를 보이다.

17. 황련아교탕黃連阿膠湯[1] 熱傷少陰[2] [增補]

黃連阿膠雞子黃황련아교계자황 芍藥黃芩合自良작약황금합자량

更有駐車歸醋用갱유주차귀초용 連膠薑炭痢陰傷연교강탄리음상

黃連阿膠湯은 黃連, 阿膠, 鷄子黃[3], 芍藥, 黃芩이 合하여진 처방이고,
駐車丸은 當歸, 醋, 黃連, 阿膠, 乾薑(炒炭)을 사용한 처방으로
久痢로 陰傷한 것을 다스린다.

【附方】

주차환(駐車丸)

【조성 및 용법】

黃連 160g, 阿膠 120g, 雞子黃 2枚, 芍藥 80g, 黃芩 80g이다. 黃連, 黃芩, 芍藥을 先煎한 湯液에 阿膠를 넣고 雞子黃을 섞어 복용한다. 7合씩 하루 3번 복용한다.

【효능 및 주치】

滋腎陰, 淸心火.

熱傷腎陰과 心火偏盛으로 心煩, 失眠, 舌紅絳, 苔黃, 脈細數 등의 증을 다스린다.

---

1 상한론(傷寒論)

2 少陰이란 足少陰腎을 말함. 腎陰이 熱邪에 傷하여 虧虛하게 된 것을 말한다.

3 계란 노른자

【설명】

황련아교탕(黃連阿膠湯)은 신음부족(腎陰不足), 심화항성(心火亢盛)을 다스리는 처방이다.

- 君藥: 아교 – 滋陰養血
  황련 – 瀉心火
- 臣藥: 작약, 계자황 – 滋陰補血
  황금 – 瀉火除煩

다섯 가지 약재가 배오되면 자음보혈(滋陰補血), 사화제번(瀉火除煩)의 효능을 내게 된다.

주차환(駐車丸)은 비급천금요방(備急千金要方)에 나오는 처방으로 황련(黃連) 240g, 건강(乾薑) 80g, 당귀(當歸), 아교(阿膠) 各 120g이다. 아교를 제외한 약재를 연말(硏末)하고 초(醋)와 아교를 넣어 환약으로 만든 처방인데, 한열(寒熱)을 조리하고 음혈(陰血)을 보양(補養)하는 효능이 있어서 구리음상(久痢陰傷), 유열(有熱)한 증에 적용한다.

18. 자신통관환 滋腎通關丸[1] 癃閉[2] [增補]

滋腎通關桂柏知 자신통관계백지 溺癃不渴下焦醫 닉륭불갈하초의
大補陰丸除肉桂 대보음환제육계 地龜豬髓合之宜 지구저수합지의

滋腎通關丸은 肉桂, 黃柏, 知母인데, 溺癃不渴을 치료하고 下焦를 다스린다.
大補陰丸은 肉桂를 除祛하고, 熟地黃, 龜甲, 豬髓를 합한 것이다.

【附方】

대보음환(大補陰丸)

【조성 및 용법】

肉桂 2g, 黃柏(酒炒), 知母(酒炒) 各40g을 硏細末하여 梧桐子크기로 丸을 만든다. 100丸씩 空腹에 白湯으로 送下한다.

【효능 및 주치】

滋腎通關, 降火燥濕.
濕熱蘊結膀胱, 耗傷腎陰하여 小便癃閉, 點滴而下, 甚則不通, 口不渴 등의 증을 다스린다.

【설명】

자신통관환(滋腎通關丸)은 습열(濕熱)이 방광(膀胱)에 온결(蘊結)하고, 신음(腎陰)이 모상(耗傷)하여 생긴 소변융폐(小便癃閉)를 다스리는 처방이다.

---

1 난실비장(蘭室秘藏)

2 癃閉는 排尿困難으로 小便이 點滴而下하고, 甚하면 閉塞不通한 것을 말한다.

- **君藥**: 지모(苦寒質潤) – 滋潤腎陰, 降火
  황백(苦寒) – 瀉下焦濕熱, 堅陰
- **佐藥**: 육계 – 溫養命門眞陽, 蒸水化氣, 小便通利

군약(君藥)인 지모(知母)와 황백(黃柏)을 같이 사용하면 자음강화(滋陰降火), 청열조습(淸熱燥濕)의 효능이 더욱 강해진다.

여기에 온양(溫養)하는 육계(肉桂)를 약간 배오하여 하초습열(下焦濕熱)을 제거하고, 기화(氣化)를 정상화하여 융폐(癃閉)를 낫게 하는 것이다.

대보음환(大補陰丸)[3]은 단계심법(丹溪心法)에 나오는 처방으로 자음강화(滋陰降火)의 효능이 뛰어나다.

때문에 골증조열(骨蒸潮熱), 도한유정(盜汗遺精), 해수해혈(咳嗽咳血), 심번이노(心煩易怒), 족슬동열(足膝疼熱), 위연(痿軟) 등의 증을 다스린다.

대보음환(大補陰丸)은 자신통관환(滋腎通關丸)보다 지모(知母), 황백(黃柏)의 용량이 매우 커서 자음강화(滋陰降火)하는 효능이 더욱 강하다. 따라서 음허화왕(陰虛火旺)의 증이 심한 경우 사용하는 처방이다.

---

[3] 지모(知母) 160g, 황백(黃柏) 160g, 숙지황(熟地黃) 240g, 구갑(龜甲) 240g, 저척수(豬脊髓)로 구성된다. 약재을 세말한 후에 찐 저수(豬髓)를 더해 梧桐子 크기의 밀환으로 만들어 70환씩 공복에 담염수(淡鹽水)로 복용한다.

19. 증액탕 增液湯[1] 溫熱便秘[2] [增補]

增液湯中蔘地冬증액탕중삼지동 鮮烏或入潤腸通선오혹입윤장통
黃龍湯用大承氣황룡탕용대승기 甘桔蔘歸妙不同감길삼귀묘불동

增液湯[3]은 玄蔘, 生地黃, 麥門冬인데 간혹 鮮何首烏를 넣어 潤腸通便한다. 黃龍湯은 大承氣湯[4]에 甘草, 桔梗, 人蔘, 當歸를 넣은 것인데 신묘함이 각기 다르다.

【附方】

황룡탕(黃龍湯)

【조성 및 용법】

玄蔘 40g, 生地黃(細), 麥門冬(連心) 各32g을 水煎服한다.

【효능 및 주치】

增液潤燥.

陽明溫病, 津液不足으로 인한 大便秘結, 口渴, 舌乾紅, 脈細數 或沈細無力 등의 증을 다스린다.

【설명】

증액탕(增液湯)은 진액부족(津液不足)으로 인한 대변비결(大便秘結)을 다스리는 처방이다.

1 온병조변(溫病條辨)

2 溫熱便秘는 溫熱病의 便秘를 말한다. 溫熱邪氣가 損傷津液하여 不能濡潤大腸하기 때문에 발생한다.

3 增液湯은 말 그대로 滋陰增液潤燥의 효능이 있어서 命名되었다.

4 大黃, 芒硝, 枳實, 厚朴

• **君藥**: 현삼(鹹苦寒) – 滋陰生津, 潤燥滑腸
• **臣藥**: 맥문동, 생지황(甘寒) – 滋潤養陰, 增液潤燥

모든 약이 양음증액(養陰增液)하는 효능이 있어서 윤조통변(潤燥通便)하고, 겸하여 청열(清熱)하기 때문에 "증수행주(增水行舟)"하게 된다.
만약 변비(便秘)가 심한 사람은 건조하지 않은 하수오(何首烏) 1냥을 가미하여 양혈(養血), 윤장통편(潤腸通便)하는 효능을 증가시킨다.

황룡탕(黃龍湯)[5]은 상한육서(傷寒六書)에 나오는 처방으로 대승기탕(大承氣湯)의 변방이다.
대승기탕의 사하열결(瀉下熱結), 탕척위장(蕩滌胃腸)하는 효능에 인삼, 감초의 익기(益氣)하는 작용, 당귀의 보혈(補血)작용, 생강, 대조의 조보비위(調補脾胃)하는 작용, 소량의 길경(桔梗)으로 선폐기(宣肺氣), 통장부(通腸腑)하는 효능을 더하기 때문에 부정공하(扶正攻下)하는 처방이 된다.

---

[5] 대황(大黃) 9g, 망초(芒硝) 12g, 후박(厚朴), 감초(甘草), 인삼(人蔘), 당귀(當歸), 길경(桔梗) 各3g에 생강(生薑) 3片, 대조(大棗) 2枚와 길경(桔梗) 一撮을 넣어 달여 온복(溫服)하는 처방이다.

15

사화지제 (瀉火之劑)

사화지제(瀉火之劑)는 청열(淸熱)하는 약물 위주로 구성이 되어 있고, 특히 리열증(裏熱證)을 다스린다.

열(熱)은 그 정도에 따라서 온(溫), 열(熱), 화(火)의 구분이 있다. 온성(溫盛)하면 열(熱)이 되고, 열극(熱極)하면 화(火)가 된다.

리열증(裏熱證)은 원인에 따라서 외감(外感)과 내상(內傷)으로 크게 구분할 수 있고, 병인(病因)과 병위(病位), 병정(病情)에 따라 나눌 수 있다.

소문 지진요대론(至眞要大論)에 나오는 "熱者寒之, 溫者淸之"라는 원칙에 근거하여 청열제(淸熱劑)도 청기분열(淸氣分熱), 청장부열(淸臟腑熱), 청영량혈(淸營凉血), 청혈해독(淸熱解毒), 기혈양청(氣血兩淸), 청허열(淸虛熱) 등의 여섯 가지로 나눌 수 있으며, 응용할 때에도 허실(虛實)과 장부(臟腑)를 고려하여 사용해야 한다.

1. 황련해독탕 黃蓮海毒湯[1] 三焦實熱

黃連解毒湯四味황련해독탕사미 黃柏黃芩梔子備황백황금치자비
躁狂大熱嘔不眠조광대열구불면 吐衄斑黃均可使토뉵반황균가사
若雲三黃石膏湯약운삼황석고탕 再加麻黃及淡豉재가마황급담시
此爲傷寒溫毒盛차위상한온독성 三焦表裏相兼治삼초표리상겸치
梔子金花加大黃치자금화가대황 潤腸瀉熱眞堪倚윤장사열진감의

黃連解毒湯은 네가지 藥味인데, 黃連, 黃柏, 黃芩, 梔子이다.
躁狂, 大熱, 嘔, 不眠, 吐衄, 斑黃[2]에 모두 사용할 수 있다.
三黃石膏湯은 黃連解毒湯에 麻黃, 淡豆豉를 다시 加味한 것인데,
傷寒溫毒이 盛한 것과 三焦表裏를 모두 兼治할 수 있다.
梔子金花丸은 黃連解毒湯에 大黃을 가한 것인데,
潤腸瀉熱한 효능이 진실로 믿을만하다.

【附方】

삼황석고탕(三黃石膏湯), 치자금화환(梔子金花丸)

【조성 및 용법】

黃連, 黃芩, 黃柏, 梔子 各5g을 水煎服한다.

1 비급천금요방(備急千金要方)

2 斑은 發斑인데, 肌膚에 血溢하여 形成된 瘀斑이고 黃은 黃疸을 말한다.

【효능 및 주치】

瀉火解毒.

一切의 實熱火毒, 三焦의 熱盛으로 인한 大熱煩躁, 口燥咽乾, 錯語, 不眠, 或熱病吐血, 衄血, 或熱甚發斑, 身熱下痢, 濕熱黃疸, 外科癰疽疔毒, 小便黃赤, 舌紅苔黃, 脈數有力 등의 증을 다스린다.

【설명】

황련해독탕(黃連解毒湯)은 실열화독(實熱火毒)이 삼초(三焦)에 성한 것을 다스리는 처방이다.

열독(熱毒)이 내성(內盛)하면, 박혈망행(迫血妄行)하기 때문에 토뉵발반(吐衄發斑)하게 되고, 심하면 열요심신(熱擾心神), 착어(錯語), 불면(不眠)하게 된다.

- **君藥:** 황련 – 瀉心火, 瀉中焦之火
- **臣藥:** 황금 – 瀉肺, 上焦之火
  황백 – 瀉下焦之火
  치자 – 瀉三焦之火, 導熱下行

황련해독탕(黃連解毒湯)은 삼초(三焦)에 열독옹성(熱毒壅盛)한 것을 다스리는데, 여기에 마황(麻黃), 담두시(淡豆豉)를 가미하면 삼황석고탕(三黃石膏湯)이 된다.

삼황석고탕은 황련해독탕의 효능에 해표투사(解表透邪), 표리쌍해(表裏雙解)하는 효능을 더 했기 때문에 온독(瘟毒)이 성한 증을 다스린다.

황련해독탕(黃連解毒湯)에 대황(大黃)을 가미하면 치자금화환(梔子金花丸)이 된다.

사화(瀉火)하는 효능과 열(熱)을 대변(大便)으로 배출하는 효능이 강화되어 삼초실열(三焦實熱), 대변불통(大便不通)의 증을 다스린다.

2. 부자사심탕附子瀉心湯[1] 傷寒痞滿

附子瀉心用三黃부자사심용삼황 寒加熱藥以維陽한가열약이유양

痞乃熱邪寒藥治비내열사한약치 惡寒加附治相當오한가부치상당

大黃附子湯同意대황부자탕동의 溫藥下之妙異常온약하지묘이상

附子瀉心湯은 三黃(大黃, 黃連, 黃芩)을 사용하는데,
寒藥에 熱藥(附子)을 加하여 維陽[2]한다.
熱邪로 인한 痞[3]는 寒藥으로 治하며,
惡寒에는 附子를 가하여 治함이 서로 合當하다.
大黃附子湯은 같은 의미로 溫藥으로 下之하는 神妙함이 범상치 않다.

【附方】

대황부자탕(大黃附子湯)

【조성 및 용법】

大黃, 黃連, 黃芩, 附子 各8g을 水煎服한다. 附子는 따로 煎湯한다.

【효능 및 주치】

瀉熱除痞, 助陽固表.

熱痞와 表陽虛으로 인한 心下痞塞不通, 按之柔軟不痛, 心下或胸中煩熱, 口渴, 而後惡寒汗出, 苔黃, 關脈浮盛 등의 증을 다스린다.

1 상한론(傷寒論)

2 助陽함을 말함.

3 痞塞不通을 말함.

【설명】

부자사심탕(附子瀉心湯)은 심하(心下)의 비만(痞滿)을 다스리는 처방이다. 심하비(心下痞)는 무형(無形)의 사열(邪熱)이 심하(心下)[4]에 결(結)하여 생긴다. 또한 부자사심탕은 표양허(表陽虛)와 오한한출(惡寒汗出)을 겸하여 다스리는데, 한약(寒藥)과 열약(熱藥)을 같이 사용한다.

• **君藥**: 대황, 황련, 황금(味薄氣輕) - 淸瀉上部邪熱, 消痞
• **佐藥**: 부자(辛熱醇厚) - 溫經扶陽

부자사심탕의 대황(大黃), 황련(黃連), 황금(黃芩)이 맺힌 비열(痞熱)을 내려주고, 부자(附子)가 표양(表陽)을 온난(溫暖)하게 한다.
이 부자사심탕은 한열약(寒熱藥)이 같이 사용되며, 공보(功補)가 같이 되기 때문에 내열(內熱)과 외한(外寒)을 같이 치료하는 방제이다.

대황부자탕(大黃附子湯)[5]은 금궤요략(金匱要略)에 나오는 처방으로 온리산한(溫裏散寒), 통변지통(通便止痛)의 효능이 있기 때문에 허한적체(虛寒積滯)를 해결한다.
복통변비(腹痛便秘), 협하편통(脅下偏痛), 발열(發熱), 수족궐역(手足厥逆), 맥긴현(脈緊弦)한 증을 다스린다.

대황부자탕(大黃附子湯)은 고한(苦寒)한 대황(大黃)이 사결(瀉結)하고, 반대로 신열(辛熱)한 부자(附子)와 세신(細辛)이 산한(散寒)한다.
이것은 부자사심탕에 한열(寒熱)을 병용(並用)한 의미와 같은데, 단순히 고한(苦寒)한 약으로 공하(攻下)하는 것과 달리 온약(溫藥)에 한약(寒藥)을 배오하여 사용한 것이다.

---

[4] 胃脘部

[5] 대황(大黃), 부자(附子) 各16g, 세신(細辛) 12g을 달여 세 번에 나누어 복용한다.

3. 반하사심탕 半夏瀉心湯[1] 誤下虛痞

半夏瀉心黃連芩반하사심황련금 乾薑甘草與人參건강감초여인삼
大棗和之治虛痞대조화지치허비 法在降陽而和陰법재강양이화음

半夏瀉心湯은 半夏, 黃連, 黃芩, 乾薑, 甘草와 人參에
大棗로 調和시킨 약으로 虛痞를 치료하며 治法이 降陽, 和陰에 있다.

【조성 및 용법】

半夏 8g, 黃連 2g, 黃芩, 乾薑, 炙甘草, 人參 各6g, 生薑 3片, 大棗 2枚를 水煎服한다.

【효능 및 주치】

瀉熱散痞, 健脾益氣.
誤下虛痞로 인한 胸中痞滿, 發熱而嘔, 飮食不下 등의 증을 다스린다.

【설명】

반하사심탕(半夏瀉心湯)은 소시호탕증(小柴胡湯證)을 오하(誤下)하여 생긴 허비(虛痞)를 다스리는 처방이다.

잘못된 하법으로 인해 비위지기(脾胃之氣)가 손상되었고, 거기에 외사(外邪)가 들어와 한열(寒熱)이 호결(互結)하였기 때문에 심하비(心下痞)가 생긴다. 심하비로 인해 음식불하(飮食不下)하므로 한열(寒熱)을 제거(除袪)하고 비위(脾胃)의 승강(升降)을 회복시켜야 한다.

---

[1] 상한론(傷寒論)

- **君藥**: 황금, 황련(苦寒) - 瀉熱
- **臣藥**: 건강, 반하(辛溫) - 散痞
- **佐藥**: 인삼, 자감초, 대조 - 補益脾胃

반하사심탕은 고강신개(苦降辛開), 보기화중(補氣和中)하므로 비만구역(痞滿嘔逆)이 자연히 사라지게 된다.

비위허약(脾胃虛弱)으로 인한 장위불화(腸胃不和), 승강실조(昇降失調)로 인한 완복창통(脘腹脹痛), 구토설사(嘔吐泄瀉) 등에 효과가 좋다.

4. 백호탕 白虎湯[1] 肺胃實熱

白虎湯用石膏偎 백호탕용석고외 知母甘草粳米陪 지모감초갱미배

亦有加入人蔘者 역유가입인삼자 躁煩熱渴舌生苔 조번열갈설생태

白虎湯은 石膏, 知母, 甘草, 粳米이다.
또한 人蔘을 加入한 처방이 있는데, 煩燥, 熱渴, 舌生苔에 사용한다.

【附方】

백호가인삼탕(白虎加人蔘湯), 백호가창출탕(白虎加蒼朮湯)

【조성 및 용법】

石膏 20g, 知母 8g, 炙甘草 2.8g, 粳米 0.5合을 水煎服한다.

【효능 및 주치】

清熱生津.
陽明氣分熱盛으로 인한 壯熱面赤, 煩渴引飮, 大汗惡熱, 苔黃, 脈洪大有力, 或滑數 등의 증을 다스린다.

【설명】

백호탕(白虎湯)은 양명(陽明)의 열성(熱盛)으로 인하여 장열(壯熱), 대한(大汗), 갈음(渴飮), 맥홍대(脈洪大)한 증상에 사용하는 처방이다.

[1] 상한론(傷寒論)

• **君藥**: 석고(辛甘大寒) – 清肺胃邪熱, 解肌透熱, 生津止渴
• **臣藥**: 지모(苦寒質潤) – 助石膏清氣分實熱, 並治已傷之陰
• **佐藥**: 갱미, 감초 – 益胃護津, 防止石膏大寒傷中

백호탕은 청열제번(清熱除煩), 생진지갈(生津止渴)의 효능이 뛰어나다.

만약 백호탕증에 한다(汗多)하고 맥대무력(脈大無力)하면, 그것은 기진(氣津)이 모두 상한 것으로 백호탕(白虎湯)에 인삼(人蔘)을 더하여 백호가인삼탕(白虎加人蔘湯)을 만들어 사용한다. 백호가인삼탕 역시 상한론(傷寒論)에 나오는 처방으로 청열익기생진(清熱益氣生津)의 효능이 있다. 백호가인삼탕(白虎加人蔘湯)은 서병(暑病)으로 기진양상(氣津兩傷)한데도 사용할 수 있으며, 한출배미오한(汗出背微惡寒), 신열이갈(身熱而渴) 등의 증상을 다스린다.

만약 백호탕증(白虎湯症)에 습온병(濕溫病)이 더해져, 흉비(胸痞), 태백니(苔白膩) 등의 증상이 있으면, 창출(蒼朮)을 더하는데, 이를 백호가창출탕(白虎加蒼朮湯)이라 부르고, 청열(清熱)과 더불어 조습(燥濕)하는 처방이 된다.

5. 죽엽석고탕竹葉石膏湯[1] 肺胃虛熱

竹葉石膏湯人蔘죽엽석고탕인삼 麥冬半夏竹葉靈맥동반하죽엽령
甘草生薑兼粳米감초생강겸갱미 暑煩熱渴脈虛尋서번열갈맥허심

竹葉石膏湯은 石膏, 人蔘, 麥門冬, 半夏, 竹葉, 甘草,
生薑, 粳米가 들어가는데, 暑煩, 熱渴, 脈虛에 選用한다.

【조성 및 용법】

竹葉 2g, 石膏 16g, 制半夏 4g, 麥門冬 6g, 人蔘 8g, 甘草 2.8g, 粳米 2g을 水煎服한다.

【효능 및 주치】

清熱生津, 益氣和胃.

傷寒, 溫病, 暑病之後, 餘熱未清, 氣津兩傷으로 인한 身熱多汗, 心胸煩悶, 氣逆欲嘔, 口乾喜飮, 或虛煩不寐, 虛羸少氣, 脈虛數, 舌紅苔少 등의 증을 다스린다.

【설명】

죽엽석고탕(竹葉石膏湯)은 허열(虛熱)을 다스리는 처방이다.

열병후기(熱病後期)에 여열(餘熱)이 남아있고, 기진(氣津)이 모두 상한 것을 다스리는 처방이다. 겸하여 심흉번민(心胸煩悶), 기역욕구(氣逆欲嘔), 허번불매(虛煩不寐) 등의 증을 다스린다.

---

[1] 상한론(傷寒論)

- **君藥**: 석고, 죽엽 – 清陽明餘熱, 除煩
- **臣藥**: 인삼, 맥문동 – 益氣生津
- **佐藥**: 반하 – 降逆止嘔
- **使藥**: 감초, 갱미 – 和中養胃

죽엽석고탕은 청열제번(清熱除煩)하기 때문에 기진(氣津)이 회복되고, 위기(胃氣)가 조화(調和)되어 모든 증상이 낫게 된다.

6. 승양산화탕 升陽散火湯[1] 火鬱

升陽散火葛升柴승양산화갈승시 羌獨防風蔘芍儕강독방풍삼작제

生炙二草加薑棗생자이초가강조 陽經火鬱發之佳양경화울발지가

升陽散火湯은 葛根, 升麻, 柴胡, 羌活, 獨活, 防風, 人蔘, 白芍藥, 生甘草, 炙甘草에 生薑, 大棗를 加味한 처방으로 陽經의 火鬱을 發散함이 좋다.

【조성 및 용법】

葛根, 升麻, 羌活, 獨活, 人蔘, 白芍藥 各 4g, 柴胡, 炙甘草 各2.4g, 生甘草 1.6g, 防風 2g에 生薑, 大棗를 加하여 水煎服한다.

【효능 및 주치】

升脾胃陽氣, 散中焦鬱火.

胃虛過食冷物, 抑遏陽氣, 火鬱脾土로 인한 四肢發熱, 肌熱, 骨髓中熱, 熱如火燎, 捫之烙手 등의 증을 다스린다.

【설명】

승양산화탕(升陽散火湯)은 양경화울(陽經火鬱)을 다스리는 처방이다.

이름 그대로 비위(脾胃)의 양기(陽氣)를 올리고, 중초(中焦)의 울화(鬱火)를 발산(發散)하기 때문에 승양산화탕(升陽散火湯)이라고 부른다.

---

[1] 비위론(脾胃論)

- **君藥**: 시호 – 散少陽之火
- **臣藥**: 승마, 갈근 – 發散陽明之火
  강활, 방풍 – 發散太陽之火
  독활 – 發散少陰之火
- **佐藥**: 인삼, 감초 – 益氣健脾
  백작약 – 斂陰清熱, 酸斂, 散中有收
- **使藥**: 생강, 대조 – 調和脾胃, 甘緩, 散中有收

승양산화탕의 군신약(君臣藥)들은 모두 미박기경(味薄氣輕)하여 상행승산(上行升散)하고 양기(陽氣)를 승거(升擧)하기 때문에 화울(火鬱)이 풀리게 된다. 그러면서도 좌사약(佐使藥)으로 보(補)하여 정기(正氣)를 상하지 않게 한다.

7. 양격산 凉膈散[1] 膈上實熱

凉膈硝黃梔子翹양격초황치자교 黃芩甘草薄荷饒황금감초박하요

竹葉蜜煎療膈上죽엽밀전료격상 中焦燥實服之消중초조실복지소

凉膈散은 芒硝, 大黃, 梔子, 連翹, 黃芩, 甘草, 薄荷에 竹葉, 白蜜을 가하여 煎湯하는데, 膈上(實熱)을 治療하고, 中焦의 燥實이 服用하면 사라진다.

【조성 및 용법】

芒硝, 大黃, 炙甘草 各4g, 黃芩, 薄荷, 梔子 各2g, 連翹 8g에 竹葉 7片, 白蜜 약간을 加味하여 水煎服한다.

【효능 및 주치】

瀉火通便.

上中二焦의 熱邪熾盛으로 인한 煩躁口渴, 面赤唇焦, 口舌生瘡, 胸膈煩熱, 咽痛吐衄, 便秘溲赤, 舌邊紅, 苔黃, 脈數등의 증과 小兒急驚, 痘瘡黑陷 등의 증을 다스린다.

【설명】

양격산(凉膈散)은 상중이초(上中二焦)의 열사치성(熱邪熾盛)으로 인한 증상을 다스리는 처방이다.

또한 위화(胃火)로 인한 발반(發斑)과 소아급경(小兒急驚), 두창(痘瘡) 등의 증을 다스린다.

---

[1] 태평혜민화제국방(太平惠民和劑局方)

• **君藥**: 연교 – 淸熱解毒, 輕淸上浮(用量獨重)

• **臣藥**: 황금 – 淸心肺鬱熱

치자 – 通瀉三焦之火, 引熱下行

박하, 죽엽 – 淸疏心胸之熱

• **佐藥**: 대황, 망초 – 蕩滌結熱, 導瀉下行

• **使藥**: 감초 – 망초, 대황과 함께 사용하면 調胃承氣湯

백밀 – 緩和峻下, 以下爲淸

양격산을 복용하면 상초지열(上焦之熱)과 중초지실(中焦之實)이 배설된다.

이 처방의 이름은 흉격(胸膈)의 울열(鬱熱)을 청설(淸泄)한다고 하여 양격산(凉膈散)이라 이름 지어졌다.

8. 청심연자음清心蓮子飲[1] 心火淋渴

清心蓮子石蓮蔘청심연자석련삼 地骨柴胡赤茯苓지골시호적복령
芪草麥冬車前子기초맥동차전자 躁煩消渴及崩淋조번소갈급붕림

清心蓮子飮은 石連子(蓮子肉), 人蔘, 地骨皮, 柴胡, 赤茯苓,
黃芪, 甘草, 麥門冬, 車前子인데, 躁煩, 消渴, 崩淋을 다스린다.

【조성 및 용법】

蓮子肉 8g, 人蔘, 赤茯苓, 炙黃芪 各4g, 地骨皮, 柴胡, 炙甘草, 麥門冬, 車前子 各2.8g을 水煎服한다.

【효능 및 주치】

益氣陰, 清心火, 止淋濁.

心火偏旺, 氣陰兩虛, 濕熱下注로 遺精淋濁, 血崩帶下, 過勞則發하거나 腎陰不足으로 口舌乾燥, 煩躁發熱 등의 증을 다스린다.

【설명】

청심연자음(淸心蓮子飮)은 기음부족(氣陰不足)으로 인한 심화림갈(心火淋渴)을 치료하는 처방이다.

또한 심신불교(心腎不交), 허화내동(虛火內動)과 방광습열(膀胱濕熱)을 겸하여 다스린다.

[1] 태평혜민화제국방(太平惠民和劑局方)

- **君藥**: 인삼, 황기, 감초 – 補益陽氣, 瀉虛火, 助氣化
- **臣藥**: 지골피 – 淸肝腎虛熱
- **佐藥**: 시호 – 散肝膽相火
  황금, 맥문동 – 淸心肺之火
  복령, 차전자 – 利下焦濕熱
  연자 – 淸心火, 交心腎

청심연자음(淸心蓮子飮)은 허실(虛實)을 모두 고려한 처방이기 때문에 심화(心火)가 청녕(淸寧)해질 뿐만 아니라 기음(氣陰)이 회복되고, 심신(心腎)이 교통(交通)된다. 또한 습열(濕熱)이 분청(分淸)되기 때문에 림탁(淋濁), 유정(遺精) 등의 증상도 낫게 된다.

9. 감로음甘露飮[1] 胃中濕熱

甘露兩地與茵陳감로양지여인진 芩枳枇杷石斛倫금지비파석곡륜

甘草二冬平胃熱감초이동평위열 桂苓犀角可加均계령서각가가균

甘露飮은 兩地(生地黃, 熟地黃), 茵蔯, 黃芩, 枳殼, 枇杷葉, 石斛, 炙甘草, 二冬(天門冬, 麥門冬)이다. 胃熱을 平하게 하고, 肉桂, 茯苓, 犀角을 加味할 수 있다.

【附方】

계령감로음(桂苓甘露飮)

【조성 및 용법】

生地黃, 熟地黃, 茵陳, 黃芩, 枇杷葉, 石斛, 天門冬, 麥門冬 各12g, 枳殼, 炙甘草 各4g을 水煎服한다.

【효능 및 주치】

滋陰降火, 淸熱利濕.

胃中濕熱上蒸으로 인한 口臭喉瘡, 齒根宣露 및 吐衄齒齦出血 등의 증을 다스린다.

【설명】

감로음(甘露飮)은 위중(胃中)의 습열(濕熱)을 다스리는 처방이다.

습열(濕熱)이 오래되면 상증(上蒸)되고, 또 위음(胃陰)이 손상을 받게 되어 허열(虛熱)이 생기기 때문에 구취(口臭), 토뉵(吐衄), 치은(齒齦)의 출혈과 같은 증상이 생긴다.

---

[1] 태평혜민화제국방(太平惠民和劑局方)

• **君藥**: 생지황, 숙지황 – 補益胃腎之陰
• **臣藥**: 천문동, 맥문동, 감초, 석곡 – 滋陰清虛熱
• **佐藥**: 인진, 황금 – 清熱除濕, 平肝泄熱
비파엽, 지각 – 降上行之氣火

감로음에 육계(肉桂), 복령(茯苓)을 가미하여 이뇨작용(利尿作用)을 증강시키면, 더욱 효과적으로 습열(濕熱)을 제거할 수 있는데 이것을 계령감로음(桂苓甘露飮)이라고 부른다.
또 서각(犀角)을 가미하면 량심사간(凉心瀉肝), 청열해독(清熱解毒) 작용을 증강시킬 수 있는데, 이 처방은 보제본사방(普濟本事方)에 수록되어 있다.
계령감로음(桂苓甘露飮)은 두 가지 처방이 있는데 첫 번째는 하간계령감로음(河間桂苓甘露飮)으로 선명론방(宣明論方)에 실려 있다. 하간계령감로음[2]은 청열진역(清熱鎭逆)와 화기리수(化氣利水)의 효능이 있어서 중서수습(中暑受濕)으로 인한 번갈인음(煩渴引飮), 두통(頭痛), 습열변비(濕熱便秘)를 다스린다.
두 번째 계령감로음은 자화계령감로음(子和桂苓甘露飮)[3]으로 유문사친(儒門事親)에 나오는 처방이다. 청열강역(清熱降逆), 화기리수(化氣利水)의 효능이 있어서 복서번갈(伏暑煩渴), 맥허수역(脈虛水逆)한 증을 다스린다.

---

[2] 활석(滑石) 160g, 석고(石膏), 한수석(寒水石), 감초(甘草) 各80g, 백출(白朮), 복령(茯苓), 택사(澤瀉) 各40g, 저령(豬苓), 육계(肉桂) 各20g을 가루내어 20g씩 강탕(薑湯) 혹은 온탕(溫湯), 밀탕(蜜湯)으로 복용하는 처방이다.

[3] 활석(滑石), 석고(石膏), 한수석(寒水石), 백출(白朮), 복령(茯苓), 택사(澤瀉), 인삼(人蔘), 건갈(乾葛) 各40g, 감초(甘草) 80g, 곽향(藿香) 20g, 목향(木香) 0.4g을 세말(細末)하여 12g씩 복용하는 처방이다.

10. 청위산淸胃散[1] 胃火牙痛

淸胃散用升麻連청위산용승마련 當歸生地牡丹全당귀생지목단전

或益石膏平胃熱혹익석고평위열 口瘡吐衄及牙宣구창토뉵급아선

淸胃散은 升麻, 黃連, 當歸, 生地黃, 牧丹皮에
간혹 石膏를 넣어 胃熱을 내리고, 口瘡, 吐衄, 牙痛을 치료한다.

【조성 및 용법】

升麻 4g, 黃連, 當歸, 生地黃 各1.2g, 牧丹皮 2g을 水煎服한다.

【효능 및 주치】

淸胃凉血.

胃有積熱로 인한 牙痛牽引頭痛, 面頰發熱, 其齒惡熱喜冷, 牙齦潰爛, 牙宣出血, 唇舌頰腮腫痛, 口氣熱臭, 口舌乾燥, 舌紅苔黃, 脈滑大而數 등의 증을 다스린다.

【설명】

청위산(淸胃散)은 위(胃)의 적열(積熱)로 인한 아통(牙痛)을 다스리는 처방이다.

- **君藥**: 황련(苦寒) – 瀉火, 淸心胃積熱
- **臣藥**: 생지황 – 凉血滋陰
  목단피 – 凉血散瘀
- **佐藥**: 당귀 – 養血和血, 消腫止痛
- **使藥**: 승마 – 升散火毒, 引藥陽明

---

[1] 난실비장(蘭室秘藏)

모든 약이 배오되면 청열퇴종(淸熱退腫)하고, 지혈제통(止血除痛)한다.

대변비결(大便秘結)한 경우에는 대황(大黃)을 가미한다. 의방집해(醫方集解)에는 위중열성(胃中熱盛)이 심한 경우 석고(石膏)를 가미하여 청열(淸熱)하는 효력을 증강시키는 방법이 수록되어 있다.

11. 사황산瀉黃散[1] 胃熱口瘡

瀉黃甘草與防風사황감초여방풍 石膏梔子藿香充석고치자곽향충

炒香蜜酒調和服초향밀주조화복 胃熱口瘡並見功위열구창병견공

瀉黃散은 甘草, 防風, 石膏, 梔子, 藿香을
꿀과 술과 함께 볶아서 調服하는데, 胃熱口瘡에 功效를 보인다.

【조성 및 용법】

梔子 6g, 藿香, 甘草 各4g, 石膏 3.2g, 防風 2.4g을 水煎服한다.

【효능 및 주치】

瀉脾胃伏火.

脾胃伏火, 熱在肌肉으로 인한 口燥唇乾, 口瘡口臭, 煩熱易饑, 舌紅脈數 및 脾熱弄舌 등의 증을 다스린다.

【설명】

사황산(瀉黃散)은 비위복화(脾胃伏火)가 상증(上蒸)하여 구창(口瘡)이 된 것을 다스리는 처방이다.

치법은 내경에 나온 "火鬱發之"의 원칙을 따른다.

- **君藥:** 석고 – 清胃熱, 瀉脾經伏火
  치자 – 清利三焦, 使熱從小便出
- **臣藥:** 방풍 – 疏散鬱火

[1] 소아약증직결(小兒藥證直訣)

- **佐藥**: 곽향 – 芳香醒脾, 理氣和中, 疏散脾火
- **使藥**: 생감초 – 瀉火解毒, 調和諸藥

사황산(瀉黃散)은 청위산(淸胃散)과 마찬가지로 청위화(淸胃火)하는 처방이다.

사황산이 비위의 복화(伏火)를 사(瀉)하는데 초점이 맞추어져 있어서 비열농설(脾熱弄舌)을 다스린다면, 청위산은 청위량혈(淸胃凉血)에 초점이 맞추어져 있어 위화아통(胃火牙痛)과 출혈(出血)을 다스리는 처방이라고 할 수 있다.

12. 전을사황산錢乙瀉黃散[1] 脾胃鬱火

錢乙瀉黃升防芷전을사황승방지 芩夏石斛同甘枳금하석곡동감지

亦治胃熱及口瘡역치위열급구창 火鬱發之斯爲美화울발지사위미

錢乙瀉黃散은 升麻, 防風, 白芷, 黃芩, 半夏, 石膏, 甘草, 枳殼인데,
역시 胃熱, 口瘡을 치료하고, 火鬱發之함이 아름답다.

【조성 및 용법】

升麻, 防風, 白芷, 黃芩, 枳殼 各6g, 半夏 4g, 石斛 4.8g, 甘草 2.8g에 生薑 3片하여 水煎服한다.

【효능 및 주치】

發散脾胃鬱火.

脾胃風熱鬱火로 인한 口唇燥裂, 口瘡 등의 증을 다스린다.

【설명】

전을사황산(錢乙瀉黃散)은 비위풍열울화(脾胃風熱鬱火)로 생긴 구창(口瘡)을 다스리는 처방이다.

---

[1] 증치준승(證治準繩)

- **君藥**: 승마, 백지 – 散胃經風熱
  방풍 – 祛風, 散脾火
- **臣藥**: 황금 – 瀉中上二焦之熱
  지각 – 利中上二焦之氣
  석곡 – 清熱養胃
  감초 – 瀉脾火
- **佐藥**: 반하, 생강 – 調和胃氣

선산풍열(宣散風熱)에 초점이 맞추어진 전을사황산(錢乙瀉黃散)은 실제로는 증치준승(證治準繩)에 실려 있는 처방이고, 전을(錢乙)의 소아약증직결(小兒藥證直訣)에 실린 사황산(瀉黃散)과는 구성이 다르다.

13. 사백산瀉白散[1] 肺火

瀉白桑皮地骨皮사백상피지골피 甘草粳米四般宜감초갱미사반의

蔘茯知芩皆可入삼복지금개가입 肺炎喘嗽此方施폐렴천수차방시

瀉白散은 桑白皮, 地骨皮, 甘草, 粳米의 네 가지 일반적인 약이 들어가는데, 人蔘, 茯苓, 知母, 黃芩을 가미할 수 있다. 肺炎, 喘嗽에 이 處方을 사용한다.

【附方】

가감사백산(加減瀉白散)

【조성 및 용법】

桑白皮, 地骨皮 各8g, 甘草 4g, 粳米 4g을 水煎服한다.

【효능 및 주치】

瀉肺淸熱, 平喘止咳.

肺熱氣壅으로 인한 咳嗽或喘, 皮膚蒸熱, 日晡尤盛, 舌紅苔黃, 脈細數 등의 증을 다스린다.

【설명】

사백산(瀉白散)은 폐화(肺火)를 다스리는 처방이다.

폐유복화(肺有伏火), 폐기옹성(肺氣壅盛)로 인한 해수천식(咳嗽喘息), 폐렴(肺炎)을 다스린다.

---

[1] 소아약증직결(小兒藥證直訣)

- **君藥**: 상백피 – 清肺化痰, 瀉肺平喘
- **臣藥**: 지골피 – 清肺中伏火, 除虛熱(清肺平喘의 效力을 增强)
- **佐藥**: 갱미, 감초 – 和中益氣, 補土生金

네 가지 약재가 배오되면 사폐청열(瀉肺淸熱), 지해평천(止咳平喘)하는 효능을 내게 된다.

가감사백산(加減瀉白散)은 두 가지 처방이 있는데, 먼저 의학발명(醫學發明)에 실린 가감사백산은 사백산(瀉白散)에 진피(陳皮), 청피(青皮), 오미자(五味子), 인삼(人蔘), 복령(茯苓)을 가미한 처방이다. 사백산의 효능에 익위지구(益胃止嘔)의 효능을 강화하여 폐열해수(肺熱咳嗽), 천급구토(喘急嘔吐)등의 증을 다스린다.

위생보감(衛生寶鑑)에 실린 가감사백산(加減瀉白散)은 지모(知母), 진피(陳皮), 길경(桔梗), 청피(青皮), 황금(黃芩)을 가미한 처방이다. 사백산의 효능에 행기리격(行氣利膈)하는 효능을 강화하여 해수기천(咳嗽氣喘), 번열구갈(煩熱口渴), 흉격불리(胸膈不利) 등의 증에 사용한다.

14. 사청환瀉靑丸[1] 肝火

瀉靑丸用龍膽梔사청환용룡담치　下行瀉火大黃資하행사화대황자

羌防升上芎歸潤강방승상궁귀윤　火鬱肝經用此宜화울간경용차의

瀉靑丸은 龍膽草, 梔子에 下行瀉火하는 大黃을 넣고,
羌活, 防風으로 上升하게하며, 川芎, 當歸를 넣어 潤하게 한다.
肝經의 火鬱에 이 處方을 마땅히 사용한다.

【조성 및 용법】

龍膽草, 山梔子, 大黃, 羌活, 防風, 當歸, 川芎 各等分을 細末하여 蜜丸으로 만들어 12g씩 복용한다. 소아는 용량을 줄이고, 竹葉과 砂糖을 같이 煎湯하여 복용하거나 水煎服한다.

【효능 및 주치】

清肝瀉火.

肝火鬱結로 인한 不能安臥, 煩躁易怒, 目赤腫痛, 尿赤便秘, 脈洪實 등의 증을 다스린다. 小兒의 急驚, 熱盛抽搐을 다스린다.

【설명】

간(肝)은 장혼(藏魂)하고, 정지(情志)는 노(怒)에 해당하며, 눈이 간(肝)의 규(竅)가 된다.
그렇기에 간에 울화(鬱火)가 있으면 이노(易怒)하고 이경(易驚)하며, 안와(安臥)하지 못하게 되고, 목적종통(目赤腫痛)하게 되는데, 이러한 간화(肝火)는 청사(淸瀉)하는 치법으로 다스려야 한다. 사청환(瀉靑丸)은 이러한 간화울결(肝火鬱結)을 치료하는 처방이다.

---

[1] 소아약증직결(小兒藥證直訣)

- **君藥**: 용담초 – 瀉肝膽實火
- **臣藥**: 대황 – 瀉熱通便, 引熱從二便而出
  치자 – 清三焦利小便, 引熱從二便而出
- **佐藥**: 천궁 – 活血散風, 疏解肝鬱
  당귀 – 養血柔肝
  강활, 방풍 – 散肝火, 疏肝風
- **使藥**: 봉밀, 사탕 – 調和諸藥

사청환(瀉青丸)은 사화산울(瀉火散鬱), 화혈양간(和血養肝)을 함께 하여 평간사화(平肝瀉火)하는 처방이 된다. 간화항성(肝火亢盛)의 모든 증상을 다스리고, 실증(實症)에 사용한다.

15. 용담사간탕 龍膽瀉肝湯[1] 肝經濕熱

龍膽瀉肝梔芩柴용담사간치금시 生地車前澤瀉偕생지차전택사해

木通甘草當歸合목통감초당귀합 肝經濕熱力能排간경습열력능배

龍膽瀉肝湯은 龍膽草, 梔子, 黃芩, 柴胡, 生地黃, 車前子, 澤瀉,
木通, 甘草, 當歸를 합한 처방으로 肝經濕熱을 능히 물리친다.

【조성 및 용법】

龍膽草, 生地黃, 車前子 各4g, 梔子, 黃芩, 柴胡, 澤瀉, 當歸, 木通, 甘草 各2g을 水煎服한다.

【효능 및 주치】

瀉肝膽實火, 清下焦濕熱.

肝膽實火上擾로 인한 頭痛目赤, 脅痛口苦, 耳聾耳腫등의 증과, 濕熱下注로 인한 陰腫陰癢, 筋痿陰汗, 小便淋濁, 婦女濕熱帶下 등의 증을 다스린다.

【설명】

용담사간탕(龍膽瀉肝湯)은 간경습열(肝經濕熱)을 다스리는 처방이다.

음종음양(陰腫陰癢), 근위음한(筋痿陰汗), 소변림탁(小便淋濁), 여성의 습열대하(濕熱帶下) 등의 증을 다스린다. 간경락은 사타구니 내측을 주행하며 음경, 자궁, 방광 등에 영향을 미친다. 간경(肝經)에 습열이 있으면 소변이 탁하게 나오고, 낭습(囊濕)이 생기며, 대하(帶下)가 나오게 된다.

[1] 의종금감(醫宗金鑑)

- **君藥**: 용담초 – 瀉肝膽實火, 除下焦濕熱
- **臣藥**: 황금 – 清熱燥濕
  치자 – 瀉三焦火, 利尿除濕
- **佐藥**: 택사, 목통, 차전자 – 清熱利濕, 使邪有出路
  생지황 – 滋陰生津
  당귀, 시호 – 養血疏肝
- **使藥**: 감초 – 調和諸藥

용담사간탕(龍膽瀉肝湯)은 보사(補瀉)를 같이 하고, 리수(利水)하면서도 자양(滋養)하는 처방이다. 청열(清熱)하며, 습탁(濕濁)을 분청(分淸)하기 때문에 증상들이 낫게 된다.

16. 당귀용회환當歸龍薈丸[1] 肝火

當歸龍薈用四黃당귀용회용사황 龍膽蘆薈木麝香용담노회목사향

黑梔青黛薑湯下흑치청대강탕하 一切肝火盡能攘일절간화진능양

當歸龍薈丸은 當歸, 四黃(黃芩, 黃連, 黃栢, 大黃)에 龍膽草, 蘆薈, 木香, 麝香, 梔子, 靑黛를 生薑湯으로 복용하는데, 일체의 肝火를 능히 물리친다.

【조성 및 용법】

當歸, 龍膽草, 黃連, 黃柏, 黃芩, 梔子 各40g, 大黃, 蘆薈, 青黛 各20g, 木香 10g, 麝香 2g을 細末하여 小豆大(0.2g)크기로 蜜丸으로 만들어 20丸씩 生薑湯과 함께 복용한다.

【효능 및 주치】

清熱瀉肝, 攻下行滯.

肝膽實火로 인한 頭痛面赤, 目赤目腫, 胸脅脹痛, 便秘尿赤, 形體壯實, 脈象弦勁, 躁擾不安, 甚或抽搐 등의 증을 다스린다.

【설명】

당귀용회환(當歸龍薈丸)은 황련해독탕(黃連解毒湯)의 변방(變方)으로 간담실화(肝膽實火)를 다스리는 처방이다.

[1] 선명론방(宣明論方)

- **君藥**: 용담초, 청대, 노회 – 直入肝經, 瀉火
- **臣藥**: 대황, 황련, 황백, 황금, 치자 – 通瀉上中下三焦之火
- **佐藥**: 목향, 사향 – 走竄通竅, 調氣, 諸藥의 清熱瀉火力을 增幅
- **使藥**: 당귀 – 和血補肝, 防苦寒太過

모든 약이 배오되면 간담(肝膽)의 실화(實火)를 제거하는데, 허화(虛火)에는 사용하지 못한다.

17. 좌금환左金丸[1] 肝火

左金茱連六一丸좌금수련육일환 肝經火鬱吐呑酸간경화울토탄산

再加芍藥名戊己재가작약명무기 熱瀉熱痢服之安열사열리복지안

連附六一治胃痛연부육일치위통 寒因熱用理一般한인열용리일반

左金丸[2]은 黃連과 吳茱萸를 6:1로 丸을 만들어
肝經火鬱과 呑酸을 吐하는 것을 다스린다.
재차 芍藥을 가하면 戊己丸이 되고, 熱瀉熱痢에 복용하면 편안해진다.
連附六一丸은 胃痛을 치료하는데, 寒因熱用의 일반적인 道理이다.

【附方】

무기환(戊己丸), 연부육일환(連附六一丸)

【조성 및 용법】

黃連 240g, 吳茱萸 40g을 細末하여 丸으로 만들어 2~4g씩 복용하거나 水煎服한다.

【효능 및 주치】

清瀉肝火, 降逆止嘔.

肝經火旺, 肝火犯胃로 인한 脅肋脹痛, 嘈雜呑酸, 嘔吐口苦, 脘痞暖氣, 舌紅苔黃, 脈弦數 등의 증을 다스린다.

---

1 단계심법(丹溪心法)

2 "實則瀉其子"에 根據한 처방으로 心火는 肝木의 子가 된다. 黃連은 瀉心火하고 不刑肺金한다.(金旺則能制木)

【설명】

좌금환(左金丸)은 간경화왕(肝經火旺)을 다스리는 처방이다.

조잡탄산(嘈雜呑酸), 구토애기(嘔吐噯氣)는 간화범위(肝火犯胃)로 인하여 위실화강(胃失和降)하기 때문에 생기는 증세로 좌금환(左金丸)이 치료하는 차증(次症)이다.

- **君藥:** 황련 – 瀉心胃之火, 降逆止嘔
- **佐藥:** 오수유 – 溫中散寒, 降逆止嘔, 疏肝解鬱

좌금환은 황련(黃連)을 사용하여 심화(心火)를 꺼서, 심화로 하여금 폐금(肺金)을 극(克)하지 않게 한다.

폐금(肺金)이 극(克)하는 것을 받지 않으면, 이차적으로 간목(左)을 억제하게 되기 때문에 좌금환(左金丸)이라고 불리게 된 것이다. 본 처방의 원래 이름은 "회령환(回令丸)"이고, 의방집해(醫方集解)에는 "수련환(茱連丸)"이라고 기록되고 있다.

무기환(戊己丸)은 태평혜민화제국방(太平惠民和劑局方)에 실린 처방으로 좌금환에 작약(芍藥)을 가미한 것이다.

간비불화(肝脾不和)로 인한 위통탄산(胃痛呑酸), 복통설사(腹痛泄瀉), 운화무력(運化無力) 및 열사열리(熱瀉熱痢) 등의 증을 다스린다. 위(胃)는 무토(戊土)이고, 비(脾)는 기토(己土)이므로 이름을 무기환(戊己丸)이라고 지은 것이다.

연부육일환(連附六一丸)[3]은 의학정전(醫學正傳)에 실린 처방이다.

청사간화(淸瀉肝火)의 효능이 있어 간화태성(肝火太盛)으로 인한 위완통(胃脘痛), 구토산수(嘔吐酸水) 등을 다스린다. 연부육일탕의 부자(附子)는 황련(黃連)의 고한(苦寒)함을 제어하는데, 한인열용(寒因熱用)의 방법이다.

---

[3] 황련(黃連) 24g, 부자(附子) 4g에 생강(生薑), 대조(大棗)를 가하여 복용한다.

18. 도적산導赤散[1] 心小腸火

導赤生地與木通도적생지여목통 草梢竹葉四般攻초초죽엽사반공
口糜淋痛小腸火구미림통소장화 引熱同歸小便中인열동귀소변중

導赤散은 生地黃, 木通, 甘草梢, 竹葉의 네 가지가 들어가는데, 口糜, 淋痛, 小腸火를 다스리고, 熱을 이끌고 同歸하여 小便으로 나가게 한다.

【조성 및 용법】

生地黃, 木通, 甘草梢 各等分에 竹葉 適量을 加味하여 水煎服한다.

【효능 및 주치】

清心凉血, 利水通淋.
心經熱盛으로 인한 心胸煩熱, 口渴面赤, 意欲飮冷 및 口舌生瘡하거나 或 心熱下移小腸, 小溲赤澁刺痛 등의 증을 다스린다.

【설명】

도적산(導赤散)은 심경열성(心經熱盛)과 소장화(小腸火)를 다스리는 처방으로 소변(小便)의 적삽자통(赤澁刺痛)을 치료한다.

[1] 소아약증직결(小兒藥證直訣)

- **君藥**: 생지황 – 淸心凉血, 下滋腎水
- **臣藥**: 죽엽 – 竹葉淸心除煩, 引熱從小便而出
- **佐藥**: 목통 – 上淸心火, 下利小腸
- **使藥**: 감초초[2] – 淸熱解毒, 止莖中痛, 調藥

모든 약이 배오되면 청심양음(淸心養陰), 리수(利水)하고, 습열(濕熱)을 하행(下行)시켜서 심소장의 열증(熱證)과 소변삽통(小便澁痛)이 낫게 된다.

[2] 生甘草의 끝부분은 淸熱解毒하고, 줄기 부분은 淋痛을 멎게 한다.

19. 청골산清骨散[1] 骨蒸勞熱

清骨散用銀柴胡청골산용은시호　胡連秦艽鱉甲符호련진교별갑부

地骨青蒿知母草지골청호지모초　骨蒸勞熱保無虞골증노열보무우

清骨散은 銀柴胡, 胡黃蓮, 秦艽, 鱉甲, 地骨皮, 菁蒿,
知母, 甘草인데, 骨蒸勞熱에 사용하면 憂慮할 것이 없다.

【조성 및 용법】

銀柴胡 6g, 胡黃連, 秦艽, 炙鱉甲, 地骨皮, 青蒿, 知母 各4g, 炙甘草 2g을 水煎服한다.

【효능 및 주치】

清虛熱, 退骨蒸.

虛勞骨蒸으로 인한 低熱日久不退, 唇紅顴赤, 形瘦盜汗, 舌紅少苔, 兩脈細數 등의 증을 다스린다.

【설명】

청골산(清骨散)은 허로골증(虛勞骨蒸)을 다스리는 처방이다.

- **君藥**: 은시호(甘微寒) – 善退虛熱, 無苦泄之弊
- **臣藥**: 지모 – 滋陰潤燥, 瀉肺腎虛火
  호황련 – 清血分之熱
  지골피 – 清泄肺熱, 除有汗骨蒸
  청호, 진교 – 善透伏熱, 使從外解(內清外透)

---

[1] 증치준승(證治準繩)

- **佐藥**: 별갑 – 滋陰潛陽, 引諸藥入陰分
- **使藥**: 감초 – 調和諸藥

모든 약이 배오되면, 청허열(淸虛熱), 제골증(除骨蒸)한다.

따라서 진음허갈(眞陰虛竭)과 기골간(肌骨間)의 골증(骨蒸)에 본 처방을 사용하면 좋은 효과를 보게 된다.

20. 보제소독음普濟消毒飮[1] 大頭天行

普濟消毒芩連鼠보제소독금련서 玄蔘甘桔藍根侶현삼감길람근려

升柴馬勃連翹陳승시마발연교진 僵蠶薄荷爲末咀강잠박하위말저

或加人蔘及大黃혹가인삼급대황 大頭天行力能禦대두천행력능어

普濟消毒飮은 黃芩, 黃連, 鼠黏子(牛蒡子), 玄蔘, 甘草, 桔梗, 板藍根, 升麻, 柴胡, 馬勃, 連翹, 陳皮, 白殭蠶, 薄荷를 가루내어 복용하는 것인데, 혹 人蔘, 大黃을 加味한다. 大豆天行을 능히 막는 힘이 있다.

【조성 및 용법】

黃芩, 黃連 各10g, 玄蔘, 甘草, 陳皮 各6g, 板藍根, 馬勃, 連翹, 薄荷, 牛蒡子 各2g, 升麻, 僵蠶 各1.6g, 柴胡, 桔梗 各4g을 水煎服한다.

【효능 및 주치】

疏風散邪, 淸熱解毒.

大頭瘟과 風熱疫毒之邪의 壅於上焦로 인한 發於頭面, 惡寒發熱, 頭面紅腫焮痛, 目不能開, 咽喉不利, 舌燥口渴, 舌紅苔黃, 脈數有力 등의 증을 다스린다.

【설명】

보제소독음(普濟消毒飮)은 대두천행(大豆天行)을 다스리는 처방이다.

대두천행(大豆天行)은 대두온(大頭瘟)이라고도 부르는데, 풍열역독(風熱疫毒)의 사기(邪氣)에 감수되어 나타나게 되는 일종의 전염병이다.

풍열역독(風熱疫毒)이 옹어상초(壅於上焦)하면 초기에는 증한장열(憎寒壯熱)이 생기고,

---

[1] 동원시효방(東垣試效方)

두면(頭面)이 홍종흔통(紅腫掀痛)하게 된다. 심하면 목불능개(目不能開)하고, 동시에 지체산초(肢體酸楚), 인통구갈(咽痛口渴) 등의 증이 나타나게 된다.

- **君藥**: 황련, 황금 – 清瀉上焦熱毒
- **臣藥**: 우방자, 박하, 연교, 백강잠 – 辛凉宣泄, 疏散風熱
- **佐藥**: 현삼, 판람근, 마발, 길경, 감초 – 清熱解毒, 清利咽喉
  진피 – 理氣散結
- **使藥**: 승마, 시호 – 辛凉散熱, 升陽散火(火鬱發之), 諸藥上達頭面

보제소독음(普濟消毒飮)을 사용할 때 체허(體虛)하면 인삼(人蔘)을 가미하고 변비(便秘)가 있으면 대황(大黃)을 가미한다.

21. 청진탕清震湯[1] 雷頭風

清震湯治雷頭風청진탕치뇌두풍 升麻蒼朮兩般充승마창출량반충

荷葉一枚升胃氣하엽일매승위기 邪從上散不傳中사종상산불전중

清震湯은 雷頭風을 다스리는데, 升麻, 蒼朮 두 가지 약재에
荷葉 1개를 넣으면 胃氣를 升하여 邪氣가 上散되니 속으로 전해지지 않는다.

【조성 및 용법】

升麻, 蒼朮 各20g, 荷葉 1個를 水煎服한다.

【효능 및 주치】

升清解毒, 健脾燥濕.
雷頭風을 다스린다.

【설명】

뇌두풍(雷頭風)은 뇌전(雷電)처럼 증상이 빨리 나타나기 때문에 뇌두풍(雷頭風)이라고 이름붙여졌다. 뇌두풍은 풍열외공(風熱外攻)과 담화내울(痰火內鬱)하여 머리가 아프고 울리며, 얼굴에 멍울이 생긴다.

- **君藥**: 승마 – 清氣, 解百毒
  창출 – 燥濕健脾, 發汗解肌
- **使藥**: 하엽 – 升胃中清氣, 助辛溫升散之藥上行, 發散, 保護胃氣, 使邪不傳裏

[1] 소문병기기의보명집(素問病機氣宜保命集)

22. 길경탕桔梗湯[2] 肺癰, 咳吐膿血

桔梗湯中用防己길경탕중용방기 桑皮貝母瓜蔞子상피패모과루자

甘枳當歸薏杏仁감지당귀의행인 黃芪百合薑煎此황기백합강전차

肺癰吐膿或咽乾폐옹토농혹인건 便秘大黃可加使변비대황가가사

桔梗湯은 桔梗, 防己, 桑白皮, 貝母, 瓜蔞仁, 甘草, 枳殼,
當歸, 薏苡仁, 杏仁, 黃芪, 百合을 生薑과 煎湯한다.
肺癰, 吐膿 혹 咽乾을 다스리고, 便秘에는 大黃을 加味할 수 있다.

【조성 및 용법】

桔梗, 防己, 桑白皮, 貝母, 瓜蔞子, 枳殼, 當歸, 薏苡仁 各2g, 黃芪 2.8g, 杏仁, 百合, 甘草 各1.2g을 生薑 5片을 加味하여 水煎服한다.

【효능 및 주치】

清熱補肺, 利氣除痰, 消癰排膿.

肺癰으로 인한 心胸氣壅, 咳嗽膿血, 心神煩悶, 咽乾多渴, 兩脚腫滿, 小便赤黃, 大便多澁 등의 증을 다스린다.

【설명】

길경탕(桔梗湯)은 폐옹(肺癰)을 다스리는 처방이다.

폐옹은 열독(熱毒)과 어혈(瘀血)이 뭉쳐서 생기는데, 심하면 농혈(膿血)을 토하게 된다. 따라서 청열해독(清熱解毒), 화어배농(化瘀排膿)해야 하는데, 만약 폐옹이 오래되면 면색불화(面色不華), 형체소수(形體消瘦), 객토농혈(喀吐膿血), 맥허삭(脈虛

2 제생방(濟生方)

數) 등의 정허(正虛)한 증이 나타나기 때문에 이런 경우에는 부정거사(扶正祛邪)해야 한다.

- **君藥**: 길경 – 祛痰止咳, 消腫排膿
- **臣藥**: 상백피 – 瀉肺
  의이인 – 消癰
  백합, 과루인, 패모, 행인 – 潤肺清火, 降氣除痰
- **佐藥**: 황기 – 補肺氣
  당귀 – 和血
  방기 – 散腫除風, 瀉濕清熱
  지각 – 利氣
- **使藥**: 감초 – 清利咽膈

길경탕은 양폐자음(養肺滋陰), 보양기혈(補養氣血)하면서도 청열보폐(清熱補肺), 리기제담(利氣除痰), 소옹배농(消癰排膿)의 효능을 내게 된다. 만약 변비(便秘)가 있으면 대황(大黃)을 가미한다.

23. 청인태평환清咽太平丸[1] 肺火咳血

清咽太平薄荷芎청인태평박하궁 柿霜甘桔及防風시상감길급방풍

犀角蜜丸治膈熱서각밀환치격열 早間咳血頰常紅조간해혈협상홍

清咽太平丸은 薄荷, 川芎, 柿霜, 甘草, 桔梗 및 防風, 犀角을
蜜丸으로 만든 것인데, 膈熱, 早間咳血, 頰紅을 치료한다.

【조성 및 용법】

薄荷 40g, 川芎, 柿霜, 甘草, 防風, 犀角 各80g, 桔梗 120g을 細末하여 彈子大로 蜜丸을 만들어 매번 1丸씩 복용한다.

【효능 및 주치】

清熱止血, 清利咽喉.

膈上有熱과 肺燥陰傷으로 인한 肺火咳血, 咽喉不清利, 兩頰泛紅 등의 증을 다스린다.

【설명】

청인태평환(清咽太平丸)은 격상유열(膈上有熱), 폐조음상(肺燥陰傷)으로 해혈(咳血)하는 것을 다스리는 처방이다.

- **君藥**: 서각 – 清熱凉血
- **臣藥**: 천궁 – 升清散瘀, 調血氣
  박하, 방풍 – 消散風熱
  길경, 감초 – 清咽利膈

---

1 의방집해(醫方集解)

- **佐藥**: 시상 – 生津潤肺
- **使藥**: 백밀 – 調和諸藥, 潤燥

청인태평환은 청화량혈(清火凉血), 청리인후(淸利咽喉)의 효능이 있어서 폐화(肺火)로 인한 조간해혈(早間咳血), 인후불리(咽喉不利), 협홍(頰紅) 등을 다스릴 수 있다.

24. 소반청대음消斑青黛飮[1] 胃熱發斑

消斑青黛梔連犀소반청대치련서 知母玄蔘生地齊지모현삼생지제

石膏柴胡人蔘草석고시호인삼초 便實蔘去大黃躋변실삼거대황제

薑棗煎加一匙醋강조전가일시초 陽邪裏實此方稽양사리실차방계

消斑青黛飮은 青黛, 梔子, 黃連, 犀角, 知母, 玄蔘, 生地黃, 石膏, 柴胡, 人蔘, 甘草인데, 大便이 實하면 人蔘을 빼고 大黃을 넣는다. 生薑, 大棗와 煎湯하는데 醋를 한 수저 넣는다. 陽邪, 裏實에 이 처방을 사용한다.

【조성 및 용법】

青黛, 梔子, 黃連, 犀角, 知母, 玄蔘, 生地黃, 石膏, 柴胡, 人蔘, 甘草에 生薑 1片, 大棗 2枚를 水煎服하는데 醋 1匙를 넣어 복용한다.

【효능 및 주치】

瀉火解毒, 凉血化斑.

溫病 혹은 傷寒化熱의 邪入營分으로 인한 身熱不退, 皮膚斑疹, 色紅而深, 口渴煩躁, 舌質紅, 苔乾少液 등의 증을 다스린다.

【설명】

소반청대음(消斑青黛飮)은 열사입영(熱邪入營)하여 발생하는 양독발반(陽毒發斑)을 다스린다.

양독발반은 위경(胃經)의 사열태성(邪熱太盛)으로 발생하는데, 여기에 다른 경락의 화열(火熱)이 상조(相助)하면 증상이 더욱 심해진다.

[1] 상한육서(傷寒六書)

- **君藥**: 서각 - 清營解毒, 凉血散瘀, 清心安神
  생지황 - 清營凉血, 滋陰生津
- **臣藥**: 석고 - 清胃火
  청대 - 清肝火
  황련 - 瀉心火
  치자 - 清三焦之火
- **佐藥**: 현삼, 지모 - 清熱養陰
  시호 - 引邪透達肌表
  생강, 대조 - 調和營衛
  인삼, 감초 - 益氣和胃
- **使藥**: 초(醋) - 柴胡의 過散을 豫防, 引藥入肝經血分

발반(發斑)이 보이기 때문에 대량의 차가운 약들을 사용하고, 동시에 시호(柴胡)를 가미하여 청투(清透)를 병용(並用)하였다. 그러면서 초(醋)의 산렴(酸斂)함으로 시호(柴胡)의 과산(過散)을 예방한다. 변실(便實)한 사람은 인삼(人蔘)을 제거하고 대황(大黃)을 넣어 통결사열(通結瀉熱)한다.

25. 신이산辛夷散[1] 肺熱鼻瘜

辛夷散裏藁防風신이산리고방풍 白芷升麻與木通백지승마여목통

芎細甘草茶調服궁세감초다조복 鼻生瘜肉此方攻비생식육차방공

辛夷散 안에는 辛夷, 藁本, 防風, 白芷, 升麻와 木通, 川芎, 細辛, 甘草가 들어 있고, 차와 함께 調服한다. 코에 瘜肉[2]이 생겼을 때 이 처방으로 攻擊한다.

【조성 및 용법】

辛夷, 藁本, 防風, 白芷, 升麻, 木通, 川芎, 細辛, 甘草 各等分을 細末하여 12g씩 淸茶와 함께 調下한다.

【효능 및 주치】

利竅生淸, 散熱除濕.

肺虛 또는 感風寒濕熱之氣로 인한 鼻肉壅塞, 涕出不止하거나 鼻生息肉, 氣息不通, 不聞香臭 등의 증을 다스린다.

【설명】

신이산(辛夷散)은 비(鼻)의 식육(瘜肉)을 치료하는 처방이다.

식육(瘜肉)은 폐허(肺虛)한 상태에서 풍한습열(風寒濕熱)의 사기(邪氣)가 들어와 울열(鬱熱)이 되어 발생한다.

1 제생방(濟生方)

2 굳은 살, 즉 용종을 말한다.

- **君藥**: 신이, 승마, 백지 – 引胃中清陽上行於腦
- **臣藥**: 방풍, 고본 – 上入巓頂, 袪風燥濕清熱

  세신 – 散熱通竅

  천궁 – 散鬱, 助陽氣上行
- **佐藥**: 목통 – 瀉火下行
- **使藥**: 감초 – 甘緩

  녹차 – 降火

신이, 승마, 백지, 방풍, 고본, 세신, 천궁 모두 상행승산(上行升散)하고 청열통규(清熱通竅)하는 약이다. 따라서 신조(辛燥)함이 지나치기 때문에 목통, 감초, 녹차를 배오하여 승강(升降)의 균형을 맞춘 처방이다.

26. 창이산蒼耳散[1] 風熱鼻淵

蒼耳散中用薄荷창이산중용박하　辛夷白芷四般和신이백지사반화

蔥茶調服疏肝肺총다조복소간폐　清升濁降鼻淵瘥청승탁강비연차

蒼耳散은 蒼耳子, 薄荷, 辛夷, 白芷의 네 가지를 蔥茶와 함께 調服하는데,
肝肺를 疏泄하고, 升清降濁하여 鼻淵을 낫게 한다.

【조성 및 용법】

蒼耳子 10g, 薄荷葉, 辛夷 各20g, 白芷 40g을 細末하여 8g씩 蔥茶와 함께 調服한다.

【효능 및 주치】

清熱疏風, 通利鼻竅.

鼻淵으로 인한 流黃濁鼻涕, 鼻塞不通 등의 증을 다스린다.

【설명】

창이산(蒼耳散)은 비연(鼻淵)을 다스리는 처방이다.

비연은 풍열(風熱)이 뇌중(腦中)에 작용하여, 청양불승(清陽不升), 탁음상역(濁陰上逆)하기 때문에 발생한다.

---

1 제생방(濟生方)

• **君藥**: 창이자 – 疏風散濕, 上通腦頂
　　신이 – 散風熱, 通九竅
• **臣藥**: 백지 – 上行頭面, 祛風通竅(辛夷의 通利를 增强)
　　박하 – 疏肝泄肺, 淸利頭目(蒼耳子의 上達之力을 增强)
• **佐藥**: 총백 – 升陽
　　청다 – 降濁

27. 묘향산妙香散[1] 驚悸夢遺

妙香山藥與蔘芪묘향산약여삼기 甘桔二茯遠志隨감길이복원지수

少佐辰砂木香麝소좌진사목향사 驚悸鬱結夢中遺경계울결몽중유

妙香散은 山藥, 人蔘, 黃芪, 甘草, 桔梗, 二茯(茯苓, 茯神), 遠志에 辰砂, 木香, 麝香으로 少佐하는 처방이다. 驚悸, 鬱結, 夢遺를 다스린다.

【조성 및 용법】

山藥 80g, 人蔘, 黃芪, 茯苓, 茯神, 遠志 各40g, 甘草, 辰砂(朱砂) 各8g, 桔梗 12g, 木香 10g, 麝香 4g을 細末하여 8g씩 酒送下한다.

【효능 및 주치】

安神寧志, 澁精止遺.

憂思鬱結로 인한 驚悸不安, 夢遺失精 등의 증을 다스린다.

【설명】

묘향산(妙香散)은 심기부족(心氣不足)으로 인한 경계불안(驚悸不安), 몽유실정(夢遺失精)에 사용하는 처방이다.

- **君藥:** 인삼, 황기 – 補益心氣
- **臣藥:** 산약 – 益陰清熱, 固澁精液
  원지, 복령, 복신 – 清心寧神

1 잡병원류서촉(雜病源流犀燭)

- **佐藥**: 길경 – 開肺氣
  목향 – 舒肝脾
  사향 – 解鬱結
  주사 – 鎭心神
- **使藥**: 감초 – 調諸藥, 補脾氣

묘향산을 복용하면 신기(神氣)가 편안해지고, 안심해울(安心解鬱)해지기 때문에 경계(驚悸)와 몽유실정(夢遺失精)이 자연스레 낫게 된다.

28. 자설단紫雪丹[1] 煩熱發狂 [增補]

紫雪犀羚朱朴硝자설서령주박초 硝磁寒水滑和膏초자한수활화고

丁沈木麝升玄草정침목사승현초 更用赤金法亦超갱용적금법역초

紫雷丹은 犀角, 羚羊角, 朱砂, 朴硝, 硝石, 磁石, 寒水石, 滑石,
石膏, 丁香, 沈香, 木香, 麝香, 升麻, 玄蔘, 甘草에
다시 黃金으로 法製하는데, 역시 효과가 뛰어나다.

【조성 및 용법】

磁石, 芒硝, 硝石 各100g, 石膏, 寒水石, 滑石, 玄蔘, 升麻 各50g, 炙甘草 25g, 犀角屑, 羚羊角屑, 青木香, 沈香 各15g, 丁香 30g, 麝香 3.5g, 朱砂 9g, 金箔이다. 丸劑나 散劑로 만들어 0.9~1.5g씩 하루 1~2회 冷開水와 함께 복용한다.

【효능 및 주치】

清熱開竅, 鎭痙安神.
溫熱病, 熱邪內陷心包로 인한 高熱煩躁, 神昏譫語, 痙厥, 口渴唇焦, 尿赤便閉 및 小兒熱盛驚厥 등의 증을 다스린다.

【설명】

자설단(紫雪丹)은 열사(熱邪)가 기영(氣營)에 침범한 증을 다스리는 처방이다.

---

1 태평혜민화제국방(太平惠民和劑局方)

- **君藥**: 석고(生), 한수석, 활석 – 大寒, 清熱瀉火, 除煩止渴
  서각 – 清心凉血, 解毒安神
  영양각 – 凉肝息風, 止痙厥
  사향 – 芳香開竅
- **臣藥**: 현삼, 승마, 감초 – 清熱解毒
- **佐藥**: 주사, 자석, 금박 – 重鎭安神
  청목향, 정향, 침향 – 宣通氣機
  망초, 초석 – 泄熱通便
- **使藥**: 감초 – 調和諸藥

자설단이나 안궁우황환(安宮牛黃丸)은 열사(熱邪)가 심포(心包)로 내함(內陷)하여 생긴 고열(高熱), 신혼섬어(神昏譫語)를 구급하는 처방이다. 증상이 호전되면 조리하는 다른 처방으로 바꾸어 사용해야 한다.

29. 지보단至寶丹[1] 神昏譫語 [增補]

至寶朱砂麝息香지보주사사식향 **雄黃犀角與牛黃**웅황서각여우황
金銀二箔兼龍腦금은이박겸룡뇌 **琥珀還同玳瑁良**호박환동대모량

至寶丹은 朱砂, 麝香, 安息香, 雄黃, 犀角,
牛黃에 金箔, 銀箔, 龍腦, 琥珀, 玳瑁를 사용한다.

【조성 및 용법】

生犀角, 生玳瑁, 琥珀, 朱砂, 雄黃 各40g, 龍腦, 麝香 各10g, 牛黃 20g, 安息香 40g, 金箔[2], 銀箔 各50張이다. 生犀와 玳瑁를 분말하여 다른 약재들과 함께 섞는다. 그리고 安息香을 끓인 다음에 다른 약재들과 배합하여 梧子大 크기의 밀환으로 만들어 人蔘湯에 3~5알씩 풀어서 복용한다.

【효능 및 주치】

清熱開竅, 化濁解毒.

中暑, 中風 및 溫病痰熱內閉로 인한 神昏譫語, 身熱煩躁, 痰盛氣粗, 舌紅苔黃垢膩, 脈滑數 등의 증을 다스린다. 小兒驚厥屬痰熱內閉를 다스린다.

【설명】

지보단(至寶丹)은 담열(痰熱)이 내폐(內閉)하여, 심규(心竅)를 몽폐(蒙蔽)한 증세를 다스리는 처방이다.

---

1 태평혜민화제국방(太平惠民和劑局方)

2 금박 절반은 入藥하고, 나머지 반은 丸衣를 입힌다.

• **君藥**: 사향, 안식향, 빙편 – 芳香開竅, 辟穢化濁
• **臣藥**: 우황 – 淸心解毒, 豁痰開竅
서각 – 淸營凉血, 透包絡邪熱
대모 – 鎭心平肝, 息風定驚
웅황 – 劫痰解毒
• **佐藥**: 주사, 호박, 금박, 은박 – 鎭心安神

지보단은 인삼탕(人蔘湯)과 같이 복용하는데, 익기부정(益氣扶正)의 의미가 있다.
또한 동변(童便), 생강즙(生薑汁)과 같이 복용하는 방법도 있는데, 이것은 거담지구(祛痰止嘔), 자음강화(滋陰降火)의 효능을 강화하는 것이기 때문에 열폐맥실(熱閉脈實)한 경우에 적용한다.

30. 만씨우황환

萬氏牛黃丸[1] 邪入心包, 神識昏迷 [增補]

萬氏牛黃丸最精만씨우황환최정 **芩連梔子鬱砂並**금련치자울사병

或加雄角珠冰麝혹가웅각주빙사 **退熱清心力更宏**퇴열청심력갱굉

萬氏牛黃丸은 가장 精密한 약인데, 牛黃, 黃芩, 黃連, 梔子, 鬱金, 朱砂이다. 혹 雄黃, 犀角, 珍珠母, 氷片, 麝香을 가미하는데[2], 退熱淸心의 效力이 우수하다.

【附方】

안궁우황환(安宮牛黃丸)

【조성 및 용법】

牛黃 0.1g, 朱砂 6g, 生黃連 20g, 黃芩, 山梔 各12g, 鬱金 8g을 蜜丸으로 만들어 8~9환씩 燈心湯과 함께 복용한다.

【효능 및 주치】

清熱解毒, 開竅安神.

溫邪內陷, 熱入心包으로 인한 神昏譫語, 身熱, 煩躁不安등의 증과 小兒驚厥, 中風竅閉 등의 증을 다스린다.

【설명】

만씨우황환(萬氏牛黃丸)은 열사(熱邪)가 심포(心包)로 내함(內陷)한 증을 다스리는 처방이다.

---

1 두진세의심법(痘疹世醫心法)

2 안궁우황환(安宮牛黃丸)을 말함.

- **君藥:** 우황 – 清熱解毒, 豁痰開竅, 息風定驚
- **臣藥:** 황련, 황금, 치자 – 瀉火解毒, 導熱下行, 清心包之火
  울금 – 開竅醒神
- **佐藥:** 주사 – 鎮心安神

만씨우황환의 변방인 안궁우황환(安宮牛黃丸)[1]은 온병조변(溫病條辨)에 나오며, 청열해독(清熱解毒), 활담개규(豁痰開竅)의 효능이 있다.

온열병(溫熱病)의 열사(熱邪)가 심포(心包)로 내함(內陷)하거나 담열(痰熱)이 심규(心竅)를 옹폐(壅閉)한 것으로 인한 고열번조(高熱煩躁), 신혼섬어(神昏譫語), 설강어건(舌强語謇), 지궐(肢厥) 및 중풍혼미(中風昏迷), 소아경궐(小兒驚厥)을 다스린다. 만씨우황환에 비해 청열개규(清熱開竅)하는 효능이 비교적 강하다.

[1] 牛黃, 鬱金, 黃連, 黃芩, 山梔, 朱砂, 雄黃, 犀角 各40g, 梅片, 麝香 各10g, 珍珠 20g, 金箔이다. 모든 약재를 極細末하여 煉蜜로 3g 정도의 환을 만들고, 금박으로 丸衣를 입힌다. 성인은 1환씩 복용하고, 소아는 반씩 복용한다.

31. 옥녀전玉女煎[2] 養液淸胃 [增補]

玉女煎中地膝兼옥녀전중지슬겸 石膏知母麥冬全석고지모맥동전

陰虛胃火牙疼效음허위화아동효 去膝地生溫熱痊거슬지생온열전

玉女煎은 熟地黃, 牛膝, 石膏, 知母, 麥門冬으로 완성된다.
陰虛胃火와 牙痛에 효과가 있다. 牛膝을 제거하고,
熟地黃을 生地黃으로 대신하면 溫熱病을 낫게 한다.

【조성 및 용법】

石膏, 熟地黃 각12g, 麥門冬 8g, 知母, 牛膝 各6g을 水煎服한다.

【효능 및 주치】

淸胃滋陰.

① 胃熱陰虛로 인한 煩熱乾渴, 牙痛, 頭疼, 齒松牙衄, 舌紅苔黃且乾 등의 증을 다스린다.

② 消渴로 인한 消穀善饑를 다스린다.

【설명】

옥녀전(玉女煎)은 위열음상(胃熱陰傷)을 다스리는 처방이다.

- **君藥**: 석고 – 淸瀉胃火, 生津止渴
- **臣藥**: 숙지황 – 補腎滋陰, 壯水制火
  지모(苦寒質潤) – 淸胃止渴
  맥문동 – 滋陰潤燥

[2] 경악전서(景岳全書)

• **佐使藥:** 우슬 – 補肝腎, 强筋骨, 導熱引血下行

모든 약재가 배오되면, 청위열(淸胃熱)과 자음(滋陰)을 겸하기 때문에 위열로 인해서 생긴 번갈(煩渴), 아통(牙痛), 소갈(消渴) 등의 증이 낫게 된다.

만약 온열병(溫熱病)이 심하여 기혈(氣血)이 모두 상하고, 허화상염(虛火上炎)한 경우는 우슬을 빼고, 숙지황을 생지황으로 대체하여 청허열(淸虛熱)의 효능을 높여야 한다.

32. 청온패독음清瘟敗毒飮[1] 時行瘟疫 [增補]

清瘟敗毒地連芩청온패독지련금 丹石梔甘竹葉尋단석치감죽엽심

犀角玄翹知芍桔서각현교지작길 瘟邪瀉毒亦滋陰온사사독역자음

淸瘟敗毒飮은 生地黃, 黃連, 黃芩, 牧丹皮, 石膏, 梔子, 甘草, 竹葉, 犀角, 玄蔘, 連翹, 知母, 芍藥, 桔梗이다. 溫邪를 다스리고 毒을 瀉下하며, 또한 滋陰한다.

【조성 및 용법】

生石膏 180~320g(大劑), 80~160g(中劑), 32~60g(小劑), 生地黃 24~40g(大劑), 12~20g(中)劑, 8~16g(小劑), 犀角 24~32g(大劑), 12~20g(中劑), 8~16g(小劑), 黃連 16~24g(大劑), 8~16g(中劑), 4~6g(小劑), 梔子, 桔梗, 黃芩, 知母, 赤芍藥, 玄蔘, 連翹, 甘草, 牧丹皮, 鮮竹葉 各適量이다. 먼저 石膏를 충분히 先煎하고, 나머지 약을 後下한다. 犀角을 갈아서 얻은 즙을 같이 복용한다.

【효능 및 주치】

清熱解毒, 凉血救陰.

一切火熱證으로 인한 大熱煩躁, 渴飮乾嘔, 頭痛如劈, 昏狂譫語, 或發斑吐衄, 舌絳唇焦, 脈沈細而數, 或沈而數, 或浮大而數 등의 증을 다스린다.

---

[1] 역진일득(疫疹一得). 중국 청(淸)대 1794년에 여사우(余師愚)가 저술한 역진(疫疹) 전문서로, 역진의 증치를 중점적으로 논술하였고 석고(石膏)를 써서 역진과 온병(溫病)을 잘 치료할 수 있음을 말한 서적임. -한국전통지식포탈

【설명】

청온패독음(清瘟敗毒飮)은 열독(熱毒)이 치성(熾盛)하여 기혈(氣血)이 양번(兩燔)된 것을 다스리는 처방이다.

이 처방은 백호탕(白虎湯), 서각지황탕(犀角地黃湯), 황련해독탕(黃連解毒湯)의 합방이라고 할 수 있다.

- **君藥:** 석고, 지모, 감초 – 清陽明經熱
- **臣藥:** 서각지황탕 – 清營凉血
  황련해독탕 – 瀉火解毒
- **佐藥:** 현삼 – 清熱養陰
  죽엽 – 清心除煩
- **使藥:** 길경, 연교 – 載藥上行

33. 화반탕化斑湯[1] 溫邪發斑 [增補]

化斑湯用石膏元화반탕용석고원 粳米甘犀知母存갱미감서지모존

或入銀丹大青地혹입은단대청지 溫邪斑毒治神昏온사반독치신혼

化斑湯은 石膏, 元蔘(玄蔘), 粳米, 甘草, 知母인데, 간혹 金銀花, 牧丹皮, 大青葉, 生地黃을 넣는다. 溫邪, 斑毒을 다스리고, 神昏을 치료한다.

【조성 및 용법】

石膏 40g, 知母 16g, 甘草, 玄蔘 各12g, 犀角, 8g, 粳米20g을 水煎服한다.

【효능 및 주치】

清熱凉血, 解毒化斑.

溫病發斑, 高熱口渴, 神昏譫語 등을 다스린다.

【설명】

화반탕(化斑湯)은 온독(溫毒)이 리(裏)로 들어가고, 영혈(營血)에 열이 치성(熾盛)하여 발반(發斑)한 증을 다스린다.

- **君藥**: 석고 – 清陽明經熱
  서각 – 清營解毒, 凉血散瘀
- **臣藥**: 지모 – 清熱護陰
  현삼 – 滋陰凉血解毒
- **佐藥**: 감초, 갱미 – 益胃護津

원방에 금은화(金銀花), 대청엽(大青葉)을 가미하면 심위열독(心胃熱毒)을 사(瀉)하는 효능이 강해지고, 생지황(生地黃)을 가미하면 자음(滋陰)의 효능이 강화되며, 목단피(牡丹皮)를 가미하면 양혈산어(凉血散瘀)의 효능이 우수해진다.

---

[1] 온병조변(溫病條辨)

34. 신서단神犀丹[1] 譫語發斑 [增補]

神犀丹內用犀芩신서단내용서금 元蔘菖蒲生地群원삼창포생지군

豉粉銀翹藍紫草시분은교람자초 溫邪暑疫有奇勳온사서역유기훈

神犀丹은 犀角, 黃芩, 元蔘, 菖蒲, 生地黃,
豆豉, 天花粉, 金銀花, 連翹, 板藍根, 紫草이다.
溫邪, 暑疫에 효능이 뛰어나다.

【조성 및 용법】

犀角磨汁, 石菖蒲, 黃芩 各18g, 鮮生地黃汁 50g, 金汁, 連翹 各30g 板藍根 27g, 豆豉 24g, 元蔘 21g, 天花粉, 紫草 各12g이다. 약재를 곱게 갈아서 犀角汁과 生地黃汁을 이용하여 9~18g씩 환으로 만들어 복용하거나 탕제로 복용한다. 소아는 양을 반으로 줄인다.

【효능 및 주치】

清熱解毒, 凉血開竅.

溫熱暑疫, 耗液傷陰, 逆傳內陷으로 인한 痙厥昏狂譫語, 斑疹色紫, 舌色乾光, 或紫絳, 或圓硬, 或黑苔 등의 증과 痘疹後餘毒內熾, 口糜咽痛, 目赤神煩 등의 증을 다스린다.

【설명】

신서단(神犀丹)은 온열독(溫熱毒)이 내함(內陷)한 증을 다스리는 처방이다.

---

[1] 온열경위(溫熱經緯)

- **君藥**: 서각 – 清心凉血解毒
- **臣藥**: 자초, 금은화, 판람근 – 清熱解毒
  황금, 연교 – 瀉火
  생지황, 현삼, 천화분 – 養陰生津
  창포 – 開竅
  두시 – 宣鬱, 內陷之邪熱을 外透시킴.
- **佐藥**: 금즙 – 鎭心神

35. 청호별갑탕青蒿鼈甲湯[1] 養陰透熱［增補］

青蒿鱉甲知地丹청호별갑지지단　陰分伏熱此方攀음분복열차방반

夜熱早凉無汗者야열조량무한자　從裏達表服之安종리달표복지안

青蒿鼈甲湯은 菁蒿, 鱉甲, 知母, 生地黃, 牧丹皮인데, 陰分의 伏熱을 이 처방이 잡는다. 夜熱早凉에 無汗한 者는 裏로부터 表까지 달하는 이 처방을 복용하면 편안해진다.

【조성 및 용법】

青蒿, 知母 各8g, 鱉甲 20g, 生地黃 16g, 牧丹皮 12g을 水煎服한다.

【효능 및 주치】

養陰透熱.

溫病後期, 陰液耗傷, 邪伏陰分으로 인한 夜熱早凉, 熱退無汗, 舌紅苔少, 脈細數 등의 증을 다스린다.

【설명】

청호별갑탕(青蒿鼈甲湯)은 온병(溫病) 후기에 음액(陰液)이 상한 증상과 여사(餘邪)가 아직 남아있는 증상을 다스리는 처방이다.

- **君藥:** 별갑 – 滋陰退熱
  청호 – 清透引邪外出
- **臣藥:** 생지황 – 滋陰清熱生津
  지모 – 滋陰降火, 養陰退熱
  목단피(辛苦微寒) – 透泄陰中伏火

---

[1] 온병조변(溫病條辨)

16

제담지제 (除痰之劑)

제담지제(除痰之劑)는 거담약(祛痰藥)들로 구성되며, 각종 담병(痰病)을 치료한다.

담(痰)의 원인은 매우 많은데, 내상(內傷), 외감(外感) 모두 생담(生痰)할 수 있다. 거담제를 구분하면 조습화담(燥濕化痰), 윤조화담(潤燥化痰), 온화한담(溫化寒痰), 청화열담(淸化熱痰), 치풍화담(治風化痰) 등의 다섯 가지로 나눌 수 있고, 한열허실(寒熱虛實)과 표본완급(標本緩急)에 따라서 수증치지(隨症治之)하여 사용해야 한다.

1. 이진탕二陳湯[1] 一切痰飮

二陳湯用半夏陳이진탕용반하진 益以茯苓甘草成익이복령감초성
利氣調中兼去濕이기조중겸거습 一切痰飮此爲珍일체담음차위진
導痰湯內加星枳도담탕내가성지 頑痰膠固力能馴완담교고력능순
若加竹茹與枳實약가죽여여지실 湯名溫膽可寧神탕명온담가녕신
潤下丸僅陳皮草윤하환근진피초 利氣祛痰妙絕倫이기거담묘절륜

二陳湯은 半夏, 陳皮에 茯苓, 甘草를 더하여 만드는데,
利氣調中에 겸하여 去濕하며, 일체의 痰飮에 보배로운 처방이 된다.
導痰湯은 二陳湯에 南星, 枳實을 넣은 처방인데, 頑痰이 膠固한데 效力이 좋다.
만약 竹茹, 枳實을 넣으면 溫膽湯이라고 하는데 寧神하는 效能이 있다.
潤下丸은 겨우 陳皮와 甘草뿐인 처방이지만, 利氣祛痰의 妙用이 절륜하다.

【附方】

도담탕(導痰湯), 온담탕(溫膽湯), 윤하환(潤下丸)

【조성 및 용법】

半夏 8g, 橘紅, 茯苓 各4g, 炙甘草 2g에 生薑 3片, 烏梅 1個를 加味하여 水煎服한다.

【효능 및 주치】

燥濕化痰, 理氣和中.

濕痰停聚로 인한 咳嗽, 痰多色白易咳, 胸膈痞悶, 惡心嘔吐, 肢體困倦, 或頭

[1] 태평혜민화제국방(太平惠民和劑局方)

眩心悸, 舌苔白潤, 脈滑 등의 증을 다스린다.

【설명】

이진탕(二陳湯)은 습담(濕痰)을 다스리는 대표적인 처방이다. 습담은 비(脾)의 건운실조(健運失調)로 습사응취(濕邪凝聚), 울적(鬱積)하여 생기게 된다.

- **君藥**: 반하 – 健脾燥濕, 降逆化痰, 和胃止嘔
- **臣藥**: 귤홍 – 理氣燥濕
- **佐藥**: 복령 – 健脾滲濕
  생강 – 降逆化痰, 制半夏之毒, 行氣消痰(半夏, 橘紅을 補助)
  오매 – 收斂肺氣
- **使藥**: 감초 – 調諸藥, 潤肺和中.

이진탕에서 오매(烏梅)는 반하(半夏)와 상오(相伍), 산수(散收)하기 때문에 정기(正氣)가 손상되지 않게 한다.
모든 약이 배오되면 조습화담(燥濕化痰), 이기화중(利氣和中)의 효과를 낸다. 처방 중의 반하(半夏), 귤홍(橘紅)은 오래된 것이 좋은 육진약(六陳藥)에 해당하기 때문에 "이진탕(二陳湯)"이라고 이름을 지었다.

이진탕은 증에 따라서 다양하게 가감할 수 있다.
이진탕에 우담남성(牛膽南星), 지실(枳實)을 가한 것을 도담탕(導痰湯)이라고 부르는데, 남성(南星)이 반하(半夏)의 화담력(化痰力)을 강화하고, 지실(枳實)이 하기파견(下氣破堅)의 효능이 있기 때문에 완담(頑痰)이 아교처럼 교결(膠結)한 것을 다스린다.
이진탕에 죽여(竹茹), 지실(枳實)을 가한 것을 온담탕(溫膽湯)이라고 하는데, 담허담열(膽虛痰熱)로 인한 허번부득면(虛煩不得眠), 경계불안(驚悸不安), 구고(口苦), 구토연말(嘔吐涎沫) 등의 증을 다스린다. 청허열(淸虛熱), 화담녕신(化痰寧神)에 좋은 효과가 있다.
윤하환(潤下丸)은 진피(陳皮), 자감초(炙甘草)의 두 가지 약재로만 구성되는데, 부드러운 이기거담(利氣祛痰) 작용을 한다.

2. 척탐탕滌痰湯[1] 中風痰症

滌痰湯用半夏星척담탕용반하성 甘草橘紅蔘茯苓감초귤홍삼복령
竹茹菖蒲兼枳實죽여창포겸지실 痰迷舌强服之醒담미설강복지성

滌痰湯은 半夏, 南星, 甘草, 橘紅, 人蔘, 茯苓, 竹茹, 石菖蒲에
枳實을 겸한 것인데, 痰迷舌强한 자가 복용하면 깨어나게 된다.

【조성 및 용법】

半夏(薑制), 膽星 各8g, 枳實 6g, 橘紅, 茯苓 各4g, 人蔘, 菖蒲, 竹茹 各2g, 甘草 1.2g에 生薑 5片을 가하여 水煎服한다.

【효능 및 주치】

滌痰開竅.

中風痰迷心竅로 인한 舌强不能言의 증을 다스린다.

【설명】

척담탕(滌痰湯)은 도담탕(導痰湯)에 죽여(竹茹), 창포(菖蒲), 인삼(人蔘)을 넣은 처방이다.
척담탕이 다스리는 설강불능언(舌强不能言)의 증상은 심비양허(心脾兩虛)한 상태에서 풍사(風邪)가 침습(侵襲)하고, 담화(痰火)가 경락에 호결(互結)하기 때문에 발생한다.

[1] 제생방(濟生方)

- **君藥**: 귤홍, 반하, 남성 – 利氣燥濕, 化痰
- **臣藥**: 석창포 – 開竅通心
  죽여 – 清化熱痰
  지실 – 破痰利膈
- **佐藥**: 인삼, 복령 – 補益心脾
- **使藥**: 감초 – 調和諸藥, 瀉火

모든 약이 배오되면 소담강화(消痰降火)의 작용을 하기 때문에 경락이 통리(通利)되어 설강(舌强)이 풀리게 된다.

3. 청주백환자 青州白丸子[1] 風痰驚痰

青州白丸星夏並청주백환성하병 白附川烏俱用生백부천오구용생

曬露糊丸薑薄引쇄로호환강박인 風痰癱瘓小兒驚풍담탄탄소아경

青州白丸子는 南星, 半夏, 白附子, 川烏를 모두 生用하는데 햇볕을 쬐고,
이슬을 맞아 糊丸으로 만들어 生薑湯과 함께 복용한다.
風痰, 癱瘓, 小兒驚風을 낫게 한다.

【조성 및 용법】

生天南星 120g, 生半夏 280g, 生白附子 80g, 生川烏 20g을 細末하여 명주 자루에 넣고 井水를 넣고 짜서 가루가 나오게 하고, 만약 찌꺼기가 있으면 다시 갈아서 자루에 넣고 손으로 짠다. 약을 자기 그릇에 넣고 日曬夜露[2]하여 새벽에 물을 바꾸고 나서 다시 말린다. 봄철에는 5일, 여름철에는 3일, 가을철에는 7일, 겨울철에는 10일 동안 말려 쌀가루를 사용하여 綠豆大크기로 糊丸을 만들어 처음에는 5丸부터 시작하여 15丸까지 生薑湯과 함께 복용한다. 癱瘓에는 20丸씩 溫酒로 복용하고, 小兒驚風에는 2~3丸씩 薄荷湯과 함께 복용한다.

【효능 및 주치】

燥濕散寒, 祛風化痰.

風痰壅盛으로 인한 嘔吐涎沫, 半身不遂, 口眼喎斜, 手足癱瘓 및 小兒驚風 등의 증을 다스린다.

---

[1] 태평혜민화제국방(太平惠民和劑局方)

[2] 햇볕을 쪼이고, 밤에 이슬을 맞힘.

【설명】

청주백환자(青州白丸子)는 풍담옹성(風痰壅盛)으로 인한 중풍제증(中風諸症)을 다스리는 처방이다.

- **君藥:** 반하, 남성 – 燥濕散寒, 祛風逐痰
- **臣藥:** 천오, 백부자 – 溫經逐風
- **佐藥:** 생강, 박하 – 和胃利清竅

청주백환자는 네 가지 독한 약을 생용(生用)하여 맹렬한 기운을 이용하는 처방이다. 약들을 정수(井水)에 담그고, 쇄용침전(曬用沈澱)하는 것은 독성을 순하게 만드는 것이다. 반하(半夏)는 오두(烏頭)와 상반(相反)하는데, 여기에서는 오히려 그 상반함을 이용하여 상성(相成)하게 한다. 청주백환자는 풍담(風痰)을 다스리는 약이긴 하지만, 열담미규(熱痰迷竅)에는 맞지 않다.

본 처방의 약력(藥力)은 매우 강렬하기 때문에 임상에서 응용할 때는 변증을 명확하게 하여 사용하고, 특히 용량을 아주 적은 양부터 점차 늘려가야 안전하다.

4. 청기화담환清氣化痰丸[1] 順氣行痰

清氣化痰星夏橘청기화담성하귤　杏仁枳實瓜蔞實행인지실과루실

芩苓薑汁爲糊丸금령강즙위호환　氣順火消痰自失기순화소담자실

清氣化痰丸은 南星, 半夏, 橘皮, 杏仁, 枳實, 瓜蔞仁, 黃芩, 茯苓에 生薑汁을 넣고 糊丸을 만드는 것인데, 順氣消火하고, 痰이 저절로 사라진다.

【조성 및 용법】

膽南星, 半夏 各20g, 瓜蔞仁, 陳皮, 黃芩, 杏仁, 枳實, 茯苓 各40g을 薑汁糊丸으로 만들고, 薑湯과 함께 복용한다.

【효능 및 주치】

清熱化痰, 理氣止咳.

痰熱內結로 인한 咳嗽痰黃, 咳之不爽, 胸膈痞滿, 小便短赤, 舌質紅, 苔黃膩, 脈滑數 등의 증을 다스린다.

【설명】

청기화담환(清氣化痰丸)은 순기화담(順氣化痰)하는 처방이다.

오지(五志)가 화화(化火)하여 성담(成痰)하거나 비감후미(肥甘厚味)를 많이 먹어 담열(痰熱)이 발생한 것을 다스린다.

열담(熱痰)은 해수담황(咳嗽痰黃), 점조난객(粘糟難喀)하여 담조기기(痰阻氣機)하기 때문에 결국 폐실숙강(肺失肅降)하게 된다. 따라서 흉격비만(胸膈痞滿)하게 되고 심하면 기(氣)가 역상(逆上)하거나 기급(氣急), 구오(嘔惡)하게 된다.

---

1 의방고(醫方考)

- **君藥**: 담남성 – 清熱化痰, 治實痰實火之壅閉
- **臣藥**: 황금, 과루인 – 降肺氣, 化熱痰(膽南星의 化痰을 强化)
  지실, 진피 – 下氣開痞, 消痰散結
- **佐藥**: 복령 – 健脾滲濕(脾는 生痰之源)
  행인 – 宣利肺氣(肺는 貯痰之器)
  반하 – 燥濕化痰

모든 약이 배오되면 청열화담(清熱化痰), 이기지해(理氣止咳)의 작용을 한다.

청기화담환은 청열강화(清熱降火), 순기소담(順氣消痰)의 효능을 하기 때문에 열담(熱痰)을 다스리는데, 습담(濕痰)으로 인해 담량(痰量)이 많고, 청희(清稀)하거나 태백니(苔白膩), 맥유활(脈濡滑)한 경우에는 사용하지 않는다.

5. 순기소식화담환

順氣消食化痰丸[1] 酒食生痰

順氣消食化痰丸순기소식화담환 青陳星夏菔蘇攢청진성하복소찬

曲麥山楂葛杏附곡맥산사갈행부 蒸餠爲糊薑汁摶증병위호강즙단

順氣消食化痰丸은 青皮, 陳皮, 南星, 半夏, 萊菔子, 蘇子, 神麯, 麥芽, 山楂, 葛根, 杏仁, 香附子를 蒸餠하여 薑汁으로 糊丸을 둥글게 빚은 것이다.

【조성 및 용법】

膽星, 半夏 各600g, 青皮, 陳皮, 萊菔子(生), 蘇子(炒), 神麯(炒), 麥芽(炒), 山楂(炒), 杏仁, 制香附子 各40g을 細末하여 薑汁으로 蒸餠을 만들고 糊丸을 梧桐子크기로 만들어 12g씩 복용한다.

【효능 및 주치】

消食化痰, 通順氣機.

酒濕食積生痰으로 인한 痰多而黏, 胸膈脹悶, 早晨咳嗽 등의 증을 다스린다.

【설명】

순기소식화담환(順氣消食化痰丸)은 주식생담(酒食生痰)을 다스리는 처방이다.

---

[1] 서죽당경험방(瑞竹堂經驗方). 원나라때 몽고의학자인 사투무수(沙圖穆蘇)는 서죽당경험방(瑞竹堂經驗方) 15권을 저술했다. 이 책에서는 몽고의학의 일부 특징을 담고 있다. 예를 들면 풍한습비(風寒濕痺)를 치료하는 처방이 아주 많다. 이 책에 기재된 처방은 수백 개에 달한다. 그중에 어떤 처방은 실용적이면서 효과가 있어, 지금까지도 사용되고 있다. 예를 들면, <<팔진산(八珍散)>>, <<사미향부환(四味香附丸)>>등의 처방전이 모두 이 책에서 나왔다. 사막에서 생장한 지금초유즙(地錦草乳汁)으로 창상(創傷)을 치료하는 방법은 지금도 여전히 응용되고 있다 – http://blog.daum.net/shanghaicrab/12939477에서 발췌

- **君藥**: 담남성, 반하 – 燥濕化痰
- **臣藥**: 자소자, 나복자, 행인 – 降氣
  청피, 진피, 향부자 – 行氣
- **佐藥**: 갈근, 신곡 – 解酒
  산사, 맥아 – 消食

모든 약이 배오되면 식적(食積)과 습담(濕痰)이 제거되기 때문에 주식(酒食)으로 인한 모든 증상이 사라지게 된다.

6. 몽석곤담환礞石滾痰丸[1] 頑痰怪病

滾痰丸用青礞石곤담환용청몽석 大黃黃芩沈水香대황황금침수향

百病多因痰作祟백병다인담작수 頑痰怪症力能匡완담괴증력능광

礞石滾痰丸은 青礞石, 大黃, 黃芩, 沈香이다.
痰으로 인한 百病과 頑痰, 怪症을 능히 바로잡는다.

【조성 및 용법】

大黃, 黃芩 各320g, 青礞石(焰硝) 各40g, 沈香 20g을 水泛小丸으로 만들어 5~9g씩 1~2번 복용하거나 水煎服한다.

【효능 및 주치】

瀉火逐痰.

實熱老痰으로 인한 癲狂驚悸, 怔忡昏迷, 咳喘痰稠, 胸脘痞悶, 眩暈耳鳴, 繞項結核, 口眼蠕動, 不寐, 夢寐奇怪之狀, 骨節猝痛難以名狀, 噎塞煩悶, 大便秘結, 苔黃厚, 脈滑數有力 등의 증을 다스린다.

【설명】

몽석곤담환(礞石滾痰丸)은 실열노담(實熱老痰)을 다스리는 처방이다.

오래된 노담은 다변(多變)하여 많은 질병을 생기게 할 수 있으며, 큰 힘으로 공축(攻逐)하지 않으면 제거하기 어렵다.

---

[1] 단계심법부여(丹溪心法附餘)

• **君藥**: 청몽석(硝煅) – 燥悍重墜, 善攻逐陳積伏匿之老痰

• **臣藥**: 대황 – 蕩滌實熱, 開痰火下行之路

• **佐藥**: 황금 – 瀉火, 清上焦氣分之熱

침향 – 降氣

몽석곤담환은 실열노담(實熱老痰)을 공축(攻逐)하는 준제(峻劑)이기 때문에 몸이 약한 사람이나 잉부(孕婦)에게는 사용하지 않는다.

7. 금불초산金沸草散[1] 咳嗽多痰

金沸草散前胡辛금불초산전호신 半夏荊甘赤茯因반하형감적복인
煎加薑棗除痰嗽전가강조제담수 肺感風寒頭目顰폐감풍한두목빈
局方不用細辛茯국방불용세신복 加入麻黃赤芍均가입마황적작균

金沸草散은 金沸草(旋覆花), 前胡, 細辛, 半夏, 荊芥, 甘草, 赤茯苓에 生薑, 大棗를 加하여 煎湯하는 것인데, 痰嗽, 肺感風寒, 頭目의 통증을 제거한다. 局方에서는 細辛, 茯苓을 사용하지 않고, 麻黃, 赤芍藥을 加味하였다.

【附方】

국방금불초산(局方金沸草散)

【조성 및 용법】

旋覆花(金沸草), 前胡, 細辛 各4g, 荊芥 6g, 半夏 2g, 炙甘草 1.2g, 赤茯苓 2.4g에 生薑 5片, 大棗 1枚를 加하여 水煎服한다.

【효능 및 주치】

消痰降氣, 發散風寒.

中脘停痰, 又感受風寒으로 인한 咳嗽痰多, 發熱惡寒, 頭目昏痛, 鼻塞聲重 등의 증을 다스린다.

---

[1] 유증활인서(類證活人書)

【설명】

폐(肺)는 주기(主氣)하고, 피모(皮毛)에 외합(外合)한다.

만약 풍한(風寒)이 속표(束表)하면, 모규(毛竅)가 막혀서 오한발열(惡寒發熱), 해수담다(咳嗽痰多), 비색성중(鼻塞聲重) 등의 증상이 발생하게 된다. 이런 경우에는 해표산한(解表散寒), 선폐화담(宣肺化痰)해야 한다.

금불초산(金沸草散)은 중완정담(中脘停痰)을 주치하며, 발열오한(發熱惡寒), 두혼통(頭昏痛), 비색(鼻塞) 등을 다스리는 처방이다.

- **君藥**: 선복화 – 消痰降氣
- **臣藥**: 전호, 반하 – 化痰止咳
- **佐藥**: 형개 – 發汗散風寒
  세신 – 溫經散寒
  적복령 – 行水
- **使藥**: 생강, 대조 – 和胃
  감초 – 和中, 調藥

화제국방(和劑局方)의 금불초산(金沸草散)은 세신(細辛)과 적복령(赤茯苓)을 제거하고 마황(麻黃) 4g, 적작약(赤芍藥) 2g을 가한 처방으로 풍담(風痰)을 제거하는 것에 초점이 맞추어진 처방이다. 따라서 주굉(朱肱)의 금불초산에 비해 다스리는 주치증이 비교적 중(重)하다고 할 수 있다.

8. 반하천마백출탕

半夏天麻白朮湯[1] 痰厥頭痛

半夏天麻白朮湯반하천마백출탕 蔘芪橘柏及乾薑삼기귤백급건강

苓瀉麥芽蒼朮曲령사맥아창출곡 太陰痰厥頭痛良태음담궐두통량

半夏天麻白朮湯은 半夏, 天麻, 白朮, 人蔘, 黃芪, 橘皮, 黃栢, 乾薑, 茯苓, 澤瀉, 麥芽, 蒼朮, 神麯인데, 太陰痰厥頭痛에 효과가 양호하다.

【조성 및 용법】

半夏, 麥芽, 陳皮 各6g, 白朮(炒), 神麯 各4g, 天麻, 蒼朮, 人蔘, 黃芪, 白茯苓, 澤瀉 各2g, 黃柏, 乾薑 各0.8g을 水煎服한다.

【효능 및 주치】

健脾化飮, 定風止暈.

痰厥頭痛으로 인한 頭痛欲裂, 咳痰稠黏, 眼黑頭眩, 惡心煩悶, 身重如山, 四肢厥冷 등의 증을 다스린다.

【설명】

반하천마백출탕(半夏天麻白朮湯)은 담궐두통(痰厥頭痛)을 다스리는 처방이다.

비위허약(脾胃虛弱)한 상태에서 담음(痰飮)이 내정(內停)하거나, 허풍(虛風)이 내동(內動)하면, 담탁(痰濁)이 청공(淸空)을 막는다. 그러면 극심한 두통(頭痛)이 생기는데 이것을 담궐두통(痰厥頭痛)이라고 한다. 이동원은 "족태음(足太陰)의 담궐두통(痰厥頭痛)은 반하(半夏)가 아니고서는 치료할 수 없다. 안흑두선(眼黑頭旋)과

1 비위론(脾胃論)

허풍내작(虛風內作)은 천마(天麻)가 아니고서는 제거할 수 없다"고 하였다.[2]

- **君藥**: 반하 – 燥濕化痰
  천마 – 升淸降濁, 定風除眩
- **臣藥**: 인삼, 황기, 백출, 창출 – 補氣健脾, 燥濕除痰
  백출, 택사 – 利水通小便, 除濕
- **佐藥**: 건강 – 溫中逐寒
  황백 – 瀉下焦之火
  신곡, 맥아 – 消食助胃
  진피 – 陳皮理氣調胃, 除痰

반하백출천마탕은 건비화음(健脾化飮)하여 담궐두통(痰厥頭痛)을 다스리는데, 담음(痰飮)이 제거되면 두통현훈(頭痛眩暈)의 증상은 자연히 사라지게 된다.

---

2 "足太陰痰厥頭痛,非半夏不能療 ; 眼黑頭旋,虛風內作,非天麻 不能除."

9. 상산음常山飮[1] 痰瘧

常山飮中知貝取상산음중지패취 烏梅草果檳榔聚오매초과빈랑취

薑棗酒水煎露之강조주수전로지 劫痰截瘧功堪詡겁담절학공감후

常山飮은 常山, 知母, 貝母에 烏梅, 草果, 檳榔, 生薑, 大棗인데,
水酒各半煎하여 露一宿한다. 劫痰截瘧의 功效가 자랑할 만하다.

【조성 및 용법】

常山 8g, 知母, 貝母, 草果, 檳榔 各4g, 烏梅 2個, 生薑 3片, 大棗 1枚를 水酒各半煎한다. 露一宿한 후에 일출이 되기 전에 동쪽을 향해 空腹에 溫服한다.

【효능 및 주치】

劫痰截瘧.
瘧疾을 다스린다.

【설명】

고인(古人)들은 "無痰不成瘧"이라고 하여 학질(瘧疾)의 원인은 담(痰)이라고 설명하였다. 특히 체질이 장실(壯實)한 학질환자는 거담(祛痰)의 방법을 사용해야 한다고 주장하였다. 상산음(常山飮)은 학담(瘧痰)을 다스리는 처방이다.

---

[1] 태평혜민화제국방(太平惠民和劑局方)

- **君藥**: 상산 – 祛除瘧痰
  빈랑 – 下氣破積, 消食行痰
- **臣藥**: 패모 – 除痰
- **佐藥**: 지모 – 滋陰清熱
  오매 – 生津清熱
  초과 – 溫脾除寒
- **使藥**: 생강, 대조 – 調和營衛

상산음은 거제학담(祛除瘧痰)하여 학질발작(瘧疾發作)을 멎게 하는 처방이다. 학질이 발작부지(發作不止)하고 체질이 장실(壯實)한 경우에 효과가 매우 빠르다.

10. 절학칠보음截瘧七寶飮[1] 劫痰截瘧

截瘧七寶常山果절학칠보상산과 檳榔朴草青陳夥빈랑박초청진과

水酒合煎露一宿수주합전로일숙 陽經實瘧服之妥양경실학복지타

截瘧七寶飮은 常山, 草果, 檳榔, 厚朴, 甘草, 青皮, 陳皮를 水酒各半煎하여 露一宿하여 복용하는데, 陽經實瘧에 복용함이 타당하다.

【조성 및 용법】

常山 4g, 草果, 檳榔, 厚朴, 炙甘草, 青皮, 陳皮 各2g을 水酒各半煎하여 露一宿하고 空腹服한다.

【효능 및 주치】

劫除瘧痰, 截止發作.

三陽經實로 인한 瘧久發不止, 寸口脈弦滑浮大 등의 증을 다스린다.

【설명】

학질(瘧疾)은 원인이 매우 많지만 담습(痰濕)과 관련이 많다.

절학칠보음(截瘧七寶飮)은 이비거습화담(理脾去濕化痰) 작용을 하기 때문에 학질의 근본 원인을 다스린다고 할 수 있다.

[1] 이간방(易簡方)

- **君藥**: 상산, 빈랑 – 破除積痰食積
- **臣藥**: 후박 – 除滿
  청피 – 疏肝
  진피 – 理氣
- **佐藥**: 감초 – 和胃

모든 약이 배오되면 조습거담(燥濕祛痰)하여 절학(截瘧)하는 방제가 된다. 그러나 절학칠보음은 온조지제(溫燥之劑)에 해당하며 실증(實證)의 학질에 적합하다. 허증에 속한 구학(久瘧)이나 내부에 울화(鬱火)가 있는 사람에게는 맞지 않다.

11. 삼자양친탕 三子養親湯[1] 痰火咳嗽 [增補]

三子養親痰火方 삼자양친담화방　芥蘇萊菔共煎湯 개소내복공전탕

外台別有茯苓飮 외태별유복령음　蔘朮陳薑枳實嘗 삼출진강지실상

三子養親湯은 痰火를 다스리는 처방이다.
白芥子, 紫蘇子, 萊菔子를 같이 煎湯한다.
이외에도 茯苓飮이 있는데, 茯苓, 人蔘, 白朮, 陳皮, 生薑, 枳實이다.

【附方】

복령음(茯苓飮)

【조성 및 용법】

白芥子, 蘇子, 萊菔子 各4g이다. 3가지 약재를 파쇄하여 包煎하여 복용한다.

【효능 및 주치】

降氣消食, 溫化痰飮.

痰壅氣滯으로 인한 咳嗽喘逆, 痰多胸痞, 食少難消, 舌苔白膩, 脈滑 등의 증을 다스린다.

[1] 한씨의통(韓氏醫通)

【설명】

삼자양친탕(三子養親湯)은 담옹(痰壅), 기체(氣滯)를 다스리는 처방이다.

- 君藥: 백개자 - 溫肺利氣, 快膈消痰
  자소자 - 降氣行痰, 止咳平喘
  내복자 - 消食導滯, 行氣祛痰

삼자양친탕은 담화(痰火)를 제거하고, 식적(食積)을 없애기 때문에 해천(咳喘) 등의 증상이 낫게 된다. 증상에 따라서 세 가지 중에 한 가지 약재의 양을 늘려서 군약(君藥)으로 삼아도 무방하다.

복령음(茯苓飮)[2]은 외대비요(外臺秘要)에 실려 있는 처방이다. 건비제담(健脾除痰)의 효능이 있어서 심흉(心胸)의 정담숙수(停痰宿水)로 인해 수연(水涎)을 토하거나, 기만불능식(氣滿不能食) 등의 증상을 다스린다.

[2] 茯苓, 人蔘, 白朮, 陳皮, 生薑 各12g, 枳實 8g을 水煎服하는 처방이다.

12. 지미복령환指迷茯苓丸[1] 停痰伏飮 [增補]

指迷茯苓丸最精지미복령환최정 風化芒硝枳半並풍화망초지반병
臂痛難移脾氣阻비통난이비기조 停痰伏飮有嘉名정담복음유가명

指迷茯苓丸은 가장 精微로운데, 茯苓, 風化芒硝, 枳殼, 半夏이다.
臂痛과 脾氣가 阻滯하여 難移한 것과 停痰伏飮에 이름이 나있다.

【조성 및 용법】

半夏 160g, 茯苓 80g, 枳殼 40g, 風化芒硝 20g을 가루내어 薑汁으로 糊丸을 만든다. 6g씩 薑湯 혹은 溫開水와 함께 복용한다.

【효능 및 주치】

燥濕行氣, 軟堅消痰.

痰停中脘, 流於四肢로 인한 兩臂疼痛, 或四肢浮腫, 舌苔白膩, 脈弦滑 등의 증을 다스린다.

【설명】

지미복령환(指迷茯苓丸)은 담음(痰飮)이 중완(中脘)에 정체(停滯)된 것과 담음으로 인한 비통(臂痛)을 다스리는 처방이다.

- **君藥**: 반하 – 燥濕化痰
- **臣藥**: 복령 – 健脾滲濕, 消痰, 絕生痰之路
- **佐藥**: 지각 – 理氣寬中, 氣行
  풍화망초 – 軟堅潤下, 易消停痰
- **使藥**: 생강즙 – 制半夏毒, 化痰散飮

1 단계심법(丹溪心法)

13. 자금정 紫金錠[2] 祛痰辟穢 [增補]

紫金錠用麝朱雄 자금정용사주웅　慈戟千金五倍同 자극천금오배동
太乙玉樞名又別 태을옥추명우별　祛痰逐穢及驚風 거담축예급경풍

紫金錠은 麝香, 朱砂, 雄黃, 山慈姑, 大戟, 千金子, 五倍子이다.
太乙玉樞丹이라고도 부르는데, 祛痰, 逐穢하며 驚風을 다스린다.

【조성 및 용법】

山慈菇, 五倍子 各120g, 紅大戟 60g, 千金子, 霜雄黃, 朱砂 各40g, 麝香 12g이다. 모든 약재를 가루 내어 찹쌀풀로 환제 40환을 만든다. 한 번에 0.5~1환씩 薄荷湯과 함께 복용한다. 환부에 붙여서 外用하기도 한다.

【효능 및 주치】

化痰開竅, 辟穢解毒, 消腫止痛.

① 瘟疫時邪으로 인한 神昏瞀悶, 脘腹脹悶疼痛, 嘔吐泄瀉, 小兒痰厥 등을 다스린다.

② 外敷疔瘡癤腫을 다스린다.

【설명】

자금정(紫金錠)은 예오담탁(穢惡痰濁)에 감수되어, 기기(氣機)가 폐색(閉塞)된 것을 다스리는 처방이다.

---

2 편옥심서(片玉心書). 전 5권으로 된 명나라 만전(萬全)이 편찬하여 16세기 중엽에 간행된 의서임.

- **君藥**: 산자고 – 清熱消腫
  천금자 – 行水破血
  대극 – 攻水行瘀
- **臣藥**: 사향 – 芳香開竅, 行氣止痛
  웅황 – 辟穢解毒
  주사 – 鎭心安神
- **佐藥**: 오배자 – 酸斂, 降火化痰

14. 소함흉탕 小陷胸湯[1] 治小結胸 [增補]

小陷胸湯連夏蔞소함흉탕련하루 寬胸開結滌痰周관흉개결척담주

邪深大陷胸湯治사심대함흉탕치 甘遂硝黃一瀉柔감수초황일사유

大陷胸丸加杏藶대함흉환가행력 項强柔痓病能休항강유치병능휴

小陷胸湯은 黃連, 半夏, 瓜蔞實인데, 寬胸開結하고 滌痰하는 처방이다.
邪深한 것은 大陷胸湯으로 다스리는데, 甘遂, 芒硝, 大黃으로 瀉하여 부드럽게 한다.
大陷胸丸은 杏仁, 葶藶子를 가미한 것인데, 項强, 柔痓[2]를 능히 멎게 한다.

【附方】

대함흉탕(大陷胸湯), 대함흉환(大陷胸丸)

【조성 및 용법】

黃連 10g, 半夏 20g, 瓜蔞實 1/4枚를 水煎服한다.

【효능 및 주치】

淸熱化痰, 寬胸散結.

痰熱互結으로 인한 胸脘痞悶, 按之則痛, 或咳痰黃稠, 舌苔黃膩, 脈滑數 등의 증을 다스린다.

---

1 상한론(傷寒論)

2 치(痓)는 풍병(風病)의 하나인데, 구금(口噤), 각궁반장(角弓反張), 추축(抽搐)이 있는 증을 말한다. 발열유한(發熱有汗)한 것을 유치(柔痓)라고 부르고, 발열무한(發熱無汗)을 강치(剛痓)라고 한다. 후대에서 말하는 경(痙)과 같은 것이다.

【설명】

소함흉탕(小陷胸湯)은 담열호결(痰熱互結)로 인한 소결흉증(小結胸證)을 다스리는 처방이다.

결흉은 태양병이 사하(瀉下)를 잘못하여 생기는 증상으로 심하(心下)가 경결(硬結)하고 누르면 통증이 있는 증상이다.

- **君藥**: 과루실 – 清熱化痰, 通胸膈痺
- **臣藥**: 황련 – 瀉熱降火, 除心下之痞
  반하 – 降逆消痞, 除心下之結

대함흉탕(大陷胸湯)[1] 역시 결흉을 다스리는 처방으로 사열축수(瀉熱逐水)의 효능이 있다.

대함흉탕증은 소함흉탕증에 비해서 증세가 중하며, 심하를 누르면 경석(硬石)같이 단단하다.[2] 따라서 대황, 감수, 망초 등으로 사열축수(瀉熱逐水)해야 한다.

대함흉환(大陷胸丸)[3]은 대함흉탕에 정력자와 행인을 더 가미한 처방으로 결흉으로 인해서 항강(項强)이 마치 유경(柔痓)같을 때 사용한다.

---

[1] 大黃 12g, 芒硝 8g, 甘遂 2g이다. 大黃을 先煎하고, 芒硝를 넣고 1~2번 끓어오르게 달여서 찌꺼기는 버리고, 甘遂가루를 타서 복용한다. 大便이 快利하면 복용을 중지한다.

[2] 不大便五六日, 舌上燥而渴, 心下硬滿而痛不可近, 短氣煩躁, 日晡所小有潮熱, 脈沈而緊, 按之有力.

[3] 大黃 20g 葶藶子, 杏仁 各12g, 芒硝 10g, 甘隧 2g이다. 약재들을 가루내어 5g의 蜜丸으로 만들고, 3丸씩 水煎하여 복용한다.

15. 십조탕十棗湯[4] 攻瀉伏飮 [增補]

十棗湯中遂戟花십조탕중수극화 强人伏飮效堪誇강인복음효감과

控涎丹用遂戟芥공연단용수극개 葶藶大棗亦可嘉정력대조역가가

十棗湯은 大棗, 甘遂, 大戟, 芫花가 들어가는데,
체력이 강한 사람의 伏飮에 효과가 뛰어나다.
控涎丹은 甘遂, 大戟, 白芥子이고, 葶藶子, 大棗가 들어가는
葶藶大棗瀉肺湯 또한 伏飮에 훌륭하다.

【附方】

공연단(控涎丹), 정력대조사폐탕(葶藶大棗瀉肺湯)

【조성 및 용법】

甘遂, 大戟, 芫花 各等分을 가루내어 2~4g씩 棗湯(大棗 10枚)과 함께 공복에 복용한다.

【효능 및 주치】

攻逐水飮.

① 懸飮으로 인한 脅下有水氣, 咳唾胸脅引痛, 心下痞硬, 乾嘔短氣, 頭痛目眩 혹은 胸背掣痛不得息, 舌苔滑, 脈沈弦 등의 증을 다스린다.

② 實症의 水腫腹脹을 다스린다.

4 상한론(傷寒論)

【설명】

십조탕(十棗湯)은 리(裏)에 수음(水飮)이 옹성(壅盛)한 것을 다스리는 처방이다.

• **君藥**: 감수 – 善行經隧水濕
대극 – 善泄臟腑水濕
원화 – 善消胸脅伏飮痰癖
• **佐藥**: 대조 – 益氣護胃, 峻烈한 君藥들의 毒性을 완화

십조탕의 군약 3가지는 장부와 흉협(胸脇)의 적수(積水)를 공축(攻逐)한다.

가결에 나오는 공연단(控涎丹)[1]은 묘응환(妙應丸)이라고도 부르는데, 삼인극일병증방론(三因極一病證方論)에 실려있는 처방이다. 거담축음(祛痰逐飮)의 효능이 있기 때문에 흉격(胸膈)의 담음(痰飮)으로 인한 증상들[2]을 다스린다.

정력대조사폐탕(葶藶大棗瀉肺湯)[3]은 금궤요략에 실려 있는 처방으로 사담행수(瀉痰行水), 하기평천(下氣平喘)의 효능이 있어서 폐옹(肺癰)으로 인한 증상들[4]을 다스린다.

---

[1] 甘遂, 大戟, 白芥子 各等分을 研末하여 梧桐子 크기의 糊丸으로 만든다. 5~10환씩 薑湯과 함께 복용한다.

[2] 忽然頸項, 胸背, 腰膀隱痛不可忍, 筋骨牽引作痛, 走易不定, 或手足冷痺, 或頭痛不可忍, 或神昏嗜睡, 或飮食無味, 痰唾稠黏, 夜間喉中痰鳴, 多流涎唾.

[3] 葶藶子를 찧어 彈子大크기의 환으로 만든다. 大棗 12枚를 먼저 달이고, 大棗를 제거한 후에 葶藶을 넣고, 水煎하여 頓服한다.

[4] 濁唾痰涎, 咳喘胸滿不得臥, 或面目浮腫.

16. 천금위경탕千金葦莖湯[5] 肺癰 [增補]

千金葦莖生薏仁천금위경생의인 瓜瓣桃仁四味鄰과판도인사미린
吐咳肺癰痰穢濁토해폐옹담예탁 涼營清氣自生津량영청기자생진

千金葦莖湯은 葦莖(蘆根), 薏苡仁, 瓜瓣(冬瓜子), 桃仁의 네 가지인데,
吐咳, 肺癰, 痰濁을 치료하며, 凉營, 淸氣, 生津한다.

【조성 및 용법】

葦莖(蘆根으로 대신한다.) 20g, 薏苡仁, 瓜瓣(甜瓜子인데, 冬瓜子로 대신한다.), 桃仁 各12g을 水煎服한다.

【효능 및 주치】

清肺化痰, 逐瘀排膿.

肺癰으로 인한 咳嗽, 有微熱, 甚則咳吐腥臭痰, 膿血, 胸中隱隱作痛, 胸脅肌膚甲錯, 舌紅苔黃膩, 脈滑數 등의 증을 다스린다.

【설명】

천금위경탕(千金葦莖湯)은 담열내결(痰熱內結)로 인한 폐옹(肺癰)을 다스리는 처방이다.

- **君藥:** 위경(甘寒輕浮) – 清瀉肺熱
- **臣藥:** 동과자 – 清熱化痰, 利濕排膿
  도인 – 活血化瘀, 散結消癰
  의이인 – 清肺排膿, 滲濕利尿, 濕熱을 小便으로 제거

[5] 비급천금요방(備急千金要方)

17. 영계출감탕 苓桂朮甘湯[1] 痰飮和劑 [增補]

苓桂朮甘痰飮嘗 영계출감담음상 和之溫藥四般良 화지온약사반량

雪羹定痛化痰熱 설갱정통화담열 海蜇荸薺共合方 해철발제공합방

苓桂朮甘湯은 痰飮에 복용하는데, 和하는 네 가지 溫藥이다.
雪羹湯은 통증을 멎게 하고, 痰熱을 化하는데, 海蜇과 荸薺를 합하여 처방한다.

【附方】

설갱탕(雪羹湯)

【조성 및 용법】

赤茯苓 8g, 桂枝, 白朮 各6g, 炙甘草 2g을 水煎服한다.

【효능 및 주치】

溫化痰飮, 健脾利濕.
痰飮病으로 인한 胸脅支滿, 目眩心悸, 或短氣而咳, 舌苔白滑, 脈弦滑 등의 증을 다스린다.

【설명】

영계출감탕(苓桂朮甘湯)은 담음(痰飮)과 중양부족(中陽不足)을 다스리는 처방이다.

---

[1] 상한론(傷寒論)

- 君藥: 복령 – 健脾滲濕
- 臣藥: 계지 – 溫陽化氣, 化飮利水, 降逆
- 佐藥: 백출 – 健脾燥濕, 助脾運化
- 使藥: 감초 – 益氣和中

모든 약이 배오되면 담음(痰飮)을 제거하고, 비장(脾臟)을 조화롭게 하여 담음으로 인한 목현(目眩), 지만(支滿), 단기(短氣) 등의 증상들이 낫게 된다.

가결에 실려 있는 설갱탕(雪羹湯)은 강설원고방선주(絳雪園古方選注)에 실려 있는 처방이다. 해철(海蜇, 해파리) 40g과 발제(荸薺, 올방개) 4個로 구성된 설갱탕은 설열지통(泄熱止痛), 소담화결(消痰化結)의 효능이 있어서 간경열궐(肝經熱厥)로 인한 소복작통(少腹作痛)을 다스린다.

18. 금수육군전金水六君煎[1] 腎水成痰 [增補]

金水六君用二陳금수육군용이진 **再加熟地與歸身**재가숙지여귀신

別稱神朮丸蒼朮별칭신출환창출 **大棗芝麻停飮珍**대조지마정음진

金水六君煎은 二陳湯에 熟地黃, 當歸身을 가미한 것이다.
神朮丸은 蒼朮, 大棗, 黑芝麻인데, 停飮을 다스림이 보배롭다.

【附方】

신출환(神朮丸)

【조성 및 용법】

當歸, 半夏, 茯苓 各8g, 熟地黃 12~20g, 陳皮 6g, 炙甘草 4g에 生薑 3~7片을 가하여 空腹에 복용한다. 간혹 白芥子 2.8g을 더 넣기도 한다.

【효능 및 주치】

溫補肺腎, 利水化痰.

肺腎陰虛, 濕痰內盛으로 인한 咳嗽嘔惡, 喘逆多痰, 痰帶鹹味 등의 증을 다스린다.

【설명】

금수육군전(金水六君煎)은 신허수범(腎虛水泛)으로 인한 담음(痰飮)을 다스리는 처방이다.

---

[1] 경악전서(景岳全書)

- **君藥**: 숙지황 – 滋養肺腎

  반하 – 健脾燥濕, 降逆化痰
- **臣藥**: 진피 – 理氣燥濕

  당귀 – 養血和血
- **佐藥**: 복령 – 健脾滲濕

  생강 – 降逆化痰, 制半夏之毒
- **使藥**: 감초 – 調和諸藥, 潤肺和中

가결에 나오는 신출환(神朮丸)[2]은 본사방(本事方)에 나오는 처방이다.

조습건비(燥濕健脾), 활담(滑痰)의 효능이 있기 때문에 비허(脾虛)로 정음성벽(停飮成癖)하여 구토산수(嘔吐酸水), 토이복작(吐已複作)한 증을 다스린다.

[2] 蒼朮 600g, 芝麻 20g, 大棗 15枚를 梧桐子크기의 환으로 만들어 50丸씩 복용한다.

19. 지수산止嗽散[1] 祛痰止嗽 [增補]

止嗽散中用白前지수산중용백전 陳皮桔梗草荊添진피길경초형첨

紫菀百部同蒸用자울백부동증용 感冒咳嗽此方先감모해수차방선

止嗽散은 白前, 陳皮, 桔梗, 甘草, 荊芥에 紫菀, 百部根을 同蒸하여 사용한다. 感冒와 咳嗽에 이 처방이 제일 우선이다.

【조성 및 용법】

桔梗, 荊芥, 紫菀, 百部, 白前 各8g, 甘草 4g, 陳皮 6g을 갈아서 6g씩, 食後에 臨臥한 상태로 복용하거나 水煎服한다.

【효능 및 주치】

止咳化痰, 疏表宣肺.

風邪犯肺으로 인한 咳嗽咽癢, 或微有惡寒發熱, 舌苔薄白 등의 증을 다스린다.

【설명】

지수산(止嗽散)은 풍사범폐(風邪犯肺)로 인한 해수(咳嗽)를 다스리는 처방이다.

- **君藥:** 자완, 백전, 백부근 - 止咳化痰
- **臣藥:** 길경, 진피 - 宣降肺氣, 止咳消痰
- **佐藥:** 형개 - 祛風解表
- **使藥:** 감초 - 調和諸藥, 淸利咽喉(길경과 상승작용)

지수산은 처방의 구성이 온윤(溫潤), 화평(和平)하고, 한열(寒熱)의 치우침이 없어서 각종 외감해수(外感咳嗽)에 응용할 수 있다.

[1] 의학심오(醫學心悟)

17

수삽지제 (收澁之劑)

수삽지제(收澁之劑)는 기혈(氣血), 정액(精液)의 활탈(滑脫)과 모산(耗散)을 다스리는 고삽약(固澁藥)이다.

기혈과 정액은 인체의 생리활동을 유지하는 보배로운 물질이다. 만약 선천부족(先天不足)이나 구병(久病)으로 인해 정기가 극허(極虛)하게 되면, 각종 활탈불금(滑脫不禁)의 증들이 나타나게 된다.

소문 지진요대론(至眞要大論)의 "散者收之"이론과 "十劑"의 "澁可固脫"의 원칙에 근거하여 활탈(滑脫)에는 고삽(固澁)하는 치료법을 사용한다. 고삽제는 크게 고표지한(固表止汗), 렴폐지해(斂肺止咳), 삽장고탈(澁腸固脫), 삽정지유(澁精止遺), 고붕지대(固崩止帶)의 다섯 가지로 구분할 수 있으며, 상황에 따라 보익약(補益藥)과 배합하여 표본(標本)을 겸치(兼治)할 수 있다.

1. 금쇄고정환金鎖固精丸[1] 夢遺滑精

金鎖固精芡蓮鬚금쇄고정검연수　龍骨蒺藜牡蠣需용골질려모려수

蓮粉糊丸鹽酒下연분호환염주하　澁精秘氣滑遺無삽정비기활유무

金鎖固精丸은 芡實, 蓮鬚, 龍骨, 蒺藜, 牡蠣를 蓮子粉으로 糊丸을 만들어 鹽酒와 함께 복용하는 것이다. 澁精, 秘氣하여 滑精, 遺精이 없게 한다.

【조성 및 용법】

沙苑蒺藜, 芡實, 蓮鬚 各80g, 龍骨, 牡蠣 各40g에 蓮子粉으로 糊丸을 만들어 9g씩 空腹에 淡鹽湯下과 함께 복용하거나 蓮子肉을 넣어 水煎服한다.

【효능 및 주치】

補腎澁精.

腎虛精虧, 精關不固으로 인한 遺精滑泄, 神疲乏力, 四肢酸軟, 腰酸耳鳴 등의 증을 다스린다.

【설명】

금쇄고정환(金鎖固精丸)은 신허불고(腎虛不固)하여 생긴 유정(遺精)을 다스리는 처방이다.

[1] 의방집해(醫方集解)

• **君藥**: 사원질려 – 補腎止遺
• **臣藥**: 연자육, 검실 – 固腎澁精, 益心寧心
• **佐藥**: 용골, 모려 – 收澁止遺, 固下潛陽
연수 – 澁精

금쇄고정환은 정액(精液)을 고삽(固澁)하고 신정(腎精)의 부족(不足)을 보(補)한다.
다만 본방은 고삽(固澁) 위주의 처방이기 때문에 유정활설(遺精滑泄)이 그치게 되면, 다른 보신약(補腎藥)으로 바꾸어 보허고신(補虛固腎)해야 한다.
금쇄고정환(金鎖固精丸)이라는 이름은 금쇄(金鎖)[2]처럼 정(精)을 잠근다는 뜻으로 지어진 것이다. 만약 심화(心火), 간화(肝火), 습열하주(濕熱下注) 등으로 인한 유정(遺精)에는 맞지 않다.

---

[2] 자물쇠

2. 복토단茯菟丹[1] 遺精消渴

茯菟丹療精滑脫복토단료정활탈 菟苓五味石蓮末토령오미석련말

酒煮山藥爲糊丸주자산약위호환 亦治强中及消渴역치강중급소갈

茯菟丹은 精의 滑脫을 다스리는데, 菟絲子, 茯苓, 五味子, 蓮子肉을 가루 내어 酒煮하고, 山藥으로 糊丸을 만들어 복용한다. 또한 强中과 消渴을 치료한다.

【조성 및 용법】

菟絲子 400g, 五味子 320g, 茯苓, 石蓮肉 各120g, 山藥 240g이다. 먼저 菟絲子를 酒浸하고 酒煮하여 山藥과 나머지 재료와 함께 糊丸을 만든다. 매일 12g씩 1일 2~3회 복용한다. 遺精에는 淡鹽湯과 함께 복용하고, 白濁에는 茯苓湯과 함께 복용한다. 赤濁에는 燈心湯과 함께 복용하고, 消渴, 强中證에는 米湯과 함께 복용한다.

【효능 및 주치】

固腎澁精, 鎭益心神, 滲濕止濁.

心氣不足, 思慮太過, 腎經虛損, 眞陽不固으로 인한 溺有餘瀝, 小便白濁, 夢寐頻泄, 强中消渴 등의 증을 다스린다.

【설명】

복토단(茯菟丹)은 심신불교(心腎不交), 심허유열(心虛有熱), 하원불고(下元不固), 신허유한(腎虛有寒)으로 인한 활정(滑精), 적탁(赤濁), 백탁(白濁), 강중소갈(强中消渴) 등의 증세를 다스리는 처방이다.

1 태평혜민화제국방(太平惠民和劑局方)

- **君藥**: 토사자 – 强陰益陽, 補腎益精
- **臣藥**: 오미자 – 澁精生津

  석연육 – 淸心止濁

  산약 – 健脾澁精

  복령 – 淡滲利濕, 通心氣於腎

복토단은 금쇄고정환(金鎖固精丸)과 효능이 비슷하다.

차이점은 금쇄고정환이 보신고삽(補腎固澁)에 효능이 치우쳐 있는 것에 비해 복토단(茯菟丹)은 익신삽정(益腎澁精) 외에도 건비삼습(健脾滲濕)하여 지탁(止濁)할 수 있다는 것이다. 또한 유정(遺精)을 치료하는데 그치지 않고 강중(强中)과 소갈(消渴)도 치료할 수 있다.

3. 치탁고본환治濁固本丸[1] 濕熱精濁

治濁固本蓮蕊鬚치탁고본연예수 砂仁連柏二苓俱사인련백이령구

益智半夏同甘草익지반하동감초 清熱利濕固兼驅청열리습고겸구

治濁固本丸은 蓮蕊鬚, 砂仁, 黃連, 黃栢, 二苓(茯苓, 豬苓)에
益智仁, 半夏, 甘草이다. 清熱利濕하고, 固本과 驅逐을 겸한다.

【조성 및 용법】

蓮鬚, 黃連, 豬苓 各80g, 砂仁, 黃柏, 益智仁, 半夏, 茯苓 各40g, 炙甘草 120g을 細末하여 湯浸한 후 蒸餠으로 梧桐子 크기의 丸을 빚어 50~70丸씩 空腹에 溫酒와 함께 복용한다.

【효능 및 주치】

清熱利濕, 健脾溫腎.

胃中濕熱, 滲入膀胱으로 인한 小便下濁不止 등의 증을 다스린다.

【설명】

치탁고본환(治濁固本丸)은 이름 그대로 소변탁(小便濁)을 다스리는 처방이다.

음식부절(飮食不節) 등으로 습열내온(濕熱內蘊)하면, 습열(濕熱)과 패정(敗精)이 하행하게 되어 결국 소변이 혼탁부지(混濁不止)한 증이 발생된다.

- **君藥:** 황련, 황백 – 清熱利濕
- **臣藥:** 복령, 저령 – 淡滲利濕
  반하 – 除痰

---

[1] 의학정전(醫學正傳)

• **佐藥**: 사인, 익지인 – 利氣益脾固腎, 防濕熱鬱滯所傷
연수 – 收澁止濁
• **使藥**: 자감초 – 調和諸藥, 防苦寒傷胃

치탁고본환은 청열리습(淸熱利濕)의 효능으로 탁정(濁精)을 치료하고, 건비온신(健脾溫腎)의 효능으로 고본(固本)하기 때문에 치탁고본환(治濁固本丸)이라고 이름 지어졌다. 가결(歌訣)에서는 이를 "고겸구(固兼驅)"라고 표현하였다. 본방의 자감초(炙甘草) 120g은 자니(滋膩)하여 습열(濕熱)의 사기(邪氣)를 체하게 할 수 있기 때문에 용량을 줄이는 것이 좋다.

4. 가자산訶子散[1] 寒瀉脫肛

訶子散用治寒瀉가자산용치한사 炮薑粟殼橘紅也포강속각귤홍야

河間木香訶草連하간목향가초련 仍用朮芍煎湯下잉용출작전탕하

二者藥異治略同이자약이치약동 亦主脫肛便血者역주탈항변혈자

訶子散은 寒瀉를 다스리는 처방으로 炮乾薑, 罌粟殼, 橘紅이다.
河間의 訶子散은 木香, 訶子, 甘草, 黃連을 白朮, 芍藥湯과 함께 복용하는데,
이 두 가지 訶子散은 약재는 다르지만 다스리는 것은 同一하다.
脫肛, 便血을 主治한다.

【附方】

하간가자산(河間訶子散)

【조성 및 용법】

煨訶子 2.8g, 炮薑 2.4g, 罌粟殼, 橘紅 各2g을 水煎服한다.

【효능 및 주치】

澁腸止瀉, 固腎收脫.

虛寒泄瀉로 인한 腸鳴腹痛, 米穀不化, 脫肛不收, 或久痢, 便膿血 등의 증을 다스린다.

1 난실비장(蘭室秘藏)

【설명】

가자산(訶子散)은 신허불고(腎虛不固), 허한(虛寒)으로 인한 설사부지(泄瀉不止), 탈항불수(脫肛不收)하는 것을 다스리는 처방이다.

- 君藥: 가자(酸澁) – 止瀉收脫
  앵속각 – 固腎澁腸
- 臣藥: 포건강 – 溫中散寒, 補脾陽
  귤홍 – 健脾升胃, 升陽調氣

모든 약재들이 배오되면 지사(止瀉)하고, 탈항(脫肛)을 다스린다.

그러나 습열하리(濕熱下痢)와 대변농혈(大便膿血)한 경우에는 사용하지 않는다.

하간가자산(河間訶子散)[2]은 소문병기기의보명집(素問病機氣宜保命集)에 실려 있는데 삽장지사(澁腸止瀉)의 효능이 있어서 사구복통점이(瀉久腹痛漸已), 사하점소(瀉下漸少)의 증에 사용한다.

가자산과 하간가자산은 모두 구사부지(久瀉不止)와 탈항(脫肛)을 다스리는 처방이다. 두 처방의 차이를 살펴보면, 가자산에는 포강(炮薑)이 들어 있어서 습열하리(濕熱下痢)와 순농혈(純膿血)에는 사용하지 못하지만 하간가자산에는 포강(炮薑)이 빠지고 황련(黃連)이 들어가 습열하리농혈(濕熱下痢膿血)에도 사용할 수 있다.

---

[2] 가자(訶子) 40g(半生半煨), 목향(木香) 20g, 감초(甘草) 4g, 황련(黃連) 12g을 가루 내어 8g씩 백출(白朮), 작약탕(芍藥湯)과 함께 복용한다.

5. 상표초산桑螵蛸散[1] 便數健忘

桑螵蛸散治便數상표초산치변삭 蔘苓龍骨同龜殼삼령용골동구각

菖蒲遠志及當歸창포원지급당귀 補腎寧心健忘覺보신녕심건망각

桑螵蛸散은 便數을 치료하는데, 人蔘, 茯苓, 龍骨, 龜甲, 石菖蒲,
遠志, 當歸이고, 補腎寧心하며 健忘을 깨운다.

【조성 및 용법】

桑螵蛸, 遠志, 菖蒲, 龍骨, 人蔘, 茯神, 當歸, 龜甲 各40g을 가루 내어, 6g씩 黨蔘湯과 함께 자기 전에 복용하거나 水煎服한다.

【효능 및 주치】

調補心腎, 澁精止遺.

心腎兩虛로 인한 小便頻數, 或尿如米泔色, 心神恍惚, 健忘, 或遺尿遺精, 舌淡苔白, 脈細弱 등의 증을 다스린다.

【설명】

상표초산(桑螵蛸散)은 심신양허(心腎兩虛)로 수화교제(水火交濟)하지 못하여 생긴 소변빈삭(小便頻數) 등의 소변 증세와 건망(健忘)등의 정신 증상을 다스린다.

---

1 본초연의(本草衍義)

• **君藥**: 상표초 - 補腎固精, 收澁止遺
• **臣藥**: 용골 - 澁精安神
구갑 - 養血滋陰, 益腎養肝
• **佐藥**: 인삼, 당귀 - 雙補氣血, 資助化源
복령 - 養心安神
창포, 원지 - 交通心腎

모든 약재가 배오되면 보신익정(補腎益精)하고 보심안신(補心安神)한다. 또한 심신(心腎)이 양보(兩補)되기 때문에 심신양허(心腎兩虛)와 신관불고(腎關不固), 심신실양(心身失養)으로 발생하는 소변빈삭(小便頻數), 유뇨활정(遺尿滑精), 황홀건망(恍惚健忘) 등의 증상에 좋은 효과가 있다.

6. 진인양장탕眞人養臟湯[1] 虛寒脫肛久痢

眞人養臟訶粟殼진인양장가속각 肉蔻當歸桂木香육구당귀계목향

朮芍蔘甘爲澁劑출작삼감위삽제 脫肛久痢早煎嘗탈항구리조전상

眞人養臟湯은 訶子, 罌粟殼, 肉荳蔻, 當歸, 肉桂, 木香, 白朮, 芍藥, 人蔘, 甘草가 들어가는 澁劑로 脫肛久痢에 早期에 煎湯하여 복용한다.

【조성 및 용법】

罌粟殼 4g, 炙甘草 3.6g, 白芍藥 3.2g, 木香 2.8g, 訶子 2.4g, 肉桂, 人蔘, 當歸, 白朮, 肉豆蔻 各1.2g을 食前溫服한다.

【효능 및 주치】

溫補脾腎, 澁腸固脫.

脾腎虛寒, 久瀉久痢로 인한 滑脫不禁, 腹痛喜溫喜按, 或下痢赤白, 或便膿血, 日夜無度, 裏急後重, 臍腹痛, 倦怠食少 등의 증을 다스린다.

【설명】

진인양장탕(眞人養臟湯)은 비신허한(脾腎虛寒)으로 인한 불능고삽(不能固澁)을 다스리는 처방이다.

그러나 이미 증상이 구리활탈(久痢滑脫)에 이르렀기 때문에 삽장고탈(澁腸固脫)을 겸하는 처방이다.

[1] 태평혜민화제국방(太平惠民和劑局方)

• **君藥**: 앵속각 – 澁腸止瀉
육계 – 溫腎暖脾
• **臣藥**: 가자, 육두구 – 溫腎暖脾, 澁腸止瀉
• **佐藥**: 인삼, 백출 – 益氣健脾
당귀, 백작약 – 養血和陰
목향 – 醒脾理氣
• **使藥**: 감초 – 健脾和中, 緩急止痛

만약 비신양허(脾腎兩虛)가 비교적 심한 활설부지(滑泄不止)의 경우 명문지화(命門之火)를 온보(溫補)하기 위해 포부자(炮附子)를 가미하여 사용할 수 있다.
특히 부자(附子)와 육계(肉桂)를 같이 사용하면 보화생토(補火生土)하는 효능이 있다. 허한성 탈항(脫肛), 구리(久痢)에 이 처방을 조기에 복용하면 쉽게 나을 수 있다.

7. 당귀육황탕當歸六黃湯[1] 自汗盜汗

當歸六黃治汗出당귀육황치한출 芪柏芩連生熟地기백금련생숙지

瀉火固表複滋陰사화고표복자음 加麻黃根功更異가마황근공갱이

或雲此藥太苦寒혹운차약태고한 胃弱氣虛在所忌위약기허재소기

當歸六黃湯은 汗出을 다스리는데,
當歸, 黃芪, 黃柏, 黃芩, 黃連, 生地黃, 熟地黃이다.
瀉火, 固表하고, 滋陰하는데, 麻黃根을 加하면 功效가 재차 뛰어나다.
간혹 이 약이 매우 苦寒하다고 하기에, 胃弱, 氣虛한 사람은 복용을 피한다.

【조성 및 용법】

黃芪 8g, 當歸, 生地黃, 熟地黃 各4g, 黃柏, 黃芩, 黃連 各2.8g을 水煎服한다.

【효능 및 주치】

滋陰清熱, 固表止汗.
陰虛有火로 인한 盜汗發熱, 面赤口乾, 心煩唇燥, 便難尿赤, 舌紅脈數 등의 증을 다스린다.

【설명】

당귀육황탕(當歸六黃湯)은 음허유화(陰虛有火)로 인한 자한(自汗)과 도한(盜汗)을 다스리는 처방이다.

[1] 난실비장(蘭室秘藏)

- **君藥**: 당귀, 생지황, 숙지황 – 養血增液, 育陰清火
- **臣藥**: 황련, 황금, 황백 – 清熱瀉火, 除煩
- **佐藥**: 황기 – 益氣固表, 養血益氣

모든 약이 배오되면 기혈이 충만하게 되고, 주리(腠理)가 고밀(固密)하게 되어 땀이 멎게 된다.

삼황(三黃)[2]은 사화(瀉火)하여 땀을 멎게 하는데 도움이 되며, 여기에 마황근(麻黃根)을 가미하게 되면 지한(止汗)의 능력이 강해지고, 약기운을 기표(肌表)로 인경하게 되어 전체적인 약의 효능이 더욱 좋아지게 된다.

당귀육황탕은 위기(胃氣)가 허약한 경우에는 신중히 사용해야 하는데, 가결(歌訣)에서 이야기한 것처럼 약성이 고한(苦寒)하기 때문에 위기를 상하게 할 수 있기 때문이다.

---

[2] 황금(黃芩), 황련(黃連), 황백(黃柏)

8. 백자인환柏子仁丸[1] 陰虛盜汗

柏子仁丸人蔘朮백자인환인삼출 麥麩牡蠣麻黃根맥부모려마황근

再加半夏五味子재가반하오미자 陰虛盜汗棗丸呑음허도한조환탄

柏子仁丸은 人蔘, 白朮, 麥麩, 牡蠣, 麻黃根에 半夏, 五味子를 再加한 것으로 陰虛盜汗에 大棗로 丸을 지어 복용한다.

【조성 및 용법】

柏子仁 80g, 人蔘, 白朮, 牡蠣, 麻黃根, 半夏, 五味子 各40g, 麥麩 20g이다. 모든 약재를 가루 내고, 棗肉으로 梧桐子 크기만큼 丸을 만들어 50丸씩 空腹에 하루 2~3번씩 米湯으로 복용한다.

【효능 및 주치】

養心寧神, 清熱收斂.

陰虛火旺으로 인한 夜寐不安, 盜汗 등의 증을 다스린다.

【설명】

백자인환(柏子仁丸)은 음허유열(陰虛有熱)로 인한 도한(盜汗)을 다스리는 처방이다.

땀은 심장의 액(液)에 해당하기 때문에 한출과다(汗出過多)하면 심의 기음(氣陰)이 손상되고, 역으로 칠정(七情) 등으로 심기(心氣)가 손상되면 한출(汗出)하게 된다.

[1] 보제본사방(普濟本事方)

• **君藥**: 백자인 – 養心清熱安神

• **臣藥**: 모려, 맥부(鹹寒) – 清熱收斂

오미자 – 酸斂澁收

• **佐藥**: 반하 – 和胃燥濕

인삼, 백출 – 補氣

• **使藥**: 마황근 – 專走肌表, 固衛氣(引人蔘, 白朮)

간혹 백자인환(柏子仁丸)처럼 조육(棗肉)으로 환(丸)을 만드는 경우가 있는데 비위(脾胃)를 보양(補養)하는 효과가 있다.

9. 모려산牡蠣散[1] 陽虛自汗

陽虛自汗牡蠣散양허자한모려산　黃芪浮麥麻黃根황기부맥마황근
撲法芎藁牡蠣粉박법궁고모려분　或將龍骨牡蠣捫혹장용골모려문

陽虛自汗에는 牡蠣散을 사용하는데, 牡蠣, 黃芪, 浮小麥, 麻黃根이다.
撲汗法에는 川芎, 藁本, 牡蠣粉을 사용하거나 혹 龍骨, 牡蠣로 捫法을 사용한다.

【附方】

박한법(撲汗法)

【조성 및 용법】

黃芪, 麻黃根, 牡蠣 各40g에 小麥을 30g넣고 水煎服한다.

【효능 및 주치】

固表斂汗.

諸虛不足으로 인한 體常自汗, 夜臥尤甚, 久而不止, 心悸驚惕, 短氣煩倦, 舌質淡紅, 脈細弱 등의 증을 다스린다.

【설명】

모려산(牡蠣散)은 양허자한(陽虛自汗)을 다스리는 처방이다.

양허(陽虛)하게 되면 위기(衛氣)를 고섭(固攝)하지 못하여 몸에 자한(自汗)이 항상 흐르게 된다. 만약 한출과다(汗出過多)하고 멎지 않으면, 필연적으로 심(心)의 기음(氣陰)을 상하게 되고, 허화내요(虛火內擾)하게 되어 심계경척(心悸驚惕), 단기번권(短氣煩倦) 등의 증상이 생기게 된다.

[1] 태평혜민화제국방(太平惠民和劑局方)

• **君藥:** 모려(鹹寒) – 斂汗, 益陰潛陽

• **臣藥:** 황기 – 補益肺氣, 實衛固表

마황근 – 專於止汗

• **佐藥:** 부소맥 – 益心氣, 養心陰, 淸心熱.

모든 약이 배오되면 양기음(養氣陰), 고기표(固氣表), 청심화(淸心火)하기 때문에 자한(自汗)이 멎게 된다.

모려산(牡蠣散)은 주로 자한(自汗)에 사용하지만, 도한(盜汗)에도 응용할 수 있는 방제이다.

박법(撲法)은 박한법(撲汗法)이라고도 부르는데, 모려(牡蠣), 천궁(川芎), 고본(藁本) 各10g, 나미분(糯米粉) 60g을 극세말(極細末)하여, 명주주머니에 넣어서 전신을 두드리는 방법이다. 또 문법(捫法)은 모려(牡蠣), 용골(龍骨), 나미분(糯米粉) 各等分을 극세말(極細末)하여 전신을 문지르는데, 박법과 문법 모두 지한(止汗)의 효과가 있다.

10. 도화탕桃花湯[1] 少陰利屬虛寒者 [增補]

桃花湯用石脂宜도화탕용석지의 粳米乾薑共用之갱미건강공용지

爲澁虛寒少陰利위삽허한소음리 熱邪滯下切難施열사체하절난시

桃花湯은 赤石脂, 粳米, 乾薑을 모두 사용하는데, 虛寒性 少陰利를 澁한다.
熱邪가 下에 滯한 경우에는 사용하기 어렵다.

【조성 및 용법】

赤石脂 20g, 乾薑 8g, 粳米 1合을 水煎服한다.

【효능 및 주치】

溫中澁腸.

脾腎陽虛, 久痢不愈으로 인한 下利便膿血, 色黯不鮮, 腹痛喜溫喜按, 脈遲弱或微細, 舌質淡苔白 등의 증을 다스린다.

【설명】

도화탕(桃花湯)은 비신양허(脾腎陽虛)로 인한 구리(久痢)를 다스리는 처방이다.

- **君藥**: 적석지 – 澁腸固脫
- **臣藥**: 건강 – 溫中散寒, 通瘀化膿
- **佐藥**: 갱미 – 養胃和中, 厚腸胃

도화탕은 온중지사(溫中止瀉)의 효능에 치우쳐 있어서 근치(根治)보다는 표치(標治)에 초점이 맞추어진 처방이다. 주로 허한성(虛寒性)의 하리(下利)를 다스리며, 허증이 심하면 인삼(人蔘)을 가미하여 사용하고, 열리(熱痢)에는 사용하지 않는다.

---

1 상한론(傷寒論)

11. 위희환威喜丸[2] 陽虛帶濁 [增補]

威喜丸治血海寒위희환치혈해한 夢遺帶濁服之安몽유대탁복지안

茯苓煮曬和黃蠟복령자쇄화황랍 每日空心嚼一丸매일공심작일환

威喜丸은 血海가 寒한 것을 다스린다.
夢遺와 帶濁에 복용하면 편안해진다.
茯苓을 끓여 曬乾하고, 黃蠟과 함께 환을 만들어
매일 空心에 1환씩 씹어서 복용한다.

【조성 및 용법】

黃蠟, 茯苓(豬苓 10g과 함께 20번 달인 다음 曬乾하고, 豬苓을 제거하고 사용한다.) 各 160g이다. 茯苓을 가루내고, 黃蠟을 녹여서 彈子大크기의 환을 만든 다음, 1丸식 空腹에 씹어서 복용한다.

【효능 및 주치】

行水滲濕, 收澁補髓.

元陽虛衰, 精氣不固로 인한 小便餘瀝白濁, 夢寐頻泄 및 婦人血海久冷, 白帶白淫 등의 증을 다스린다.

【설명】

위희환(威喜丸)은 복령(茯苓)과 황랍(黃蠟)으로 구성된 단순한 처방으로 양허대탁(陽虛帶濁)을 다스린다.

2 태평혜민화제국방(太平惠民和劑局方)

• **君藥**: 복령 – 補脾寧心, 行水滲濕
• **臣藥**: 저령 – 利水滲濕, 導濕濁下行을 강화
황랍 – 收澁補髓

복령과 황랍이 조합되면 일행일수(一行一收)하여, 소변의 백탁(白濁)과 몽설(夢泄), 여자의 백대하(白帶下) 등을 다스리게 된다. 이 처방 역시 표치(標治)의 성격이 강하기 때문에 복약 후에 증상이 낫게 되면 온보제(溫補劑)를 사용하여 병의 재발을 예방해야 한다.

12. 제생오매환濟生烏梅丸[1] 治便血 [增補]

濟生烏梅與殭蠶제생오매여강잠 共末爲丸好醋參공말위환호초참

便血淋漓頗難治변혈림리파난치 醋呑惟有此方堪초탄유유차방감

濟生烏梅丸은 烏梅, 白殭蠶을 가루내어 丸으로 만들고, 醋糊와 섞는다.
便血, 淋漓를 치료하기 매우 어려울 때,
醋湯과 복용하는 오직 이 처방만이 감당할 수 있다.

【조성 및 용법】

烏梅肉 60g, 白殭蠶 40g을 細末하여, 식초로 풀을 쑤어 梧桐子 크기의 환을 만든다. 공복에 4~50환씩 醋湯과 함께 복용한다.

【효능 및 주치】

斂肺澁腸, 消風散結.
腸風便血, 淋漓不止를 다스린다.

【설명】

제생오매환(濟生烏梅丸)은 장풍변혈(腸風便血)을 다스리는 처방이다.

- **君藥:** 오매(味酸) – 斂肺澁腸, 入肝止血
- **臣藥:** 강잠 – 消風散結
  식초 – 澁腸, 散瘀

[1] 제생방(濟生方)

13. 봉수단封髓丹[1] 夢遺失精 [增補]

失精夢遺封髓丹실정몽유봉수단 砂仁黃柏草和丸사인황백초화환

大封大固春常在대봉대고춘상재 巧奪先天服自安교탈선천복자안

失精, 夢遺를 다스리는 封髓丹은 砂仁, 黃栢, 甘草를 환으로 만든 것이다.
크게 封藏하고, 크게 固腎하여 春常하게 하며,
先天이 巧奪된 것에 복용하면 편안해진다.

【조성 및 용법】

砂仁 40g, 黃柏 120g, 炙甘草 28g을 細末하고, 梧桐子 크기의 蜜丸으로 만든다. 공복에 12g씩 淡鹽湯과 함께 복용한다.

【효능 및 주치】

降心火, 益腎水.
遺精夢交를 다스린다.

【설명】

봉수단(封髓丹)은 심화왕성(心火旺盛)과 신수부족(腎水不足)으로 인한 유정(遺精)과 몽교(夢交)를 다스리는 처방이다.

- **君藥**: 황백 – 堅腎清火
- **臣藥**: 사인 – 溫健脾運, 臟腑之精을 腎으로 歸藏시킴.
- **使藥**: 감초 – 益脾氣, 調和諸藥

봉수단은 수기(水氣)로 화기(火氣)를 구제하여 상화(相火)가 망동되게 하지 않고, 결국 봉장(封藏)하는 신장을 구제한다.

---

[1] 기효양방(奇效良方)

18

살충지제 (殺蟲之劑)

살충지제(殺蟲之劑)는 구충제로 인체의 기생충병을 치료하는 방제들이다.

우리 몸에 흔히 보이는 기생충들은 회충(蛔蟲), 요충(蟯蟲), 구충(鉤蟲), 조충(條蟲) 등이 있는데, 대체로 기생충의 알이 들어 있는 음식을 잘못 먹어서 발생한다. 구충(驅蟲)할 때는 체질의 차이와 허실한열(虛實寒熱)을 고려하여 약을 사용해야 한다.

1. 오매환烏梅丸[1] 蛔厥

烏梅丸用細辛桂오매환용세신계 人蔘附子椒薑繼인삼부자초강계

黃連黃柏及當歸황련황백급당귀 溫臟安蛔寒厥劑온장안회한궐제

烏梅丸은 烏梅, 細辛, 桂枝, 人蔘, 附子, 蜀椒(川椒), 乾薑, 黃連, 黃柏, 當歸인데, 溫臟, 安蛔하며, 寒厥을 다스리는 方劑이다.

【조성 및 용법】

黃連 30g, 當歸, 蜀椒(川椒), 細辛, 附子, 桂枝, 人蔘, 黃柏 各12g, 乾薑 15g, 烏梅 15枚이다. 烏梅를 醋를 이용하여 하루를 浸했다가 去核한다. 그 후에 나머지 약재와 함께 섞어 건조하여 硏末하고 꿀을 加하여 丸으로 만들어 9g씩 하루에 1~3차례 空心服하거나 水煎服한다.

【효능 및 주치】

溫臟補虛, 瀉熱安蛔.

蛔厥證으로 인한 心煩嘔吐, 時發時止, 食入吐蛔, 手足厥冷, 腹痛 등의 증을 다스린다. 또 久痢, 久瀉 등의 증을 다스린다.

【설명】

오매환(烏梅丸)은 회궐(蛔厥)을 다스리는 처방이다.

회궐은 회충(蛔蟲)으로 인한 병인데, 위장(胃腸)이 허한(虛寒)하지만 오히려 상열감이나 심번(心煩)을 느낀다. 이것은 회충 때문에 발생하는 증상이며, 회충은 산미(酸味)와 만나면 정(靜)해지기 때문에 오매(烏梅)를 군약으로 사용해야 한다.

---

[1] 상한론(傷寒論)

- **君藥**: 오매 – 安蛔止痛
- **臣藥**: 천초, 세신(味辛) – 溫臟祛寒, 安蛔
  계지, 부자 – 溫裏散寒
  황련, 황백(味苦) – 下蛔, 上清胃熱
- **佐藥**: 인삼, 당귀 – 益氣養血
- **使藥**: 봉밀 – 調和諸藥

회충이 요동(搖動)하는 것은 장한(臟寒) 때문이다.

따라서 건강(乾薑), 부자(附子), 세신(細辛), 촉초(蜀椒), 계지(桂枝)로 온장거한(溫臟祛寒)하면서, 안회(安蛔)한다. 특히 이 다섯 가지 약재는 매운 맛이 나는데, 신미(辛味)는 회충을 복(伏)하게 한다. 그 중 촉초와 세신은 배오되면 살충의 효능을 낸다. 여기에 평소 회질(蛔疾)의 병을 앓고 있는 사람이면 필히 기혈이 모손(耗損)되기 때문에 인삼(人蔘), 당귀(當歸)로 익기양혈(益氣養血), 부정보허(扶正補虛)하는 것이다.

오매환은 한열(寒熱)을 병용(併用)하는 방제이다.

주로 안회(安蛔)에 초점이 맞춰져 있고, 살충(殺蟲)의 작용은 비교적 약하다. 그렇기 때문에 사군자(使君子), 고련피(苦楝皮), 비자(榧子) 등을 가미하면 구회(驅蛔)의 힘이 더 강해진다. 또한 오매환은 삽장지설(澁腸止泄)의 작용을 하기 때문에 구리(久痢)를 치료할 수 있고, 궐음병(厥陰病)에 사용할 수 있다.

현대 임상에서는 만성이질, 만성장염으로 인한 설사, 구토 등을 치료하는데 특히 한열이 뒤섞인 증상과 기혈이 모두 허한 경우에 치료효과가 좋다.

2. 화충환化蟲丸[1] 腸胃諸蟲

化蟲鶴虱及使君화충학슬급사군 檳榔蕪荑苦楝群빈랑무이고련군

白礬胡粉糊丸服백반호분호환복 腸胃諸蟲永絕氛장위제충영절분

化蟲丸은 鶴虱, 使君子, 檳榔, 蕪荑, 苦楝皮, 白礬, 胡粉으로 糊丸을 만들어 복용하는데, 腸胃의 諸蟲을 영원히 끊어낼 수 있다.

【조성 및 용법】

檳榔, 苦楝根皮 胡粉(鉛粉), 白礬 各40g, 鶴虱 12g, 使君子, 蕪荑 各20g을 細末하여 酒煮面糊으로 0.3g 크기의 丸을 만들어 年齡의 用量에 근거하여 복용한다. 어른은 20환을 복용하고, 小兒는 5환을 복용한다.

【효능 및 주치】

驅殺腸中諸蟲.

腸中諸蟲으로 인한 發作時腹痛, 往來上下, 嘔吐清水 或吐蛔 등의 증을 다스린다.

【설명】

화충환(化蟲丸)은 살충하는 모든 약재를 모아서 만든 처방이다.

각 약재를 단용(單用)하여도 살충의 효과가 있기 때문에 합하여 사용하면 더욱 효과가 좋다.

---

1 태평혜민화제국방(太平惠民和劑局方)

학슬 - 驅諸蟲

고련피 - 殺蛔蟲, 蟯蟲

빈랑 - 殺條蟲, 薑片蟲

백반, 연분 - 殺蟲

사군자 -殺蟲消疳, 能通大便, 蟲을 大便으로 排出

무이 - 殺蟲消疳

처방 중에 고련피(苦楝皮)를 비롯한 다른 약재들도 독성이 있는데다가, 특히 연분(鉛粉)은 독성이 크기 때문에 신중히 사용해야 하며, 구충(驅蟲)이 끝난 이후에는 항상 비위(脾胃)를 조리하고, 정기를 회복해야 한다. 참고로 의방집해(醫方集解)에 기록된 화충환(化蟲丸)은 사군자(使君子), 무이(蕪荑)의 양이 조금 더 많다.

19

옹양지제
(癰瘍之劑)

옹양지제(癰瘍之劑)는 해독소종(解毒消腫), 탁리배농(托裏排膿), 생기렴창(生肌斂瘡)하는 약들로 조성되어 있다.

이러한 방제들은 체표의 옹저(癰疽), 정창(疔瘡), 단독유주(丹毒流注), 영류(瘿瘤), 나력(瘰癧) 등을 다스리며, 나아가 내부 장기의 옹저도 다스린다.
체표의 옹양(癰瘍)은 양증(陽證)과 음증(陰證)으로 구분할 수 있는데, 양증은 기세가 폭급(暴急)하고, 홍종흔통(紅腫焮痛)하며 이궤이소(易潰易消)한다. 음증은 기세가 완만(緩慢)하고 평탑만종(平塌漫腫)하며 난궤난소(難潰難消)한다.
양증의 옹양은 청열해독(清熱解毒), 소종산결(消腫散結)하고, 음증의 옹양은 온보화양(溫補和陽), 화담거어(化痰祛瘀)해야 한다. 또한 옹양부위에 약재를 붙여서 치료하거나 침도(針刀)로 수술할 수 있다. 내부 장부의 옹양은 청열해독(清熱解毒), 축어배농(逐瘀排膿), 소종산결(消腫散結) 위주의 치법을 사용한다.

1. 진인활명음 眞人活命飮[1] 一切癰疽

眞人活命金銀花 진인활명금은화　防芷歸陳草節加 방지귀진초절가
貝母天花兼乳沒 패모천화겸유몰　穿山角刺酒煎嘉 천산각자주전가
一切癰疽能潰散 일절옹저능궤산　潰後忌服用毋差 궤후기복용무차
大黃便實可加使 대황변실가가사　鐵器酸物勿沾牙 철기산물물첨아

眞人活命飮은 金銀花, 防風, 白芷, 當歸尾, 陳皮, 甘草節에 貝母,
天花粉, 乳香, 沒藥, 穿山甲, 皂角刺를 가미하여 酒煎한 것이다.
一切의 癰疽를 능히 潰散하는데, 潰된 후에는 복용을 피하라.
便實하면 大黃으로 使藥을 삼을 수 있고, 鐵器와 酸物을 피하라.

【조성 및 용법】

白芷, 貝母, 防風, 赤芍藥, 當歸尾, 甘草節, 皂角刺, 穿山甲, 天花粉, 乳香, 沒藥 各4g, 金銀花, 陳皮 各12g을 水煎服하거나 水酒各半煎으로 복용한다.

【효능 및 주치】

清熱解毒, 消腫潰堅, 活血止痛.
瘡瘍腫毒初起의 紅腫焮痛, 或身熱, 凜寒, 苔薄白或黃, 脈數有力 등의 증을 다스린다.

[1] 교주부인대전양방(校注婦人大全良方)

【설명】

진인활명음(眞人活命飮)은 창양종독(瘡瘍腫毒)의 초기 증세를 다스리는 처방이다.

옹양(癰瘍)은 열독(熱毒)과 기체혈어(氣滯血瘀)로 발생하기 때문에 청열해독(清熱解毒), 활혈지통(活血止痛)해야 한다.

- **君藥**: 금은화 – 疏散透達, 清熱解毒, 清氣凉血
- **臣藥**: 방풍, 백지 – 疏風散邪(治癰瘍初起)
  당귀미, 적작약, 유향, 몰약, 진피 – 活血散瘀, 行氣通絡, 消腫止痛
- **佐藥**: 패모, 천화분 – 清熱化痰, 消腫散結
  천산갑, 조각자 – 潰堅排膿
  감초 – 清熱解毒
- **使藥**: 술 – 活血消腫, 諸藥直達病所

대변조결(大便燥結)한 경우에는 대황(大黃)을 가하여 사용할 수 있다.

진인활명음은 농(膿)이 미성(未成)한 경우에 소산(消散)할 수 있고, 농이 이성(已成)한 경우도 궤(潰)하게 할 수 있다. 그러나 이미 궤농(潰膿)한 경우에는 사용하지 않고, 음증(陰證)의 창양(瘡瘍)에도 사용하지 않는다. 또한 비위허(脾胃虛), 기혈부족(氣血不足)한 사람에게도 신중히 사용해야 한다.

가결에 나온대로 본방을 전탕할 때에는 철기(鐵器)를 사용하지 않고, 산미(酸味)가 나는 물품과 접촉하는 것을 피하며, 신맛이 나는 음식물도 섭취하지 않아야 한다. 산미는 수렴(收斂)하기 때문에 창양이 소산(消散)되는 것에 영향을 주기 때문이다.

2. 금은화주 金銀花酒[1] 癰疽初起

金銀花酒加甘草 금은화주가감초 奇瘍惡毒皆能保 기양악독개능보

護膜須用蠟礬丸 호막수용납반환 二方均是瘍科寶 이방균시양과보

金銀花酒에는 金銀花에 甘草를 加하는데, 奇異한 瘡瘍과 惡毒으로부터 보호할 수 있다. 護膜托裏할 때는 반드시 蠟礬丸을 사용하는데, 두 처방은 瘍科의 보배이다.

【附方】

납반환(蠟礬丸)

【조성 및 용법】

金銀花(鮮) 200g, 甘草 40g을 酒水各半煎하여 세 번 나누어 복용한다.

【효능 및 주치】

消腫散瘀, 托毒止痛.

一切癰疽惡瘡 및 肺癰腸癰初起의 증을 다스린다.

【설명】

금은화주(金銀花酒)는 열독옹저(熱毒癰疽)와 악창(惡瘡)을 다스리는 처방이다.

- **君藥**: 금은화(甘寒) – 甘能養血補虛, 寒能清熱解毒, 癰瘡聖藥
- **佐藥**: 감초 – 解毒扶胃
- **使藥**: 술 – 走散

---

1 외과정의(外科精義)

금은화주는 초기의 옹저(癰疽)에 소종산어(消腫散瘀), 패독지통(敗毒止痛)하는 뛰어난 효능이 있다.

납반환(蠟礬丸)[2]은 경악전서(景岳全書)에 실린 처방으로 호막탁리(護膜托裏)의 효능이 있어서 독기(毒氣)가 공심(攻心)하는 것을 막아준다. 금석발저(金石發疽), 옹저창양(癰疽瘡瘍), 폐옹유옹(肺癰乳癰), 치루종통(痔漏腫痛) 및 독충사견(毒蟲蛇犬)의 교상(咬傷)을 다스린다.

이 두 가지 처방은 옹양 초기에 복용하면 치료 효과가 매우 뛰어나기 때문에 옹양 치료에 상용하는 좋은 처방들이다.

[2] 황랍(黃蠟) 80g, 백반(白礬) 40g로 구성되어 있다. 먼저 황랍을 용화(熔化)한 후 약간 식혀서 백반을 넣어 梧桐子 크기의 환으로 만든다. 10丸부터 시작하여 100丸까지 복용량을 늘리는데, 이 처방 역시 술과 같이 하루 2~3회 복용한다.

3. 탁리십보산托裏十補散[1] 補裏散表

托裏十補蔘芪芎탁리십보삼기궁 歸桂白芷及防風귀계백지급방풍

甘桔厚朴酒調服감길후박주조복 癰瘍脈弱賴之充옹양맥약뢰지충

托裏十補散은 人蔘, 黃芪, 川芎, 當歸, 肉桂, 白芷, 防風, 甘草, 桔梗, 厚朴을 酒調服하는 것인데, 癰瘍, 脈弱한 경우에 사용하면 充實해진다.

【조성 및 용법】

黃芪, 當歸, 人蔘 各8g, 川芎, 肉桂, 白芷, 防風, 甘草, 桔梗, 厚朴 各4g을 細末하여 8g에서 24g까지 熱酒와 함께 복용한다.

【효능 및 주치】

益氣和血, 溫通消散.

癰瘍初起의 毒重痛甚, 形體羸瘦, 脈弱無力 등의 증에 사용한다.

【설명】

탁리십보산(托裏十補散)의 다른 이름은 십선산(十宣散)이다.

이 처방은 체질이 허약한 사람의 옹창(癰瘡)에 사용하는데, 창독(瘡毒)을 신속하게 소탁(消托)한다.

[1] 태평혜민화제국방(太平惠民和劑局方)

- **君藥**: 인삼, 황기 – 補氣
  당귀, 천궁 – 和血
- **臣藥**: 육계 – 溫通血脈
  백지, 감초 – 解毒
  방풍 – 散風
  길경 – 排膿
- **佐藥**: 후박 – 散滿
- **使藥**: 열주(熱酒) – 走散

모든 약이 배오되면 보양기혈(補養氣血)하면서도, 내탁산독(內托散毒)한다.

4. 탁리온중탕托裏溫中湯[1] 寒瘍內陷

托裏溫中薑附羌탁리온중강부강 茴木丁沈共四香회목정침공사향

陳皮益智兼甘草진피익지겸감초 寒瘍內陷嘔瀉良한양내함구사량

托裏溫中湯에는 乾薑, 附子, 羌活에 茴香, 木香, 丁香, 沈香의 네 가지 香이 들어가고, 陳皮, 益智仁, 甘草가 들어간다. 寒瘍[2]內陷과 嘔瀉에 좋다.

【조성 및 용법】

炮薑, 羌活 各12g, 炮附子 16g, 木香 6g, 茴香, 丁香, 沈香, 陳皮, 益智仁, 炙甘草 各4g에 生薑 5片을 加하여 水煎服한다.

【효능 및 주치】

溫中托毒, 散寒消痞.

瘡瘍屬寒, 瘡毒內陷으로 인한 膿汁淸稀, 心下痞滿, 腸鳴腹痛, 大便溏瀉, 食則嘔逆, 時發昏憒 등의 증을 다스린다.

【설명】

창독(瘡毒)이 내함(內陷)하는 것은 허한(虛寒)하기 때문에 발생한다.

탁리온중탕(托裏溫中湯)은 한성(寒性)의 창양내함(瘡瘍內陷)을 다스리는 처방이다. 또한 창기내공(瘡氣內攻)으로 인한 심하비만(心下痞滿)과 위한(胃寒)으로 인한 구토애역(嘔吐呃逆), 불식변당(不食便溏)을 다스리는 처방이다.

1 위생보감(衛生寶鑑)

2 患處漫腫無頭, 瘡口塌陷, 膿水淸稀, 面色晄白, 脈沈細無力한 증세로 虛寒證이다.

- **君藥**: 부자, 건강 – 溫中助陽, 祛寒托毒
- **臣藥**: 강활 – 透利關節

  익지인, 침향, 정향 – 溫胃散寒, 平嘔逆
- **佐藥**: 목향, 진피, 회향 – 散痞消滿
- **使藥**: 자감초 – 溫補脾胃, 行經絡, 通血, 調和諸藥

모든 약을 배오하면 창독(瘡毒)을 외투소산(外透消散)시킨다.

또한 온중거한(溫中祛寒)하여 구사(嘔瀉)를 멎게 할 수 있다. 탁리온중탕은 한성(寒性)인 창양에 사용하는 처방이기 때문에 창양이 홍종(紅腫)하고 흔통(焮痛)하거나 양열증(陽熱證)에 속한 경우에는 사용을 금한다.

5. 탁리정통탕 托裏定痛湯[1] 內托止痛

托裏定痛四物兼탁리정통사물겸 乳香沒藥桂心添유향몰약계심첨

再加蜜炒罌粟殼재가밀초앵속각 潰瘍虛痛去如拈궤양허통거여념

托裏定痛湯은 四物湯에 乳香, 沒藥, 桂心을 넣고,
다시 蜂蜜과 炒한 罌粟殼을 넣은 것이다. 潰瘍, 虛痛이 뽑은 것처럼 제거된다.

【조성 및 용법】

熟地黃, 當歸, 白芍藥, 川芎, 乳香, 沒藥, 肉桂, 罌粟殼을 水煎服한다.

【효능 및 주치】

托裏充肌, 消腫止痛.
癰疽潰後에 不斂, 血虛疼痛한 증을 다스린다.

【설명】

탁리정통탕(托裏定痛湯)은 옹저궤후(癰疽潰後)의 혈허(血虛)를 다스리는 처방이다.

- **君藥**: 사물탕 – 補血調血, 托裏充肌
- **臣藥**: 유향, 몰약 – 透毒消腫
  앵속각 – 收斂止痛
- **佐藥**: 육계 – 溫通血脈

탁리정통탕(托裏定痛湯)은 옹저(癰疽)가 궤후(潰後)에 불렴(不斂)하거나 혈허동통(血虛疼痛)한 경우에게 사용하는데, 내탁지통(內托止痛)뿐만 아니라 상처의 유합(癒合)을 촉진하는 효과가 있다.

---

[1] 양의대전(瘍醫大全)

6. 산종궤견탕散腫潰堅湯[2] 消堅散腫

散腫潰堅知柏連산종궤견지백련 花粉黃芩龍膽宣화분황금룡담선

升柴翹葛兼甘桔승시교갈겸감길 歸芍棱莪昆布全귀작릉아곤포전

散腫潰堅湯은 知母, 黃柏, 黃連, 天花粉, 黃芩, 龍膽草, 升麻, 柴胡, 連翹, 葛根, 甘草, 桔梗, 當歸, 芍藥, 三棱, 莪朮, 昆布이다.

【조성 및 용법】

黃芩 4g, 知母, 黃柏, 天花粉, 龍膽草, 桔梗, 昆布 各2.8g, 黃連 0.4g, 柴胡 2.4g, 升麻 0.4g, 連翹, 炙甘草, 三棱, 莪朮 各1.2g, 葛根, 當歸尾, 芍藥 各 0.8g을 水煎服한다.

【효능 및 주치】

瀉火散結, 消腫潰堅.

馬刀瘡으로 인한 結硬如石, 或在耳下至缺盆中, 或於肩上, 或於脅下, 瘰癧遍於頦, 或至頰車, 堅而不潰, 或上二證已破流水 등의 증을 다스린다.

【설명】

나력결핵(瘰癧結核)은 귀 뒤쪽의 경부(頸部)에서 많이 발생하는데, 심하면 견부(肩部)까지 내려온다.

작은 것은 나(瘰)라고 하고, 큰 것은 력(癧)이라고 하며, 나력이 연달아 생기면서 곪아 터진 것을 연주창(連珠瘡)이라 부른다. 또한 모양이 긴 조개처럼 길쭉하고, 견고한 적색을 띄며, 통증이 불로 지진 것 같은 것을 마도창(馬刀瘡)이라고 한다. 이러한 증은 외용약보다는 내복약으로 소산(消散)시키는 것이 보다 효과적이고,

2 난실비장(蘭室秘藏)

고약(膏藥)을 겸용하여 표피를 터트려서 핵(核)을 제거해야 한다. 산종궤견탕(散腫潰堅湯)은 간담삼초(肝膽三焦)의 상화(相火)가 담습풍열(痰濕風熱)과 만나서 결취(結聚)하여 생긴 마도창을 다스리는 처방이다.

- **君藥:** 황금, 황련, 황백, 용담초, 지모 - 瀉肝膽三焦相火
  시호, 연교 - 淸熱散結
- **臣藥:** 승마, 갈근 - 解毒升陽
  천화분, 길경 - 淸肺排膿
  당귀미, 작약 - 潤肝活血
  삼릉, 아출 - 行氣破血
  곤포 - 化痰軟堅
- **使藥:** 감초 - 化毒和中
  길경 - 還載藥上行
  시호 - 引藥入肝膽經絡

7. 성소환醒消丸[1] 陽癰 [增補]

醒消乳沒麝雄黃성소유몰사웅황 專爲大癰紅腫嘗전위대옹홍종상

每服三錢陳酒化매복삼전진주화 醉眠取汗是良方취면취한시량방

醒消丸은 乳香, 沒藥, 麝香, 雄黃인데, 大癰, 紅腫을 전적으로 다스린다.
三錢씩 陳酒와 함께 복용하는데, 취하여 잠자며 땀을 내는 좋은 처방이다.

【조성 및 용법】

乳香, 沒藥 各40g, 雄黃 20g, 麝香 6g이다. 약재를 가루내어 황미밥(黃米)을 40g 넣고, 짓이겨 萊菔子크기의 환으로 만든다. 한 번에 12g씩 陳酒와 함께 복용한다.

【효능 및 주치】

活血散結, 解毒消癰.
痰濕阻滯로 발생한 癰疽腫毒으로 인한 堅硬疼痛, 未成膿 등의 증을 다스린다.

【설명】

성소환(醒消丸)은 옹종초기에 담습저체(痰濕阻滯)를 다스리는 처방이다.

- **君藥**: 웅황 – 豁痰解毒去瘀
- **臣藥**: 유향, 몰약 – 活血行氣, 消瘀散腫, 止痛
- **使藥**: 사향 – 解毒通絡.
  술 – 走散, 協諸藥以消癰

이 처방의 이름인 성소(醒消)는 환약을 묵은 술과 함께 취할 때까지 복용하고, 잠을 자면서 땀을 내면 술이 깰 때 옹양(癰瘍)이 제거되기 때문에 성소환(醒消丸)이라고 이름 붙여진 것이다.

---

1 외과전생집(外科全生集)

8. 소금단小金丹[1] 陰疽痰核 [增補]

小金專主治陰疽소금전주치음저 鱉麝烏龍靈乳儲별사오룡령유저

墨炭膠香歸沒藥묵탄교향귀몰약 陰瘡流注乳癌除음창류주유암제

小金丹은 陰疽를 전문으로 다스리며,
木鱉子, 麝香, 草烏, 地龍, 五靈脂, 乳香,
墨炭, 白膠香, 當歸身, 沒藥이다.
陰瘡流注와 乳癌을 제거한다.

【조성 및 용법】

白膠香, 草烏, 五靈脂, 地龍, 木鱉 各60g, 乳香, 沒藥, 當歸身 各30g, 麝香 12g, 墨炭 5g이다. 약재를 細末하고, 나미분(糯米粉)과 함께 芡實크기의 糊丸으로 만들어 1丸씩 陳酒와 함께 복용한다. 복용 후에 몸을 덮어 땀을 낸다.

【효능 및 주치】

化痰祛濕, 祛痰通絡.

寒濕痰瘀가 阻滯凝結하여 생긴 痰核流注, 瘰癧, 乳岩, 橫痃, 貼骨疽 등의 증을 다스린다.

【설명】

음증(陰證)의 창양(瘡瘍) 혹은 음저(陰疽)는 한습담어(寒濕痰瘀)가 저체응결(阻滯凝結)하여 생긴다. 소금단(小金丹)은 음저(陰疽)를 다스리는 처방이다.

1 외과전생집(外科全生集)

- **君藥**: 초오 – 逐寒濕, 通經絡, 開頑痰
- **臣藥**: 오령지, 유향, 몰약 – 活血祛瘀, 消腫定痛
  당귀, 사향, 지룡 – 溫經養血, 開通經絡
  백교향 – 調氣血, 消癰疽
  목별자 – 祛痰毒, 消結腫
  묵탄 – 消腫化瘀
- **佐藥**: 나미 – 養胃氣
- **使藥**: 술 – 助藥勢, 協諸藥速達病所

9. 매화점설단梅花點舌丹[1] 疔瘡發背 [增補]

梅花點舌用三香매화점설용삼향 **冰片硼珠朱二黃**빙편붕주주이황

沒藥熊葶蟾血竭몰약웅정섬혈갈 **一丸酒化此方良**일환주화차방량

梅花點舌丹은 三香(沈香, 乳香, 麝香), 氷片, 硼砂, 珍珠, 朱砂. 二黃(雄黃, 牛黃), 沒藥, 熊膽, 葶藶子, 蟾酥, 血竭이다. 1丸을 술과 함께 복용하는 良方이다.

【조성 및 용법】

熊膽, 冰片, 雄黃, 硼砂, 血竭, 葶藶子, 沈香, 乳香, 沒藥 各4g, 珍珠 12g, 牛黃, 麝香, 蟾酥, 朱砂 各8g이다. 蟾酥를 人乳에 녹이고, 나머지 약재를 細末하여 綠豆크기의 丸으로 만든다. 金箔으로 丸衣를 입혀서 葱白을 파쇄하여 넣은 陳酒와 함께 1丸씩 복용하거나 식초에 녹여서 환부에 붙인다.

【효능 및 주치】

清熱解毒, 消腫止痛.

疔毒惡瘡, 無名腫痛으로 인한 紅腫癰瘡, 乳蛾, 咽喉腫痛 등의 증을 다스린다.

【설명】

매화점설단(梅花點舌丹)은 양증(陽症)에 속하는 옹저정독(癰疽疔毒)과 제창종통(諸瘡腫痛)을 다스리는 처방이다.

[1] 외과전생집(外科全生集)

• **君藥**: 섬수 – 散熱消腫, 解疔瘡之毒

• **臣藥**: 유향, 몰약, 혈갈 – 行瘀活血止痛

빙편, 주사, 웅황 – 淸熱解毒消腫

붕사 – 散瘀解瘡毒

사향, 진주 – 止疔毒疼痛, 托裏消腫

• **佐藥**: 침향 – 行氣化結

정력자 – 利水瀉熱

우황, 웅담 – 淸心肝煩熱, 凉血解毒

10. 보안만령단保安萬靈丹[1] 陰疽鶴膝風 [增補]

萬靈歸朮與三烏만령귀출여삼오 辛草荊防芎活俱신초형방궁활구

天斛雄麻全蝎共천곡웅마전갈공 陰疽鶴膝濕痺須음저학슬습비수

保安萬靈丹은 當歸, 蒼朮, 三烏(川烏, 草烏, 何首烏), 細辛, 甘草, 荊芥, 防風, 川芎, 羌活, 天麻, 石斛, 雄黃, 麻黃, 全蝎이 모두 들어간다. 陰疽, 鶴膝, 濕痺에 마땅하다.

【조성 및 용법】

蒼朮 320g, 麻黃, 羌活, 荊芥, 防風, 細辛, 天麻, 全蝎, 川烏, 草烏, 石斛, 生首烏, 朱砂, 當歸, 川芎, 甘草 各40g, 雄黃 240g이다. 약재를 細末하여, 彈子大의 煉蜜丸으로 만들고, 朱砂 24g으로 丸衣를 입혀 1丸씩 복용한다.

【효능 및 주치】

散風祛濕, 活血解毒.

濕痰流注, 風寒濕痺, 陰疽, 疔瘡, 對口發頤, 附骨疽, 鶴膝風, 破傷風 등으로 인한 中風癱瘓, 口眼喎斜, 半身不遂, 皮膚紫斑, 舌苔薄白, 脈浮緊 등의 증을 다스린다.

【설명】

보안만령단(保安萬靈丹)은 음한담습(陰寒痰濕)이 응결(凝結)한 것을 다스리는 처방이다.

[1] 외과정종(外科正宗)

• **君藥**: 창출 – 健脾燥濕, 祛除風濕

• **臣藥**: 마황 – 辛溫發汗, 通腠理, 調血脈

강활, 형개, 방풍 – 散風熱, 清頭目, 利咽喉, 消瘡腫

세신 – 通竅, 療風濕痺痛, 痰飮咳逆

천마 – 息風鎭痙, 療中風癱瘓, 痲木不仁, 偏正頭痛

전갈 – 性溫善走, 療中風不語, 祛風解毒, 散結消腫

천오, 초오 – 溫散寒濕, 祛風通痺

생수오 – 解毒療瘡止癢

주사 – 清熱解毒, 安神鎭怯

웅황 – 燥濕殺蟲, 辟穢解毒

• **佐藥**: 석곡 – 清熱養陰

당귀, 천궁 – 和血活血, 消腫止痛

• **使藥**: 감초 – 調和諸藥

11. 섬수환蟾酥丸[1] 疔瘡 [增補]

蟾酥丸用麝蝸牛섬소환용사와우 乳沒朱雄輕粉儔유몰주웅경분주

銅綠二礬寒水石동록이반한수석 疔瘡發背乳癰瘳정창발배유옹추

蟾酥丸은 蟾酥, 麝香, 蝸牛, 乳香, 沒藥, 朱砂,
雄黃, 輕粉, 銅綠, 二礬(枯礬, 膽礬), 寒水石이다.
疔瘡發背, 乳癰을 낫게 한다.

【조성 및 용법】

蟾酥, 雄黃 各8g, 輕粉 2g, 枯礬, 煆寒水石, 銅綠, 乳香, 沒藥, 膽礬, 麝香 各4g, 蝸牛 21個, 朱砂 12g이다. 먼저 蝸牛를 불로 구어 가루로 만들고, 蟾酥에 넣어 질게 반죽한다. 그 후 나머지 약재들을 가루로 만들어 綠豆大의 丸으로 만들고, 5丸씩 蔥白, 熱酒와 함께 복용한다. 몸을 덮어서 땀을 내면 더 좋다. 혹은 약을 환부에 붙이기도 한다.

【효능 및 주치】

解毒消毒, 止痛消腫.

疔瘡, 發背, 腦疽, 乳癰, 附骨臂腿 등의 疽와 各種惡瘡으로 인한 不痛或麻木, 或嘔吐, 甚至昏憒 등의 증을 다스린다.

【설명】

섬수환(蟾酥丸)은 각종 악창(惡瘡)을 다스리는 처방이다.

겸하여 구토(嘔吐), 혼궤(昏憒) 등을 다스린다. 이러한 증세는 창독(瘡毒)과 풍담(風痰)이 상범(上泛)하여 청규(淸竅)를 막기 때문에 발생한다.

[1] 외과정종(外科正宗)

- **君藥**: 섬수 – 內服能治疔毒發背, 外用則止痛去腐肉
- **臣藥**: 와우 – 內服清熱解毒, 外用消瘡腫

  동록 – 去風痰, 治惡瘡

  고반, 담반, 웅황 – 去痰解毒

  유향, 몰약 – 行氣活血, 消腫止痛

  경분 – 劫痰通經絡

  사향 – 解毒, 通經絡
- **佐藥**: 한수석 – 清熱解毒, 解諸石之毒

12. 일립주一粒珠[1] 癰疽發背 [增補]

一粒珠中犀甲冰일립주중서갑빙 珍朱雄麝合之能진주웅사합지능

癰疽發背無名毒옹저발배무명독 酒化一丸力自勝주화일환력자승

一粒珠 중의 穿山甲, 氷片과 珍珠, 朱砂, 雄黃, 麝香이 합하여 能力이 發揮된다. 癰疽發背와 無名毒에 술과 1丸을 복용하면 效力이 더욱 勝하게 된다.

【조성 및 용법】

穿山甲 960g, 牛黃, 珍珠 各12g, 朱砂, 麝香, 冰片, 雄黃 各16g, 蟾酥 5g이다. 약재를 모두 細粉하여, 人乳와 함께 糊丸으로 만든다. 1.6g씩 人乳에 개어 陳酒와 함께 복용한다.

【효능 및 주치】

解毒, 消腫, 止痛.

癰疽瘡癤, 乳癰乳癌, 一切無名腫毒으로 인한 紅腫疼痛을 다스린다.

【설명】

일립주(一粒珠)는 옹저창절(癰疽瘡癤)을 다스리는 처방이다.

---

[1] 양방집액(良方集腋). 1842년에 중국 청나라 사원경(謝元慶)이 편집하여 간행된 의서(醫書)로 양방집액합벽(良方集腋合璧) 이라고도 불림.

• **君藥**: 천산갑 - 消腫排膿, 下乳通經, 散瘀通絡
• **臣藥**: 우황, 사향, 빙편 - 清熱解毒, 消腫開竅
진주, 주사 - 安神定驚, 清熱解毒
웅황, 섬수 - 解毒, 消腫, 祛痰
• **佐藥**: 인유 - 補虛潤燥
• **使藥**: 술 - 升散

이 처방은 소아의 경풍(驚風)에도 사용할 수 있는데, 담남성(膽南星) 0.4g, 구등(鉤藤), 귤홍(橘紅) 各1.2g을 따로 전탕하여 같이 복용한다.

13. 육신환六神丸[1] 疫喉 [增補]

六神丸治爛喉痧육신환치란후사 每服十丸效可誇매복십환효가과

珠粉腰黃冰片麝주분요황빙편사 牛黃還與蟾酥加우황환여섬수가

六神丸은 爛喉痧를 다스리는데, 10丸씩 복용하면 효과가 자랑할 만하다.
珍珠, 腰黃(雄黃), 氷片, 麝香, 牛黃에 蟾酥를 가한다.

【조성 및 용법】

珍珠粉, 犀牛黃, 麝香 各5g, 腰黃(雄黃), 冰片, 蟾酥 各4g을 小水丸으로 만든다. 하루 2번 10환씩 복용하는데, 혀 아래에서 녹여서 복용하거나 溫開水와 함께 복용한다.

【효능 및 주치】

清熱解毒, 消腫止痛.
咽喉腫痛, 爛喉丹痧, 乳蛾喉痺, 水漿不下, 口舌腐爛, 腮項腫痛, 癰疽瘡癤, 無名腫毒, 舌尖紅, 脈浮數 등의 증을 다스린다.

【설명】

육신환(六神丸)은 폐위열성(肺胃熱盛)으로 각종 옹저창절(癰疽瘡癤)가 된 것을 다스리는 처방이다.
이 증은 심하면 구강인후(口腔咽喉)까지 부란(腐爛), 종통(腫痛)한다.

---

1 뇌윤상송분당방(雷允上誦芬堂方). 청나라 강희제 때 사람인 뇌윤상(雷允上)이 지은 책

• **君藥**: 우황 – 清熱豁痰

• **臣藥**: 사향 – 芳香開竅, 辟穢化濁, 消腫止痛

진주 – 解心肝二經之熱, 益陰潛陽解毒

웅황 – 辟穢解毒

섬수 – 拔毒攻毒, 辟惡通竅

빙편 – 散鬱火, 解熱毒

14. 양화탕陽和湯[1] 一切陰疽 [增補]

陽和湯法解寒凝양화탕법해한응 外症虛寒色屬陰외증허한색속음

熟地鹿膠薑炭桂숙지녹교강탄계 麻黃白芥草相承마황백개초상승

陽和湯은 寒凝을 푸는 法으로 外症虛寒의 陰症을 띈 것을 다스린다.
熟地黃, 鹿角膠, 炮薑炭, 肉桂, 麻黃, 白芥子, 生甘草로 承擔한다.

【조성 및 용법】

熟地黃 40g, 鹿角膠 12g, 白芥子 8g, 肉桂, 生甘草 各4g, 炮薑炭, 麻黃 各2g을 水煎服한다.

【효능 및 주치】

溫陽補血, 散寒通滯.

陰疽(由陽虛寒凝)로 인한 貼骨疽, 脫疽, 流注, 痰核, 鶴膝風 등의 陰疽證에 속한 者를 다스린다. 이 증은 患處가 漫腫無頭, 酸痛無熱, 皮色不變, 口中不渴, 舌苔淡白, 脈沈細하다.

【설명】

양화탕(陽和湯)은 허한(虛寒)의 음저(陰疽)를 다스리는 처방이다.

- **君藥:** 숙지황 – 溫補肝腎, 滋陰養血
- **臣藥:** 녹각교 – 補腎塡精, 强壯筋骨

---

1 외과전생집(外科全生集)

• **佐藥**: 마황 – 發越陽氣

백개자 – 祛痰除濕(熟地黃, 鹿角膠의 滯함을 예방)

강탄, 육계 – 溫經散寒

• **使藥**: 감초 – 淸熱解毒, 調和諸藥

특히 숙지황과 녹각교를 배오하게 되면 양생음장(陽生陰長)의 효능을 내게 되므로 음저(陰疽)의 근본적인 원인인 허한(虛寒)을 다스린다.

20

경산지제

(經産之劑)

경산지제(經産之劑)는 여자의 경(經), 대(帶), 태(胎), 산(産) 등의 특수한 질병을 치료하는 방제들이다.

경(經)은 월경을 말하는데, 월경을 진찰할 때는 월경의 주기(週期), 양(量), 색(色), 질(質) 등의 증후를 종합적으로 살펴 한열허실(寒熱虛實)을 변증하고, 조경(調經)해야 한다.

대(帶)는 대하(帶下)를 말하고, 청적황백흑(靑赤黃白黑)의 오색으로 구분하지만, 실제로는 백대하(白帶下), 황대하(黃帶下), 적대하(赤帶下)가 흔한다. 마찬가지로 한열허실을 고려하여 치료하는데, 허증에는 승제고삽(升提固澁)하는 약들을 배오하여 처방해야 한다.

태(胎)는 임신으로 인한 특수한 생리변화인데, 이 범주에 임신오저(妊娠惡阻), 태루(胎漏), 태동불안(胎動不安), 임신종창(妊娠腫脹), 소산(小產) 등이 해당된다. 이러한 증들은 태아를 보호하면서 병을 치료하는 것이 제일 큰 원칙이다.

산(産)은 출산에 관련된 여러 증후(證候)를 치료하고, 난산(難產)을 예방하는 것을 말한다. 산후병에는 산후복통(產後腹痛), 산후발열(產後發熱), 산후경증(產後痙症), 혈훈(血暈), 오로부정(惡露不淨), 결유(缺乳) 등이 있다. 치료의 원칙은 산후에는 기혈의 모손이 심하기 때문에 기본적으로 기혈의 허약을 고려해야 한다. 그러면서도 보(補)할 때는 사기(邪氣)를 성하지 않게 하며, 공(攻)할 때는 정기(正氣)를 상하지 않게 주의해야 한다. 산한(散寒)할 때도 온조(溫燥)한 약을 과하게 사용하면 안 되고, 청열(淸熱)할 때도 한량(寒凉)한 약을 과용하면 안 된다. 그 외에도 폐경(閉經) 전후의 제증(諸症)을 치료하는 방제들이 경산지제에 포함되어 있다.

1. 임신육합탕 姙娠六合湯[1] 妊娠傷寒

海藏妊娠六合湯해장임신육합탕 四物爲君妙義長사물위군묘의장

傷寒表虛地骨桂상한표허지골계 表實細辛兼麻黃표실세신겸마황

少陽柴胡黃芩入소양시호황금입 陽明石膏知母藏양명석고지모장

小便不利加苓瀉소변불리가령사 不眠黃芩梔子良불면황금치자량

風濕防風與蒼朮풍습방풍여창출 溫毒發斑升翹長온독발반승교장

胎動血漏名膠艾태동혈루명교애 虛痞朴實頗相當허비박실파상당

脈沈寒厥亦桂附맥침한궐역계부 便秘蓄血桃仁黃변비축혈도인황

安胎養血先爲主안태양혈선위주 余因各症細參詳여인각증세삼상

後人法此治經水후인법차치경수 過多過少別溫凉과다과소별온량

溫六合湯加芩朮온육합탕가금출 色黑後期連附商색흑후기련부상

熱六合湯梔連益열육합탕치련익 寒六合湯加附薑한육합탕가부강

氣六合湯加陳朴기육합탕가진박 風六合湯加艽羌풍육합탕가교강

此皆經產通用劑차개경산통용제 說與時師好審量설여시사호심량

---

1 의루원융(醫壘元戎)

王海藏의 姙娠六合湯은 四物湯을 君藥으로 하는데, 그 妙한 뜻이 뛰어나다.
傷寒表虛에는 地骨皮와 桂枝를 쓰고, 表實에는 細辛과 麻黃을 함께 쓴다.
少陽病에는 柴胡와 黃芩을 넣고, 陽明病에는 石膏와 知母를 넣는다.
小便不利에는 茯苓과 澤瀉를 가하고, 不眠에는 黃芩과 梔子가 좋다.
風濕에는 防風과 蒼朮을 쓰고, 溫毒發斑에는 升麻와 連翹가 뛰어나다.
胎動血漏에는 阿膠와 艾葉을 쓰고, 虛痞에는 厚朴과 枳實이 적합하다.
脈沈寒厥에는 肉桂와 附子를 넣고, 便秘蓄血에는 桃仁과 大黃을 쓴다.
安胎에는 養血을 위주로 하는데, 내가 각 症을 자세히 상술하였다.
後人들은 이 法을 본받아 經水의 過多와 過少, 溫凉을 구분하여 치료하였다.
溫六合湯에는 黃芩과 白朮을 가하고, 월경이 過期하고 色黑하면 連附六合湯을 사용한다.
熱六合湯에는 梔子와 黃連을 더하고, 寒六合湯에는 附子와 乾薑을 加한다.
氣六合湯에는 陳皮와 厚朴을 加하고, 風六合湯에는 秦艽와 羌活을 가한다.
이것은 모두 經産에 통용되는 方劑로서,
說明과 投與할 때를 의사로 하여금 환히 알기 쉽게 한다.

【附方】

표허육합탕(表虛六合湯), 표실육합탕(表實六合湯), 시호육합탕(柴胡六合湯), 석고육합탕(石膏六合湯), 복령육합탕(茯苓六合湯), 치자육합탕(梔子六合湯), 풍습육합탕(風濕六合湯), 승마육합탕(升麻六合湯), 교애육합탕(膠艾六合湯), 박실육합탕(朴實六合湯), 부자육합탕(附子六合湯), 대황육합탕(大黃六合湯), 온육합탕(溫六合湯), 연부육합탕(連附六合湯), 열육합탕(熱六合湯), 한육합탕(寒六合湯), 기육합탕(氣六合湯), 풍육합탕(風六合湯)

【조성 및 용법】

熟地黃, 白芍藥, 當歸, 川芎 各40g의 기본 처방에 아래와 같이 가감한다.

(1) 表虛六合湯: 加桂枝, 地骨皮 各28g

(2) 表實六合湯: 加麻黃, 細辛 各20g

(3) 柴胡六合湯: 加柴胡, 黃芩 各28g

(4) 石膏六合湯: 加石膏, 知母 各20g

(5) 茯苓六合湯: 加茯苓, 澤瀉 各20g

(6) 梔子六合湯: 加梔子, 黃芩 各20g

(7) 風濕六合湯: 加防風, 制蒼朮 各28g

(8) 升麻六合湯: 加升麻, 連翹 各20g

(9) 膠艾六合湯: 加阿膠, 艾葉 各20g

(10) 朴實六合湯: 加厚朴, 炒枳實 各20g

(11) 附子六合湯: 加炮附子, 肉桂 各20g

(12) 大黃六合湯: 加大黃 20g, 桃仁 10個

상기한 약재들을 水煎服한다.

【효능 및 주치】

養血安胎. 經産의 諸症을 다스린다.

(1) 表虛六合湯: 傷風, 表虛自汗, 頭痛項强, 身熱惡寒, 脈浮緩.

(2) 表實六合湯: 傷寒, 表實無汗, 頭痛身熱, 惡寒, 脈浮緊.

(3) 柴胡六合湯: 寒熱往來, 心煩喜嘔, 胸脅滿痛, 脈弦.

(4) 石膏六合湯: 陽明經證. 身熱不惡寒, 有汗口渴, 脈長而大.

(5) 茯苓六合湯: 足太陽膀胱腑病. 小便不利.

(6) 梔子六合湯: 發汗 或攻下後, 虛煩不得眠.

(7) 風濕六合湯: 感受風濕, 四肢骨節煩疼, 頭痛發熱而脈浮.

(8) 升麻六合湯: 下後過經不愈, 轉爲溫毒發斑如錦紋.

(9) 膠艾六合湯: 發汗或攻下後, 血漏不止, 胎氣受損, 胎動不安.

(10) 朴實六合湯: 發汗或攻下後, 心下虛痞, 腹中脹滿.

(11) 附子六合湯: 少陰證. 脈沈而遲, 四肢拘急, 腹中痛, 身凉有微汗.

(12) 大黃六合湯: 陽明, 太陽本病. 大便色黑而硬, 小便色赤而暢, 腹脹氣滿而脈沈數(蓄血)

.

【설명】

여자가 임신하여 상한(傷寒)에 감수되었을 때의 치료는 일반적인 치료와 다르다. 왕해장(王海藏)은 이런 경우 양혈안태(養血安胎)를 위주로 해야 한다고 주장하였고, 그로 인해서 임신육합탕(姙娠六合湯)이 창방되었다. 임신육합탕은 사물탕(四物湯)에 두 가지 약재를 가미하여 처방되는데, 사물탕은 부인과에서 가장 많이 사용되는 방제로서 양혈화혈(養血和血)의 효능을 갖추고 있다. 이 사물탕을 기본으로 육경증후(六經證候)를 분별하여 두 가지의 적당한 약물을 가한다.

- 표허육합탕(表虛六合湯)은 사물탕에 계지(桂枝)를 가하여 해기(解肌)하고, 지골피(地骨皮)를 가하여 량혈(凉血)하는 것인데, 임신상풍(姙娠傷風)을 다스린다.
- 표실육합탕(表實六合湯)은 사물탕에 세신(細辛)과 마황(麻黃)을 가하여 해표산한(解表散寒)하는데, 임신상한(姙娠傷寒)으로 무한(無汗)한 증상을 치료한다.
- 시호육합탕(柴胡六合湯)은 사물탕에 화해소양(和解少陽)의 효능이 있는 시호(柴胡)와 황금(黃芩)을 넣은 것인데, 임신부의 소양증(少陽證)을 치료한다.
- 석고육합탕(石膏六合湯)은 사물탕에 석고(石膏)와 지모(知母)를 넣어 청열(淸熱), 생진지갈(生津止渴)하는 것인데, 임신부의 양명경증(陽明經證)을 치료한다.
- 복령육합탕(茯苓六合湯)은 사물탕에 리수통림(利水通淋)하는 복령(茯苓)과 택사(澤瀉)를 가한 것인데, 임신부의 소변불리(小便不利)를 치료한다.
- 치자육합탕(梔子六合湯)은 사물탕에 청열사화(淸熱瀉火)하는 황금(黃芩)과 치자(梔子)를 가하한 것인데, 임신상한(姙娠傷寒)에 오치(誤治)로 하법(下法), 한법(汗法)을 써서 발생한 허번불면(虛煩不眠)을 치료한다.
- 풍습육합탕(風濕六合湯)은 사물탕에 거풍조습(祛風燥濕)하는 방풍(防風)과 창출(蒼朮)을 더한 것인데, 임신부의 풍습(風濕)을 치료한다.
- 승마육합탕(升麻六合湯)은 사물탕에 청열해독(淸熱解毒)하는 승마(升麻)와 연교(連翹)를 가한 것으로 임신부의 온독발반(溫毒發斑)을 치료한다.
- 교애육합탕(膠艾六合湯)은 사물탕에 아교(阿膠)와 애엽(艾葉)을 가하여 양혈지혈(養血止血)하고 안태(安胎)하는 처방인데, 임신상한(姙娠傷寒)에 오치하여 충임(衝任)이 손상을 받아 누혈(漏血)이 그치지 않고, 태동불안(胎動不安)한 경우에 사용한다.
- 박실육합탕(朴實六合湯)은 사물탕에 후박(厚朴)과 지실(枳實)을 가하여 소비제만(消痞除滿)하는 처방인데, 임신상한(姙娠傷寒)과 흉완비창(胸脘痞脹)한 증상을 치료한다.

• 부자육합탕(附子六合湯)은 사물탕에 부자(附子)와 육계(肉桂)를 가하여 거한회양(祛寒回陽)하는 처방인데, 한궐증(寒厥證)이 있는 경우를 치료한다.

• 대황육합탕(大黃六合湯)은 사물탕에 도인(桃仁)과 대황(大黃)을 가하여 사결파어(瀉結破瘀)하고 윤조통유(潤燥通幽)하는 처방이다. 임신상한(妊娠傷寒)에 대변색흑(大便色黑), 소변자리(小便自利), 복창기만(腹脹氣滿), 맥침삭(脈沈數)한 양명(陽明), 태양(太陽)의 본병(本病)을 치료한다. 이 처방은 비록 도핵승기탕(桃核承氣湯)에 비해 약력과 용량이 부드러운 처방이지만 어디까지나 파어행혈(破瘀行血)하는 방제이기 때문에 태(胎)를 보호하기 위해서 반드시 축혈(蓄血)이 확실한 경우에만 복용한다.

이상의 12가지 육합탕은 모두 임신상한의 치료에서 양혈안태(養血安胎)를 기본으로 하고, 그 위에 증후에 따라 가미(加味)하는 방제들이다.

후세 의가들은 앞서 서술한 가감법에 처방 구성을 변화시키고, 처방의 가짓수를 줄여 온(溫), 열(熱), 한(寒), 기(氣), 풍(風), 연부(連附)의 6가지 육합탕을 새롭게 만들어 사용함으로써 여자의 월경병을 치료하였다.

• 온육합탕(溫六合湯)은 황금육합탕(黃芩六合湯)으로 부르기도 하는데, 사물탕에 황금(黃芩), 백출(白朮)을 가미하여 월경과다를 치료한다. 비건(脾健)하면 통혈(統血)할 수 있기 때문이다.

• 연부육합탕(連附六合湯)은 사물탕에 황련(黃連), 향부자(香附子)를 가하여 청열행기(淸熱行氣)하는 처방인데, 월경주기가 길어지며 월경혈이 흑색인 것을 치료한다.

• 열육합탕(熱六合湯)은 사물탕에 황련(黃連), 치자(梔子)를 가함으로써 청열량혈(淸熱凉血)하는 처방인데, 혈열망행(血熱妄行), 월경과다(月經過多), 붕루하혈(崩漏下血) 등의 증을 치료한다.

• 한육합탕(寒六合湯)은 사물탕에 포강(炮薑), 부자(附子)를 가함으로써 온양산한(溫陽散寒)하는 처방인데, 신체허쇠(身體虛衰)와 포임허한(胞任虛寒), 월경의 양소색담(量少色淡), 복통기단(腹痛氣短), 맥허(脈虛) 등의 증을 치료한다.

• 기육합탕(氣六合湯)은 사물탕에 진피(陳皮), 후박(厚朴)을 가함으로써 이기제창

(理氣除脹)하는 처방인데, 기울경조(氣鬱經阻), 월경불창(月經不暢), 복협창만(腹脅脹滿)을 치료한다.

- 풍육합탕(風六合湯)은 사물탕에 진교(秦艽), 강활(羌活)을 가함으로써 거풍(祛風)하는 처방인데, 산후혈허(産後血虛)로 풍사(風邪)에 감수된 것과 발경(發痙) 등의 증을 치료한다.
- 사물탕은 부인과 임상에서 상용하는 방제로 그 응용범위가 매우 광범위다. 위에 기술한 처방의 가감법이 복잡하지만, 실제로는 알려진 사물탕의 변방 600가지 중에 겨우 일부분에 불과하다. 사물탕은 원방 그대로도 효용이 높지만, 수증치지(隨症治之)하여 증에 맞게 융통성 있게 변통(變通)하는 방제라고 할 수 있다. 자세히 반복하여 학습하면 능수능란, 변화무쌍하게 임상에 응용할 수 있게 된다.

2. 교애탕 膠艾湯[1] 胎動漏血

膠艾湯中四物先교애탕중사물선 阿膠艾葉甘草全아교애엽감초전

婦人良方單膠艾부인량방단교애 胎動血漏腹痛全태동혈루복통전

膠艾四物加香附교애사물가향부 方名婦寶調經專방명부보조경전

膠艾湯은 四物湯에 阿膠, 艾葉, 甘草를 넣으면 완성된다.
婦人良方에서는 膠艾를 單用하여 胎動, 血漏, 腹痛을 다스렸다.
膠艾四物湯에 香附子를 가하면, 婦寶丹이 되는데, 調經에 전문이다.

【附方】

부인양방교애탕(婦人良方膠艾湯), 부보단(婦寶丹)

【조성 및 용법】

阿膠, 川芎, 炙甘草 各2g, 艾葉, 當歸 各3g, 芍藥, 熟地黃 各4g을 水煎服하거나 酒를 넣어 달여 溫服한다.

【효능 및 주치】

補血止血, 調經安胎.

婦人衝任虛損으로 인한 崩中漏下, 月經過多, 淋瀝不止, 或半産後下血不絕, 或妊娠下血, 腹中疼痛 등의 증을 다스린다.

---

[1] 금궤요략(金匱要略)

【설명】

충맥(衝脈)은 혈해(血海)이고, 임맥(任脈)은 포태(胞胎)를 주관한다. 충임맥(衝任脈)이 허손하면 음혈(陰血)이 안을 지키지 못하므로 붕루(崩漏)나 월경과다(月經過多)가 생기거나, 유산을 하게 되고, 그 후에도 하혈부지(下血不止)하게 된다. 혹은 임신 도중에 하혈(下血), 태동불안(胎動不安), 복통(腹痛)이 생길 수 있다. 따라서 충임허손(衝任虛損)에는 적극적으로 보혈지혈(補血止血), 조경안태(調經安胎)의 방법으로 치료해야 한다.

- **君藥**: 아교 – 補血止血, 調經安胎, 治崩止漏
  애엽 – 溫經止血, 調經安胎, 治崩止漏
- **臣藥**: 숙지황, 당귀, 백작약, 천궁 – 補血調血, 止血防瘀
- **使藥**: 감초 – 調和諸藥
  청주(清酒) – 溫散行瘀

모든 약이 배오되면 보혈지혈(補血止血), 조경안태(調經安胎)하기 때문에 충임허손(衝任虛損)과 혈허붕루(血虛崩漏)를 다스리며, 안태(安胎)의 상용 처방이 된다.

부인대전양방(婦人大全良方)에 실려 있는 또 다른 교애탕(膠艾湯)[2]은 아교(阿膠)와 애엽(艾葉)으로 구성된 단순한 처방인데, 지혈안태(止血安胎)의 효능이 있어서 태동불안(胎動不安), 복통루혈(腹痛漏血) 등을 다스린다.

경험방(經驗方)에 실려 있는 부보단(婦寶丹)[3]은 양혈화혈(養血和血), 행기조경(行氣調經)하는 효능이 있어서 혈허유한(血虛有寒)으로 월경부조(月經不調)한 것을 다스리는 처방이다.

---

[2] 阿膠(蛤粉炒)20g, 艾葉 2g을 煎湯하여 沖服한다.

[3] 熟地黃, 白芍藥, 川芎, 當歸, 阿膠, 艾葉, 香附子를 童便, 鹽水, 酒, 醋에 3일간 浸하고 炒한 뒤에 복용한다.

3. 당귀산當歸散[1] 養血安胎

當歸散益婦人妊당귀산익부인임 朮芍芎歸及子芩출작궁귀급자금

安胎養血宜常服안태양혈의상복 產後胎前功效深산후태전공효심

當歸散은 婦人의 姙娠을 돕는 약으로 白朮, 芍藥, 川芎, 當歸, 黃芩이다.
安胎, 養血에 마땅히 常服하고, 産後나 임신 전에도 功效가 매우 깊다.

【조성 및 용법】

當歸, 黃芩, 芍藥, 川芎 各600g, 白朮 300g을 細末하여 한 수저씩 酒와 함께 1일 2회 調服한다.

【효능 및 주치】

清熱去濕, 養胎安胎.

婦人妊娠, 血少有熱로 인한 胎動不安 및 여러 차례 流產한 者에 사용한다.

【설명】

당귀산(當歸散)은 혈소유열(血少有熱), 태동불안(胎動不安)을 다스리는 처방으로 안태(安胎)에 장점이 있는 처방이다.

- **君藥**: 당귀 – 養血和血
  황금 – 清熱凉血, 安胎
- **臣藥**: 작약, 천궁 – 養血活血
  백출 – 健脾利濕

[1] 금궤요략(金匱要略)

당귀(當歸), 작약(芍藥), 천궁(川芎)은 사물탕에서 지황(地黃)만 빠진 것으로 양혈화혈(養血和血)의 효능을 낸다.

백출(白朮)은 보비제습(補脾除濕)하고 황금(黃芩)은 위열(胃熱)을 청사(淸瀉)하기 때문에 같이 사용하게 되면, 습열(濕熱)이 태원(胎元)을 상하게 하거나 태동(胎動)하게 하는 것을 막고, 음식(飮食)의 운화(運化)를 좋게 하여 양태안태(養胎安胎)의 요약(要藥)이 된다.

모든 약이 배오되면 양혈청열(養血淸熱), 거습안태(祛濕安胎)의 효능을 발휘하기 때문에, 불임(不姙), 혈소유열(血少有熱), 태동불안(胎動不安), 습관성 유산 등에 상복할 수 있는 처방이 된다. 또한 만삭의 부인이 복용하면 순산(順産)하게 되고, 산후에 병이 있어도 이 처방으로 다스릴 수 있다.

4. 흑신산黑神散[1] 消瘀下胎

黑神散中熟地黃흑신산중숙지황 歸芍甘草桂炮薑귀작감초계포강

蒲黃黑豆童便酒포황흑두동변주 消瘀下胎痛逆忘소어하태통역망

黑神散은 熟地黃, 當歸, 芍藥, 甘草, 肉桂, 炮薑, 蒲黃, 黑豆를 童便, 酒와 함께 달여 복용하는 것이다. 消瘀下胎와 痛逆[2]을 잊게 해준다.

【조성 및 용법】

熟地黃, 當歸尾, 赤芍藥, 蒲黃, 肉桂, 乾薑, 炙甘草 各160g, 黑豆 0.5升을 散劑로 만들어 8g씩 溫酒와 함께 복용한다. 원방에는 酒와 童便을 각각 반잔씩 같이 달인 후에 調服하게 하였다.

【효능 및 주치】

消瘀行血, 下胎.

產後에 惡露不盡, 或攻衝作痛, 或臍腹堅脹撮痛 및 胞衣不下, 胎死腹中, 產後瘀血 등의 증을 다스린다.

【설명】

흑신산(黑神散)은 혈어불행(血瘀不行)으로 인한 모든 증상을 다스리는 처방이다.

- **君藥:** 포황, 흑대두 – 祛瘀行血
- **臣藥:** 숙지황, 당귀미, 적작약 – 養血和血
  육계, 건강 – 溫通血脈

---

[1] 태평혜민화제국방(太平惠民和劑局方)

[2] 여기서 逆은 順理를 거스르는 痛症을 말한다.

• **佐藥**: 감초 – 甘緩益氣
• **使藥**: 동변 – 散瘀, 引血下行
　　　　술 – 引藥入血分, 通經絡

흑신산은 양혈(養血)과 거어(祛瘀)를 동시에 하기 때문에 어혈(瘀血)로 인해 산후오로(産後惡露)가 깨끗하지 않은 증세와 포의불하(胞衣不下)하는 증세를 다스리는데, 매우 적합한 처방이다. 또한 일체의 산후 병증에 응용할 수 있는데, 만약 한열허실(寒熱虛實)의 기타 병변이 생긴다면 증에 따라서 가감해야 한다.

5. 청혼산清魂散[1] 產後昏暈

清魂散用澤蘭葉청혼산용택란엽 人蔘甘草川芎協인삼감초천궁협

荊芥理血兼祛風형개리혈겸거풍 產中昏暈神魂帖산중혼훈신혼첩

清魂散은 澤蘭葉, 人蔘, 甘草, 川芎, 荊芥인데,
理血과 祛風하며, 產中昏暈에 부적같이 영험하다.

【조성 및 용법】

澤蘭葉, 人蔘 各4g, 炙甘草 各1.2g(어떤 처방에는 甘草가 빠져있다) 川芎 2g, 荊芥 12g을 세말하여 4~8g씩 溫酒熱湯 각각 반잔과 함께 복용한다. 복용할 때 식초를 숯불에 뿌려 연기를 맡으면 더욱 좋다.

【효능 및 주치】

益氣血, 散外邪.

產後惡露已盡, 氣血虛弱, 感冒風邪로 인한 忽然昏暈不知人事 등의 증을 다스린다.

【설명】

청혼산(清魂散)은 기혈허약(氣血虛弱)으로 인한 산후(產後)의 혈훈(血暈)을 다스리는 처방이다.

[1] 제생방(濟生方)

- **君藥**: 인삼, 감초 – 補氣
  천궁, 택란 – 養血
- **臣藥**: 형개 – 疏散風邪
- **使藥**: 청주(淸酒) – 引藥入血分

특히 천궁(川芎)은 혈중지기약(血中之氣藥)으로 형개(荊芥)와 조합되면 풍한두통(風寒頭痛)에 효과가 좋다. 모든 약이 배오되면 기혈을 조화롭게 하고 외사(外邪)를 소산(疏散)하여 자연히 신혼(神魂)을 편안하게 하기 때문에 청혼산(淸魂散)이라고 이름을 지은 것이다.

6. 영양각산羚羊角散[1] 子癇

羚羊角散杏薏仁영양각산행의인 防獨芎歸又茯神방독궁귀우복신

酸棗木香和甘草산조목향화감초 子癇風中可回春자간풍중가회춘

羚羊角散은 羚羊角, 杏仁, 薏苡仁, 防風, 獨活, 川芎, 當歸, 茯神,
酸棗仁, 木香, 甘草인데, 子癇[2]風中을 가히 回春시킬 수 있다.

【조성 및 용법】

羚羊角 4g, 獨活, 防風, 川芎, 當歸, 炒酸棗仁, 茯神, 杏仁, 薏苡仁 各2g, 木香, 甘草 各1g을 生薑 5片을 넣고 水煎服한다.

【효능 및 주치】

清熱鎭痙, 活血安胎.

妊娠中風으로 인한 頭項强直, 筋脈攣急, 言語謇澁, 痰涎不利, 或抽搐, 不省人事 등의 子癇證을 다스린다.

【설명】

영양각산(羚羊角散)은 간왕생풍(肝旺生風)으로 인한 임신 중의 자간(子癇)을 다스리는 처방이다.

---

1 제생방(濟生方). 참고로 湯頭歌訣 원문에는 출전이 本事方으로 되어 있는데, 濟生方이 맞기 때문에 수정하였다.

2 子癇: 巢元方이 지은 諸病源候論에 나오는 병명으로 임신성 경련을 주 증상으로 하는 임신중독증을 말한다. 妊娠風痙, 兒風, 子冒라고도 한다.

• **君藥**: 영양각 – 平肝息風, 鎭痙
• **臣藥**: 산조인, 복령 – 寧心安神
당귀, 천궁 – 活血安胎
독활, 방풍 – 散風邪
• **佐藥**: 행인, 목향 – 淸肺和胃
의이인, 감초 – 調脾胃, 舒筋攣

모든 약이 배오되면 기혈을 조화롭게 하고 간풍(肝風)을 다스려 자간을 낫게 한다. 다만 혈허생풍(血虛生風)한 경우에는 성온(性溫), 발산(發散)하는 성질의 방풍(防風), 독활(獨活)을 자음양혈(滋陰養血)하는 약으로 바꾸어 사용해야 한다.

7. 당귀생강양육탕

當歸生薑羊肉湯[1] 蓐勞

當歸生薑羊肉湯당귀생강양육탕 產後腹痛蓐勞匡산후복통욕로광
亦有加入蔘芪者역유가입삼기자 千金四物甘桂薑천금사물감계강

當歸生薑羊肉湯은 產後腹痛과 蓐勞를 바로 잡는다.
또한 人蔘, 黃芪를 넣을 수 있고,
千金要方에서는 四物湯에 甘草, 肉桂, 生薑을 넣었다.

【附方】

당귀양육탕(當歸羊肉湯), 천금양육탕(千金羊肉湯)

【조성 및 용법】

當歸 50g, 生薑 60g, 羊肉 160g을 1첩으로 하여 3번에 나누어 복용한다.

【효능 및 주치】

溫中補虛, 祛寒止痛.
婦人產後腹中痛 및 產後氣血皆虛로 인한 發熱自汗, 肢體疼痛 등의 褥勞證을 다스린다,

【설명】

산후복통(產後腹痛)은 평소 혈허(血虛)한데다가 한상(寒傷)으로 중초(中焦)가 상하여 발생한다. 복부가 구급(拘急)하고, 면면작통(綿綿作痛)하며, 온안(溫按)을 좋아

[1] 금궤요략(金匱要略)

한다. 치법은 당연히 보허온중(補虛溫中), 양혈지통(養血止痛) 해야 한다.

- **君藥**: 당귀 – 養血調營
- **臣藥**: 생강 – 溫氣散寒
  양육(辛熱) – 大補氣血

당귀생강양육탕(當歸生薑羊肉湯)은 산후(産後)의 혈허(血虛)와 한복통(寒腹痛)을 다스리며, 한산복통(寒疝腹痛)에도 사용할 수 있는 처방이다.

제생방(濟生方)에는 당귀양육탕(當歸羊肉湯)[2]이라는 처방이 있는데 이것은 당귀생강양육탕에 인삼(人蔘), 황기(黃芪)를 더한 것으로 똑같이 욕로(褥勞)를 치료하지만 보익기혈(補益氣血)하는 효능이 더 좋다.

또, 비급천금요방(備急千金要方)에 실려 있는 천금양육탕(千金羊肉湯)[3]은 가결(歌訣)에 나온대로 사물탕(四物湯)에 감초(甘草), 육계(肉桂), 생강(生薑)을 더한 것이다. 양혈보허(養血補虛), 산한지통(散寒止痛)의 효능이 있어서 산후(産後)의 신체허리(身體虛羸), 복중교통(腹中絞痛), 자한출(自汗出)을 다스리는 데 우수한 처방이다.

---

[2] 黃芪 40g, 人蔘, 當歸 各28g, 生薑 20g, 羊肉 600g을 水煎服한다.

[3] 乾地黃 20g, 當歸, 芍藥, 生薑 各12g, 川芎 8g, 甘草, 肉桂 各4g을 水煎服한다.

8. 달생산達生散[1] 易生易產

達生紫蘇大腹皮달생자소대복피 蔘朮甘陳歸芍隨삼출감진귀작수

再加蔥葉黃楊腦재가총엽황양뇌 孕婦臨盆先服之잉부림분선복지

若將川芎易白朮약장천궁역백출 紫蘇飮子子懸宜자소음자자현의

達生散[2]은 紫蘇葉, 大腹皮, 人蔘, 白朮, 甘草, 陳皮, 當歸, 芍藥에 葱葉, 黃楊腦子를 넣은 것이다. 孕婦가 분만에 臨迫하여 먼저 服用한다. 만약 白朮을 川芎으로 바꾸면, 紫蘇飮子가 되는데, 子懸을 다스린다.

【附方】

자소음자(紫蘇飮子)

【조성 및 용법】

當歸, 芍藥, 人蔘, 白朮, 陳皮, 紫蘇 各4g, 炙甘草 8g, 大腹皮 12g을 粗末하여 靑蔥 5葉과 黃楊腦子(即葉梢)7個 혹은 枳殼, 砂仁을 가하여 水煎服한다.

【효능 및 주치】

補氣養血, 順氣安胎.

氣血虛弱으로 胎產不順한 증에 사용한다.

1 단계심법(丹溪心法)

2 達生散의 "達"은 詩經에 나오는 "열 달 다 차서, 새끼 양을 낳듯 순산하였다(誕彌厥月, 先生如達)." 구절에서 유래하였다. 여기서 達은 작은 양을 가리키는 것으로 작은 양이 나오듯이 순산한다는 뜻으로 達生散이라고 方名한 것이다.

【설명】

달생산(達生散)은 출산을 순리대로 되게 하는 처방으로 출산 전에 복용하면 순산(順産)하는 처방이다.

기혈허약(氣血虛弱)이 본방의 주증(主證)이다.

- **君藥**: 인삼 – 補氣
  당귀 – 養血
- **臣藥**: 백출, 감초, 작약 – 補益氣血
- **佐藥**: 자소엽, 대복피, 진피, 총엽 – 疏利壅滯
  황양목 – 順産

달생산은 속태산(束胎散)이라고도 부르는데, 증에 따라서 가감할 수 있다.

여름에는 황금(黃芩)을 가미하고, 봄에는 천궁(川芎)을 가미하며, 기허(氣虛)에는 인삼(人蔘), 백출(白朮)을 배로 넣고, 기체(氣滯)에는 향부자(香附子)를 넣으며, 진피(陳皮)를 배로 넣는다. 또 혈허(血虛)에는 당귀(當歸)를 배로 넣고, 지황(地黃)을 가미할 수 있으며, 형실(形實)에는 자소(紫蘇)를 배로 넣고, 습담(濕痰)에는 활석(滑石), 반하(半夏)를 가미하며, 식적(食積)에는 산사(山楂)를 넣고, 복통(腹痛)에는 목향(木香), 육계(肉桂)를 가미할 수 있다.

보제본사방(普濟本事方)에는 자소음자(紫蘇飮子)라는 처방이 수록되어 있는데, 이것은 달생산의 백출(白朮)을 천궁(川芎)으로 바꾼 처방이다.

이 자소음자는 순기화혈(順氣和血), 안태지통(安胎止痛)의 효능이 있어 자현(子懸), 태기불화(胎氣不和), 창만동통(脹滿疼痛)과 임산경공(臨産驚恐) 등을 다스린다.

9. 삼출음蔘朮飮[1] 妊娠轉胞

妊娠轉胞蔘朮飮임신전포삼출음 芎芍當歸熟地黃궁작당귀숙지황

炙草陳皮兼半夏자초진피겸반하 氣升胎擧自如常기승태거자여상

妊娠轉胞에는 蔘朮飮을 사용하는데, 人蔘, 白朮, 川芎, 芍藥, 當歸, 熟地黃, 炙甘草, 陳皮에 半夏를 넣는다. 氣가 升하고, 胎가 擧上되니 平常과 같아진다.

【조성 및 용법】

當歸, 人蔘, 白朮, 甘草, 熟地黃, 川芎, 白芍藥, 陳皮, 半夏 各4g에 生薑 3片, 大棗 2枚를 加하여 水煎服한다.

【효능 및 주치】

補益氣血, 升氣擧胎.

妊娠轉胞로 인한 臍下急痛, 小便頻數 或不通 등의 증을 다스린다.

【설명】

임신부가 기혈이 허약하고, 담음(痰飮)이 옹체(壅滯)되면, 태위(胎位)가 포실(胞室) 즉 방광을 압박하여 제하급통(臍下急痛)과 소변불리(小便不利)가 나타나게 된다. 삼출음(蔘朮飮)은 이러한 임신전포(妊娠轉胞)를 다스린다.

1 단계심법(丹溪心法)

- **君藥**: 인삼, 숙지황 - 益氣養血
- **臣藥**: 백출 - 健脾燥濕
  당귀, 백작약 - 養血和營
- **佐藥**: 천궁 - 活血行氣
  진피, 반하 - 消痰化飮
- **使藥**: 감초 - 益氣和中, 調和諸藥

만약 기(氣)가 상승하게 되면, 태위(胎位)가 정상화되고, 방광의 압박이 사라지므로 전포증(轉胞證)은 저절로 낫게 된다. 본 처방은 보익기혈(補益氣血)하는 팔진탕(八珍湯)에서 기(氣)를 하행(下行)시킬 수 있는 복령(茯苓)을 제거하고, 진피(陳皮), 반하(半夏)를 가미하여 완성된 처방이다.

10. 목단피산牧丹皮散[1] 血瘕

牡丹皮散延胡索목단피산연호색 歸尾桂心赤芍藥귀미계심적작약

牛膝棱莪酒水煎우슬릉아주수전 氣行瘀散血瘕削기행어산혈가삭

牧丹皮散은 牧丹皮, 玄胡索, 當歸尾, 桂心, 赤芍藥, 牛膝, 三稜, 莪朮을 酒水各半煎한 것이다. 氣行하면 瘀血이 散하니 血瘕[2]가 削除된다.

【조성 및 용법】

牡丹皮, 延胡索, 當歸尾, 桂心 各40g, 牛膝, 赤芍藥, 莪朮 各80g, 三棱 60g을 粗末하여 12g씩 水酒各半煎하여 복용한다.

【효능 및 주치】

化瘀行滯.

血瘕로 인한 心腹間攻衝走注作痛, 痛時見硬塊, 移動而不固定 등의 증을 다스린다.

【설명】

목단피산(牧丹皮散)은 어혈응취(瘀血凝聚)로 인해서 생긴 혈가(血瘕)를 다스리는 처방이다.

- 君藥: 목단피 – 活血散瘀
- 臣藥: 적작약, 당귀미 – 養血活血
  삼릉, 아출, 현호색 – 消瘀散結, 行氣

---

1 부인대전양방(婦人大全良方)

2 瘕는 腹中積塊를 말한다.

• **佐藥**: 우슬 – 活血, 引血下行

계심 – 溫通血脈

• **使藥**: 술 – 引藥入血分

모든 약이 배오되면, 혈중기체(血中氣滯)와 기중혈체(氣中血滯)를 모두 풀기 때문에 기혈(氣血)이 소통되고 경맥이 통창(通暢)되어, 어혈(瘀血)이 풀리고 혈가(血瘕)가 낫게 된다.

11. 고경환固經丸[1] 經多崩漏

固經丸用龜甲君고경환용구갑군 黃柏樗皮香附群황백저피향부군

黃芩芍藥酒丸服황금작약주환복 漏下崩中色黑殷루하붕중색흑은

固經丸은 龜甲을 君藥으로 삼고, 黃栢, 樗根皮, 香附子에 黃芩, 芍藥을 넣고, 술로 丸藥을 만들어 복용하는 약이다. 漏下崩中이 色黑赤한 것을 다스린다.

【조성 및 용법】

黃芩, 白芍藥, 龜甲 各40g, 樗根皮 28g, 黃柏 12g, 香附子 10g을 梧桐子크기로 丸을 만들어 5~7환씩 食前에 溫水와 함께 복용하거나 水煎服한다.

【효능 및 주치】

滋陰清熱, 止血固經.

陰虛內熱, 迫血妄行으로 인한 經行不止, 崩中漏下, 血色深紅, 兼夾紫黑瘀塊, 心胸煩熱, 腹痛溲赤, 舌紅, 脈弦數 등의 증을 다스린다.

【설명】

고경환(固經丸)은 음허내열(陰虛內熱), 박혈망행(迫血妄行)으로 인한 붕루(崩漏)를 다스리는 처방이다.

붕루가 색자(色紫)하거나 혈괴(血塊)가 있고, 더불어 복통(腹痛), 맥현(脈弦)한 것은 간울증(肝鬱證)으로 생긴 것인데, 고경환이 이를 겸하여 다스린다.

---

[1] 의학입문(**醫學入門**)

- **君藥**: 구갑, 백작약 - 滋陰養血, 潛陽降火
  황금 - 清熱瀉火, 止血
- **臣藥**: 황백, 저근피 - 清熱止血, 固經
- **佐藥**: 향부자 - 舒肝解鬱, 調血

모든 약을 배오하면 양음(養陰), 청화(淸火), 서간(舒肝)하기 때문에 경다(經多)와 붕루(崩漏)가 그치게 된다.

12. 백자인환柏子仁丸[1] 血少經閉

柏子仁丸熟地黃백자인환숙지황 牛膝續斷澤蘭芳우슬속단택란방

卷柏加之通血脈권백가지통혈맥 經枯血少腎肝匡경고혈소신간광

柏子仁丸은 柏子仁, 熟地黃, 牛膝, 續斷, 澤蘭, 卷柏으로
通血脈하는 처방인데, 經枯血少와 肝腎을 바로잡는다.

【조성 및 용법】

柏子仁, 牛膝, 卷柏 各20g, 澤蘭, 續斷 各80g, 熟地黃 40g을 細末하여 煉蜜로 梧桐子 크기로 丸을 만들어 30丸씩 空腹에 米湯과 함께 복용한다.

【효능 및 주치】

養心安神, 補血通經.

女子의 血少神衰, 形體羸瘦, 月經停閉를 다스린다.

【설명】

심장(心臟)은 장신(藏神)하고 생혈(生血)하는 장부이다. 따라서 혈소(血少)하면 보심(補心)해야 한다. 백자인환(柏子仁丸)은 음혈불충(陰血不充), 혈행지완(血行遲緩)으로 혈소경폐(血少經閉)가 된 것을 다스리는 처방이다.

---

[1] 부인대전양방(婦人大全良方)

• **君藥**: 백자인 – 養心安神
• **臣藥**: 숙지황, 우슬, 속단 – 補肝腎, 益衝任
• **佐藥**: 권백, 택란 – 活血通經

혈소(血少), 혈고(血枯)하면 경폐(經閉), 신피(神疲)하게 되고, 형체리수(形體羸瘦)하게 되는데, 백자인환(柏子仁丸)을 복용하면 보혈통경(補血通經)하는 효능이 있어서 모든 증상이 낫게 된다.

13. 교가산交加散[1] 調和氣血 [增補]

交加散用薑地搗교가산용강지도 二汁交拌各自妙이즙교반각자묘

薑不辛散地不寒강불신산지불한 産後伏熱此爲寶산후복열차위보

交加散은 生薑, 生地黃을 찧어서 만드는데,
두 가지 즙으로 서로 섞으면 효과가 神妙해진다.
生薑은 辛散하지 않게 되고, 生地黃은 寒하지 않게 되어,
산후의 伏熱에 이 처방이 보배이다.

【조성 및 용법】

生薑 200g, 生地黃 120g을 찧어 즙을 낸다. 다시 生薑汁으로 生地黃 찌꺼기와 섞고, 生地黃汁으로 生薑찌꺼기와 섞은 다음에 焙乾하여 가루로 만든다. 12g씩 溫酒와 함께 복용한다.

【효능 및 주치】

滋陰清熱, 溫中去寒, 調和氣血.
婦人의 氣血不和로 인한 腹痛結瘕 및 産後血虛, 伏熱不解를 다스린다.

【설명】

교가산(交加散)은 여자의 기혈불화(氣血不和) 혹은 혈허복열(血虛伏熱)을 다스리는 처방이다.

[1] 부인대전양방(婦人大全良方)

- **君藥**: 생지황 – 清熱凉血, 滋陰
- **佐藥**: 생강 – 溫散祛寒

교가산은 생지황(生地黃)과 생강(生薑) 단 두 가지 약재로 구성된 처방이지만, 생지황의 자음청열(滋陰清熱)함과 생강의 온중거한(溫中祛寒)함이 균형을 이루어 불신(不辛), 불조(不燥), 불한(不寒)한 처방이 된다.

14. 천선등산天仙藤散[1] 子氣 [增補]

天仙藤散治子氣천선등산치자기 香附陳甘烏藥繼향부진감오약계

再入木瓜蘇葉薑재입목과소엽강 足浮喘悶此方貴족부천민차방귀

天仙藤散은 子氣를 다스리는데, 天仙藤, 香附子, 陳皮, 甘草, 烏藥에 木瓜, 蘇葉, 乾薑을 넣는다. 足浮와 喘悶에 이 처방이 귀하다.

【조성 및 용법】

炒天仙藤(馬兜鈴), 炒香附子, 陳皮, 炙甘草, 烏藥 各等分을 가루로 만들어 12g씩 蘇葉 3葉, 木瓜, 生薑 各3片을 넣고 水煎服한다.

【효능 및 주치】

調氣活血, 疏表除濕.

子氣로 인해 婦人妊娠足腫, 喘悶妨食, 甚則脚趾出黃水 등의 증을 다스린다.

【설명】

천선등산(天仙藤散)은 충맥(衝脈)과 임맥(任脈)에 풍기(風氣)가 있는 것과 수도불리(水道不利)를 다스리는 처방이다.

수기(水氣)가 폐위(肺胃)를 상범(上犯)하여 발생한 천민(喘悶), 불식(不食)을 겸하여 다스린다.

1 부인대전양방(婦人大全良方)

- **君藥**: 천선등 – 疏氣活血, 除血中風氣
- **臣藥**: 향부자, 진피, 오약 – 調暢鬱氣, 氣暢則水道自利

  목과 – 除濕, 利筋骨
- **佐藥**: 감초 – 和中益氣

  자소엽, 생강 – 疏表散風, 和胃

15. 백출산白朮散[1] 子腫 [增補]

白朮散中用四皮백출산중용사피 薑陳苓腹五般奇강진령복오반기

妊娠水腫肢浮脹임신수종지부창 子腫病名此可醫자종병명차가의

白朮散은 白朮에 네 가지 皮인 生薑皮, 陳皮, 茯笭皮, 大腹皮을 사용한 것인데,
5가지 일반적인 약으로 뛰어난 효과를 낸다.
姙娠水腫으로 肢節이 浮脹한 것을 子腫病이라 이름하는데, 이 처방이 낫게 한다.

【조성 및 용법】

白朮 4g, 生薑皮, 陳皮, 茯苓皮, 大腹皮 各2g을 細末하여 米湯과 함께 복용한다.

【효능 및 주치】

健脾化濕, 行氣利水.
子腫으로 인한 婦人妊娠後期, 面目四肢浮腫 등의 증을 다스린다.

【설명】

백출산(白朮散)은 자종(子腫)을 다스리는 처방인데, 그 원인은 비허(脾虛)로 인해 수습범람(水濕泛濫)하기 때문에 발생한다.

---

[1] 전생지미방(全生指迷方). 제세전생지미방(濟世全生指迷方)이라고도 하는 전 3권으로 된 송나라 왕황(王貺)이 12세기 초에 편찬한 방서(方書)임. -한국전통지식포탈

• **君藥**: 백출 – 健脾制水(治本)
• **臣藥**: 생강피, 진피 – 行氣疏表, 使水從毛竅而出
대복피, 복령피 – 下氣行水, 使水從小便而出

자종(子腫)은 비허(脾虛)하여 불능제수(不能制水), 수습범람(水濕泛濫)하여 면목사지(面目四肢)가 붓는 것이고, 자기(子氣)는 충임(衝任)의 풍기(風氣)로 인해 수도불리(水道不利)하여 발생한다. 만일 임신 후기에 족종(足腫)의 증상이 있다면 근본을 따져 자종(子腫)인지, 자기(子氣)인지 구분해야 한다.

16. 죽엽탕竹葉湯[1] 子煩 [增補]

竹葉湯能治子煩죽엽탕능치자번 人蔘芩麥茯苓存인삼금맥복령존

有痰竹瀝宜加入유담죽력의가입 膽怯悶煩自斷根담겁민번자단근

竹葉湯은 子煩을 다스리는데, 竹葉, 人蔘, 黃芩, 麥門冬, 茯苓이다. 痰症이 있으면 竹瀝을 마땅히 넣어야 하는데, 膽怯, 煩悶의 根本을 끊게 해준다.

【조성 및 용법】

人蔘 2g, 麥門冬 6g, 茯苓, 黃芩 各4g, 淡竹葉 10片을 水煎服한다.

【효능 및 주치】

清心除煩, 瀉火安胎.

子煩으로 인한 婦人妊娠心驚膽怯, 終日煩悶 등의 증을 다스린다.

【설명】

죽엽탕(竹葉湯)은 자번(子煩)을 다스리는 처방이다.

자번은 심담화왕(心膽火旺)으로 인하여 발생하는데, 담겁(膽怯), 번민(煩悶)등의 증상이 나타난다.

---

1 증치준승(證治準繩)

• **君藥**: 죽엽 – 淸心除煩
• **臣藥**: 황금 – 瀉火安胎
복령 – 寧心
맥문동 – 凉肺
• **佐藥**: 인삼 – 補氣

만약 협담(夾痰)하여 구토연말(嘔吐涎沫)하면 죽력(竹瀝)을 약간 넣어 화담청열(化痰淸熱)한다. 만일 자번이 담음(痰飮)이 흉격(胸膈)을 저체(阻滯)하여 발생하였다면, 본방보다는 이진탕(二陳湯)이나 온담탕(溫膽湯)을 사용해야 한다.

17. 자완탕 紫菀湯[1] 子嗽 [增補]

紫菀湯方治子嗽자완탕방치자수 天冬甘桔杏桑會천동감길행상회
更加蜂蜜竹茹煎갱가봉밀죽여전 孕婦咳逆此爲最잉부해역차위최

紫菀湯은 子嗽를 치료하는데, 紫菀, 天門冬, 甘草, 桔梗, 杏仁, 桑白皮에 다시 蜂蜜과 竹茹를 넣고 煎湯한다. 孕婦의 咳逆에 이 처방이 가장 좋다.

【조성 및 용법】

紫菀, 天門冬 各4g, 桔梗 2g, 炙甘草, 杏仁, 桑白皮 各1.2g, 淡竹茹 0.8g에 蜂蜜을 가하여 水煎服한다.

【효능 및 주치】

清火潤肺, 降氣止嗽.

子嗽으로 인한 妊娠咳嗽, 津血不足, 失於濡潤 등의 증을 다스린다.

【설명】

자완탕(紫菀湯)은 자수(子嗽)를 다스리는 처방이다.

자수는 폐실유윤(肺失濡潤), 울화상염(鬱火上炎)으로 발생한다.

[1] 부인대전양방(婦人大全良方)

- **君藥**: 자완 – 潤肺下氣, 消痰止咳
- **臣藥**: 천문동 – 清肺抑火, 滋陰潤燥
- **佐藥**: 죽여 – 清熱消痰

  상백피 – 清瀉肺火

  길경 – 祛痰止咳

  행인 – 降氣除痰

  백밀 – 潤肺
- **使藥**: 감초 – 調和諸藥

18. 실소산失笑散[1] 血瘀痛 [增補]

失笑蒲黃及五靈실소포황급오령 暈平痛止積無停훈평통지적무정

山楂二兩便糖入산사이냥변당입 獨聖功同更守經독성공동갱수경

失笑散은 蒲黃, 五靈脂인데, 血暈, 腹痛을 그치게 하고, 積이 머무르지 않게 한다. 山楂 二兩과 童便, 砂糖을 가하면 獨聖散이 되는데, 효능이 똑같이 月經을 守護한다.

【附方】

독성산(獨聖散)

【조성 및 용법】

蒲黃, 五靈脂 各等分을 細末하여 8g씩 黃酒 혹은 醋와 함께 복용하거나 水煎服한다.

【효능 및 주치】

活血祛瘀, 散結止痛.

瘀血停滯로 인한 心腹劇痛, 或産後惡露不行, 或月經不調, 少腹急痛 등의 증과 産後血暈을 다스린다.

【설명】

실소산(失笑散)은 어혈정체(瘀血停滯)로 인한 심복통(心腹痛), 오로불행(惡露不行), 혈훈(血暈) 등을 다스리는 처방이다.

[1] 태평혜민화제국방(太平惠民和劑局方)

• **君藥**: 오령지 – 通利血脈, 散瘀止痛
포황 – 行血止血
• **佐藥**: 초(醋), 황주 – 活血通絡, 行散藥力, 加强止痛

가결에 나오는 독성산(獨聖散)[2]은 의종금감(醫宗金鑑)에 실려 있는 처방이다.
포중어혈(胞中瘀血)을 제거하는 효능이 있기 때문에 산후의 심복교통(心腹絞痛)을 다스린다.

---

[2] 山楂 80g을 水煎하여 童便과 砂糖을 넣어 복용한다.

19. 여성산如聖散[1] 止溢崩漏 [增補]

如聖烏梅棕炭薑여성오매종탄강 三般皆煆漏崩良삼반개하루붕량

升陽擧經薑梔芍승양거경강치작 加入補中益氣嘗가입보중익기상

如聖散은 烏梅, 棕櫚, 乾薑의 세 가지 일반적인 약을
모두 煆하는 것인데, 崩漏에 효과적이다.
升陽擧經湯은 生薑, 梔子, 芍藥에 補中益氣湯을 넣은 것이다.

【附方】

승양거경탕(升陽擧經湯)

【조성 및 용법】

烏梅, 棕櫚 各40g, 乾薑 60g을 煆하여 炭으로 만든다. 그 뒤 硏末하여 8g씩 烏梅湯과 함께 복용한다.

【효능 및 주치】

斂血止血, 止崩漏.
衝任虛寒으로 인한 崩漏不止, 血色淡而無血塊 등의 증을 다스린다.

【설명】

여성산(如聖散)은 붕루(崩漏)가 멎지 않는 것을 다스리는데, 이것은 충임허한(衝任虛寒)으로 발생한다.

[1] 증치준승(證治準繩)

• **君藥**: 종려 – 澁能止血

오매 – 酸能收斂

• **臣藥**: 건강 – 溫能守中

약재를 법제하여 탄(炭)으로 만들면 지혈(止血)하는 효능이 강해지므로 모두 하흑(煆黑)한다. 여성산은 붕루가 심할 때 구급하는 처방이기 때문에 지혈이 된 후에는 다른 처방으로 바꾸어 사용해야 한다.

가결에 나온 승양거경탕(升陽擧經湯)[2]은 의방집해(醫方集解)에 실려 있는 처방이다. 승양보기(升陽補氣), 화영청화(和營清火)의 효능이 있어서 노상비약(勞傷脾弱), 기허(氣虛)로 인한 붕루(崩漏)를 다스린다.

---

2 黃芪 2g, 炙甘草, 人蔘 各4g, 當歸, 白朮, 陳皮 各2g, 升麻, 柴胡 各1.2g에 白芍藥, 黑山梔, 生薑, 大棗를 가미해 水煎服한다.

20. 생화탕 生化湯[1] 産後祛瘀 [增補]

生化湯宜產後嘗 생화탕의산후상　歸芎桃草炮薑良 귀궁도초포강량

倘因乳少豬蹄用 당인유소저제용　通草同煎亦妙方 통초동전역묘방

生化湯은 마땅히 산후에 복용해야 하는데, 當歸, 川芎, 桃仁, 甘草, 炮薑이다.
혹시 젖이 적으면, 豬蹄湯을 사용한다.
豬蹄와 通草를 같이 달이는 것이며, 역시 신묘한 처방이다.

【附方】

저제탕(豬蹄湯)

【조성 및 용법】

當歸 32g, 川芎 12g, 桃仁 10枚, 乾薑, 炙甘草 各2g을 水煎服한다. 혹은 童便과 黃酒를 적당량 넣고 같이 달여 복용한다.

【효능 및 주치】

活血化瘀, 溫經止痛.
產後血虛受寒으로 인한 産後惡露不行, 小腹冷痛을 다스린다.

【설명】

생화탕(生化湯)은 산후혈허(產後血虛)에 수한(受寒)하여 생긴 오로부지(惡露不止)와 소복냉통(少腹冷痛)을 다스리는 처방이다.

---

[1] 부청주여과(傅青主女科)

• **君藥**: 당귀 – 養血活血, 祛瘀生新, 引血歸經
• **臣藥**: 천궁 – 活血行氣
도인 – 活血祛瘀
• **佐藥**: 포강 – 走血分, 溫經散寒
황주 – 溫通血脈
동변 – 益陰化瘀, 引血下行
• **使藥**: 감초 – 調和諸藥

가결에 나오는 저제탕(豬蹄湯)[2]은 태평혜민화제국방(太平惠民和劑局)에 나오는 처방이다. 통경하유(通經下乳)의 효능이 있어서 산후에 젖량이 적을 때 사용한다.

[2] 豬蹄 1개, 通草 200g을 水煎服한다.

21. 보산무우방保産無憂方[1] 安胎保産催生[增補]

保産無憂芎芍歸보산무우궁작귀 荊羌芪朴菟絲依형강기박토사의

枳甘貝母薑蘄艾지감패모강기애 功效稱奇莫浪譏공효칭기막랑기

保産無憂方은 川芎, 芍藥, 當歸, 荊芥, 羌活, 黃芪, 厚朴, 菟絲子, 枳殼, 甘草, 貝母, 生薑, 艾葉인데, 功效이 신기하여 당돌함을 나무람이 없다.

【조성 및 용법】

當歸, 川芎 各6g, 荊芥穗, 炙黃芪 各3.2g, 艾葉, 厚朴 各2.8g, 枳殼 2.4g, 菟絲子 5.6g, 川貝, 白芍藥 各4.8g, 羌活, 甘草 各2g에 生薑 3片을 가하여 水煎服한다.

【효능 및 주치】

理氣安胎.

氣血不和로 인한 胎動不安, 腰酸腹痛 및 胎位不正, 難産 등의 증을 다스린다.

【설명】

보산무우방(保産無憂方)은 기혈불화(氣血不和)로 태동불안(胎動不安)한 증세와 태위부정(胎位不正)을 다스리는 처방이다.

---

[1] 부청주여과(傅靑註女科)

- **君藥**: 천궁, 당귀, 백작약 – 養血和血
- **臣藥**: 황기 – 補氣

  토사자 – 益精
- **佐藥**: 형개, 강황 – 瀉肝經氣血

  후박, 지각 – 理氣

  패모 – 寒潤, 化痰

  생강 – 溫中

  애엽 – 暖宮

보산모우방은 언뜻보면 난잡한 처방인 듯 보이지만, 안태(安胎)와 최생(催生)에 효과가 좋다.

22. 태산반석산泰山磐石散[1] 安胎保産 [增補]

泰山磐石八珍全태산반석팔진전 去茯加芪芩斷聯거복가기금단련

再益砂仁及糯米재익사인급나미 婦人胎動可安痊부인태동가안전

泰山磐石散은 八珍湯에 茯苓을 빼고, 黃芪, 黃芩, 續斷에
다시 砂仁, 糯米를 더해 부인의 胎動을 안전하게 한다.

【조성 및 용법】

人蔘, 黃芪, 當歸, 川斷, 黃芩 各4g 白朮 8g, 川芎, 芍藥, 熟地黃 各3.2g, 砂仁, 炙甘草 各2g, 糯米 1撮을 水煎服한다.

【효능 및 주치】

益氣健脾, 養血安胎.
婦人氣血兩虛로 인한 胎動不安, 面色淡白, 倦怠乏力, 不思飮食, 舌質淡, 苔薄白, 脈浮滑無力, 或沈弱 등의 증을 다스린다.

【설명】

태산반석산(泰山磐石散)은 기혈허약(氣血虛弱), 충임실양(衝任失養)으로 태원불고(胎元不固)해져서 생긴 태동불안(胎動不安)을 다스리는 처방이다.

---

[1] 경악전서(景岳全書)

• **君藥**: 인삼, 황기, 숙지황 – 益氣養血

• **臣藥**: 백출 – 健脾燥濕

당귀, 백작약 – 養血和營

속단 – 補益精血, 滋養肝腎

• **佐藥**: 천궁 – 活血行氣

황금 – 淸熱安胎

사인 – 理氣安胎

나미 – 平補脾胃

• **使藥**: 감초 – 調和諸藥

태산반석산은 십전대보탕(十全大補湯)에서 육계(肉桂), 복령(茯苓)을 빼고, 속단(續斷), 황금(黃芩), 사인(砂仁), 나미(糯米)를 가하여 만들어진 처방이다.

두 가지 약재가 빠진 이유는 육계의 성미가 신열(辛熱)하여 몸을 온조(溫燥)하게 하며 동혈(動血)하기 때문이고, 복령은 담삼하행(淡滲下行)하기 때문에 양태(養胎)에 좋지 않아서 제거한 것이다.

23. 저당환抵當丸[1] 蓄血 [增補]

抵當丸用桃仁黃저당환용도인황 水蛭虻蟲共合方수질맹충공합방

蓄血胞官少腹痛축혈포관소복통 破堅非此莫相當파견비차막상당

抵當丸은 桃仁, 大黃, 水蛭, 虻蟲을 모두 합한 처방이다.
胞官에 蓄血된 少腹痛을 치료하는데, 破堅함이 이 처방이 아니면 어찌 상당하리오.

【조성 및 용법】

桃仁 25個, 大黃120g, 水蛭 20枚, 虻蟲20個를 細末하고 煉蜜로 4丸으로 만든다. 1丸씩 水煎服한다. 蓄血이 不下하면 다시 1丸을 복용한다.

【효능 및 주치】

攻逐瘀血.

下焦蓄血로 인한 少腹滿痛, 小便自利, 身黃如疸, 精神發狂, 大便易而色黑, 脈沈結 등의 증을 다스린다.

【설명】

저당환(抵當丸)은 하초포관(下焦胞官)의 축혈(蓄血)을 다스리는 처방이다.

[1] 상한론(傷寒論)

- **君藥**: 수질, 맹충 – 逐惡血, 破血癥積聚
- **臣藥**: 도인 – 活血化瘀

  대황 – 蕩滌熱邪, 導瘀血下行

저당환(抵當丸)은 저당탕(抵當湯)과 약물의 구성 및 효능 주치가 같다.

다만 저당탕은 수질과 맹충의 양이 30個씩인데 비해 저당환의 용량이 적다. 또한 저당탕은 약재를 달여 3번 나누어 복용하는데, 저당환은 4환으로 만들어 복용하는 것이기 때문에 약력이 저당탕에 비해서 비교적 가볍다고 할 수 있다. 따라서 병이 오래되거나 병의 기세가 비교적 완만한 경우에 사용한다.

24. 안태음자安胎飮子[1] 預防小產 [增補]

安胎飮子建蓮先안태음자건련선 青苧還同糯米煎청저환동나미전

神造湯中須蟹爪신조탕중수해조 阿膠生草保安全아교생초보안전

安胎飮子는 子建하는 처방인데, 蓮子肉, 苧麻根, 糯米를 같이 달인다.
神造湯은 蟹爪, 阿膠, 生甘草로 保하고 安全하게 한다.

【附方】

신조탕(神造湯)

【조성 및 용법】

蓮子肉, 青苧麻根, 糯米 各12g을 水煎한 후에 苧麻根을 빼고 복용한다.

【효능 및 주치】

預防小產.
胎動不安, 小產을 다스린다.

【설명】

안태음자(安胎飮子)는 상화망동(相火妄動)으로 인한 태기불고(胎氣不固)를 다스리는 처방이다.

---

[1] 험방신편(驗方新編)

- **君藥**: 연자육 – 清君相之火, 固澁
- **臣藥**: 저마근 – 清瘀熱, 通子戶
- **佐藥**: 나미 – 補脾

안태음자는 청화(清火), 고태(固胎)의 효능이 있기 때문에 유산을 예방할 수 있다.
가결에 나온 신조탕(神造湯)[2]은 비급천금요방(備急千金要方)에 실려 있는 처방이다. 파포타태(破胞墮胎)의 효능이 있어서 사태(死胎)가 불하(不下)하는 것을 다스린다.

---

[2] 蟹爪 16g, 生甘草 10g, 阿膠 12g을 烊化하고 水煎하여 頓服한다.

25. 고충탕 固冲湯[1] 血崩 [增補]

固冲湯中芪朮龍 고충탕중기출룡　牡蠣海蛸五倍同 모려해소오배동

茜草山萸棕炭芍 천초산유종탄작　益氣止血治血崩 익기지혈치혈붕

固冲湯은 黃芪, 白朮, 龍骨, 牡蠣, 海螵蛸, 五倍子,
茜草, 山茱萸, 棕櫚炭, 生杭芍이다.
益氣, 止血하여 血崩을 치료한다.

【조성 및 용법】

白朮 40g, 生黃芪 24g, 龍骨, 牡蠣, 山萸肉 各32g, 生杭芍(白芍藥), 海螵蛸 各16g, 茜草 12g, 棕櫚炭 8g, 五倍子末 2g을 水煎服한다.

【효능 및 주치】

益氣健脾, 固衝攝血.

脾氣虛弱, 脾不統血, 衝脈不固로 인한 血崩或月經過多, 色淡質稀, 心悸氣短, 舌淡, 脈細弱或虛大 등의 증을 다스린다.

【설명】

고충탕(固冲湯)은 기불섭혈(氣不攝血)로 인한 붕루하혈(崩漏下血)을 다스리는 처방이다.

- **君藥:** 백출, 황기 – 補氣健脾, 固衝攝血
- **臣藥:** 산수유, 백작약 – 補益肝腎, 斂陰養血
- **佐藥:** 용골, 모려, 해표초, 종려탄, 오배자 – 收斂固澁
  천초 – 活血止血, 使血止而不留瘀

---

[1] 의학충중참서록(醫學衷中參書錄)

고충탕(固冲湯)과 귀비탕(歸脾湯)은 모두 비불통혈(脾不統血)로 인한 붕루(崩漏)를 다스릴 수 있다.

그러나 귀비탕은 보익심비(補益心脾)의 효능으로 치본(治本)하는 처방이며, 그에 비해 고충탕은 건비(健脾)하는 약물에 수삽지혈(收澁止血)하는 약을 배오하여 표본을 같이 고려한 처방이기 때문에 지혈하는 효능이 귀비탕에 비해 더욱 강력하다고 할 수 있다.

21

유과

(幼科)

1. 회춘단回春丹[1] 驚風

回春丹用附雄黃회춘단용부웅황 冰麝羌防蛇蝎襄빙사강방사갈양

朱貝竺黃天膽共주패축황천담공 犀黃蠶草鈎藤良서황잠초구등량

回春丹은 白附子, 雄黃, 氷片, 麝香, 羌活, 防風, 蛇含石, 全蝎, 朱砂, 貝母, 天竺黃, 天麻, 膽南星, 犀牛黃, 僵蠶, 甘草, 釣鉤藤이다.

【조성 및 용법】

白附子, 雄黃, 羌活, 防風, 全蝎, 朱砂, 天麻, 僵蠶 各12g, 冰片, 麝香 各6g, 蛇含石 32g, 川貝, 天竺黃 各40g, 膽星 80g, 犀牛黃 4g을 細末하고 甘草 40g, 鉤藤80g을 다시 넣고 水煎한다. 꿀을 넣고 花椒크기로 丸을 만들어 曬乾한 후에 복용한다.

【효능 및 주치】

清熱安神, 鎭驚熄風, 化痰開竅

急慢驚風, 抽搐, 瘈瘲, 傷寒邪熱, 斑疹煩躁, 痰喘氣急, 五癎痰厥 등의 증을 다스린다.

【설명】

이 처방은 풍담옹성(風痰壅盛)으로 인한 경풍(驚風)을 다스리는 처방이다.

---

[1] 험방(驗方)

- **君藥**: 백부자, 담남성 – 祛風痰, 鎭痙
  천마, 전갈, 강잠, 구등 – 平肝熄風, 鎭痙化痰
  서우황 – 開竅豁痰, 熄風定驚, 清熱解毒
- **臣藥**: 주사, 사함석 – 石鎭驚安神
  빙편, 사향 – 清熱通竅
  패모, 천축황 – 清熱化痰
  웅황 – 解毒殺蟲, 燥濕祛痰
  강활, 방풍 – 散風解痙
- **使藥**: 감초 – 調和諸藥

처방이 오로지 거풍화담(祛風化痰), 진경식풍(鎭驚熄風), 청열안신(清熱安神), 개규성뇌(開竅醒腦)하는 약재들로만 구성이 되었기 때문에 적은 양을 투여해도 약효가 매우 강렬하다. 따라서 위중한 증상일 때만 사용해야 하고, 특히 주사, 웅황 등의 독성이 강한 약재들이 다수 포함되어있기 때문에 신중히 투여해야 한다.

2. 포룡환抱龍丸[1] 化痰鎭驚

抱龍星麝竺雄黃포룡성사축웅황 加入辰砂痰熱嘗가입진사담열상
琥珀抱龍星草枳호박포룡성초지 苓淮蔘竺箔朱香령회삼축박주향
牛黃抱龍星辰蝎우황포룡성진갈 苓竺腰黃珀麝僵령축요황박사강
明眼三方憑選擇명안삼방빙선택 急驚風發保平康급경풍발보평강

抱龍丸은 膽南星, 麝香, 天竺黃, 雄黃에 辰砂를 넣어 痰熱을 다스린다.
琥珀抱龍丸은 膽星, 甘草, 枳實, 茯苓,
淮山藥, 人蔘, 天竺黃, 金箔, 朱砂, 檀香이다.
牛黃抱龍丸은 膽星, 辰砂, 全蝎, 茯苓, 天竺黃, 腰黃(雄黃), 琥珀, 麝香, 僵蠶이다.
밝히 보고, 세 處方을 선택하면 急驚風이 發生해도 平康을 지킬 수 있다.

【附方】

호박포룡환(琥珀抱龍丸), 우황포룡환(牛黃抱龍丸)

【조성 및 용법】

膽南星 160g, 麝香 4g, 天竺黃 40g, 雄黃, 辰砂 各20g을 細末하고 甘草膏와 합쳐서 皂角子 크기로 환을 만들고 朱砂로 丸衣를 입힌다. 1환씩 薄荷湯과 함께 복용한다.

【효능 및 주치】

清熱化痰, 鎭驚安神.
急驚, 痰厥, 高熱抽搐을 다스린다.

[1] 위생보감(衛生寶鑑)

【설명】

포룡환(抱龍丸)은 담열내온(痰熱內蘊)으로 인한 급경(急驚), 담궐(痰厥)을 다스리는 처방이다.

- **君藥**: 담성 – 祛風痰, 鎭痙
- **臣藥**: 천축황 – 清化熱痰
  웅황 – 祛痰解毒
  사향 – 開竅
  진사 – 安神
- **佐藥**: 박하 – 清利頭目
- **使藥**: 감초 – 調和諸藥

포룡환과 호박포룡환(琥珀抱龍丸)[2], 우황포룡환(牛黃抱龍丸)[3]의 주치는 동일하지만 차이가 있다.

원방 포룡환에는 거풍약(祛風藥)이 없고, 화담약(化痰藥) 위주로 구성되어, 담열내폐(痰熱內閉)와 욕동풍증(欲動風證)을 치료한다.

호박포룡환에도 거풍약이 없는데, 대신에 인삼(人蔘), 산약(山藥), 복령(茯苓), 호박(琥珀) 등의 안신약(安神藥)과 보약(補藥)이 들어가 체질이 비교적 약한 소아와 담열(痰熱)의 증상이 심하지 않은 증을 다스린다.

우황포룡환에는 전갈(全蝎), 강잠(僵蠶)의 거풍활담(祛風豁痰)하는 약이 들어가서 소아의 풍동경궐(風動痙厥)을 다스릴 뿐만 아니라 일체의 중풍담미(中風痰迷), 온열내폐(溫熱內閉), 신혼섬어(神昏譫語)를 다스릴 수 있다.

세 가지 포룡환이 각기 장점이 있기 때문에 병증과 체질의 허실완급(虛實緩急)에 따라서 잘 선택해서 사용해야 한다.

---

2 琥珀, 人蔘, 天竺黃, 茯苓, 檀香 各60g, 生甘草 120g, 枳殼, 枳實, 膽星 各40g, 朱砂 20g, 懷山藥 600g을 細末하여 芡實크기의 丸을 만들고 金箔으로 丸衣를 입힌다. 1~2丸씩 복용하고, 백일이 되지 않은 幼兒는 반씩 복용한다. 薄荷湯과 같이 복용한다. 清化熱痰, 鎭驚安神, 兼以扶正의 효능이 있다. 유과발휘(幼科發揮)에 실려 있다.

3 牛黃 2g, 膽星 40g, 辰砂, 全蝎 各6g, 茯苓 20g, 天竺黃 14g, 腰黃(雄黃), 琥珀 各10g, 麝香 0.8g, 僵蠶 12g을 細末하고, 膽星을 녹여 丸으로 만들고, 金箔으로 丸衣를 입혀서 鉤藤湯과 같이 복용한다. 鎭驚息風, 化痰開竅의 효능이 있다. 의학입문(醫學入門)에 실려 있다.

3. 비아환肥兒丸[1] 脾疳

肥兒丸用朮蔘甘비아환용출삼감 麥曲薈苓楂二連맥곡회령사이련

更合使君研細末갱합사군연세말 爲丸兒服自安然위환아복자안연

驗方別用內金朴험방별용내금박 苓朮青陳豆麥聯령출청진두맥련

檳曲蟾蟲連楂合빈곡섬충련사합 砂仁加入積消痊사인가입적소전

肥兒丸은 白朮, 人蔘, 甘草, 麥芽, 神麯, 蘆薈, 茯苓, 山楂, 二連(黃連, 胡黃連)에 使君子를 더해 細末하여 丸을 만든 것으로 小兒가 복용하면 편안해진다.
驗方肥兒丸은 鷄內金, 厚朴, 茯苓, 白朮, 青皮, 陳皮, 扁豆, 麥門冬,
檳榔, 神麯, 乾蟾, 穀蟲, 胡黃連, 山楂를 합하고,
砂仁을 加入한 처방으로 積을 消하여 낫게 한다.

【附方】

험방비아환(驗方肥兒丸)

【조성 및 용법】

人蔘, 蘆薈 各10g, 白朮, 胡黃連 各20g, 黃連 8g, 茯苓 12g, 麥芽, 神麯, 山楂肉 各14g, 炙甘草 6g, 使君子肉 16g을 갈아서 黍米크기의 黃米糊丸으로 만들어 20~30환씩 米湯과 함께 복용한다. 현재는 煉蜜丸으로 4g크기로 만들어 1~2丸씩 복용한다.

[1] 의종금감(醫宗金鑑)

【효능 및 주치】

殺蟲消積, 健脾清熱.

脾疳으로 인한 面黃消瘦, 身熱, 困倦嗜臥, 心下痞硬, 乳食懶進, 好食泥土, 肚腹堅硬疼痛, 頭大頸細, 有時吐瀉煩渴, 大便腥黏 등의 증을 다스린다.

【설명】

비아환(肥兒丸)은 비허충감(脾虛蟲疳)을 다스리는 처방이다.

- **君藥**: 사군자, 노회 – 驅蟲消積
- **臣藥**: 황련(苦寒) – 清熱下蛔, 清熱除濕消疳
- **佐藥**: 인삼, 백출, 감초, 복령 – 補脾
  산사, 맥아, 신곡 – 消積導滯.

비아환과 아래에 실린 험방비아환(驗方肥兒丸)[2] 두 처방 모두 비감(脾疳)을 다스리는데, 험방비아환은 빈랑(檳榔), 건섬(乾蟾), 오곡충(五穀蟲) 등의 살충제(殺蟲劑)와 계내금(雞內金), 육신국(六神麴) 등의 소적제(消積劑), 그리고 후박(厚朴), 청진피(青陳皮), 편두(扁豆), 백출(白朮)등의 조습제만(燥濕除滿)하는 약재가 들어간다. 따라서 살충소적(殺蟲消積)의 힘이 비교적 강하고, 인삼(人蔘) 등의 건비제가 없기 때문에 체력이 허약한 소아에게는 비아환을 사용하고, 체실(體實)한 소아에게는 험방비아환을 사용한다.

---

[2] 雞內金, 厚朴, 茯苓 各160g, 炒白朮 240g, 青皮, 陳皮 各80g, 炒扁豆, 炒麥門冬, 炒山楂 各320g, 檳榔 60g, 乾蟾 11只, 六神麴 500g, 穀蟲, 胡黃連, 砂仁 各120g을 細末하여 10g의 중량으로 蜜丸으로 만든다. 매번 1丸씩 米湯과 함께 복용한다. 殺蟲消積의 효능이 있어서 脾疳을 다스린다.

4. 팔진고八珍糕[1] 補虛健脾

八珍糕與小兒宜팔진고여소아의 蔘朮苓陳豆薏依삼출령진두의의

懷藥芡蓮糯粳米회약검련나갱미 健脾益胃又何疑건비익위우하의

八珍糕는 小兒에게 사용하는데, 黨參, 白朮, 茯苓, 陳皮, 扁豆, 薏苡仁, 懷山藥, 芡實, 蓮子肉, 糯米, 粳米이다. 健脾益胃함을 어찌 의심하리오.

【조성 및 용법】

黨蔘 120g, 白朮 80g, 茯苓, 扁豆, 薏苡仁, 懷山藥, 芡實, 蓮子肉 各240g, 陳皮 60g, 糯米, 粳米 各5升이다. 모든 약재를 細粉하여 白糖 400g을 넣고 쪄서 떡으로 만들어 물이나 차와 함께 먹는다.

【효능 및 주치】

補虛健脾.

小兒脾胃虛弱으로 인한 消化不良, 形瘦色黃, 腹臌便溏 등의 증을 다스린다.

【설명】

팔진고(八珍糕)는 비위허약(脾胃虛弱)한 아이에게 복용시키는 떡이다.

- **君藥:** 당삼 – 健脾益胃
- **臣藥:** 백출, 복령, 편두, 의이인 – 健脾利濕
  회산약, 검실, 연자육 – 健脾止瀉
  나미, 갱미 – 健脾强胃

본방을 떡으로 만들어, 백당(白糖)을 가미하면 맛있는 음식이 되므로 소아가 복용하기 편하다.

---

[1] 외과정종(外科正宗)

5. 보적단保赤丹[2] 痰涎壅滯

保赤丹中巴豆霜보적단중파두상 朱砂神麯膽星嘗주사신곡담성상

小兒急慢驚風發소아급만경풍발 每服三丸自不妨매복삼환자불방

保赤丹은 巴豆霜, 朱砂, 神麯, 膽星이다.
小兒의 急慢驚風이 發生할 때, 3丸씩 복용하면 손상이 없다.

【조성 및 용법】

巴豆霜 12g, 朱砂, 膽星 各40g, 神麯 60g을 細末하여 綠豆大크기로 神麯糊丸을 만들고, 朱砂로 丸衣를 입힌다. 2~3丸씩 복용한다.

【효능 및 주치】

清熱導滯, 化痰鎮驚.
小兒急慢驚風 및 胎火內熱積滯, 停食停乳, 痰涎壅盛으로 인한 肚腹脹滿, 身熱面赤, 煩躁不安, 大便秘結 등의 증을 다스린다.

【설명】

보적단(保赤丹)은 내열적체(內熱積滯), 담연옹성(痰涎壅盛)으로 인한 급만경풍(急慢驚風)을 다스리는 처방이다.

- **君藥**: 파두상 – 蕩滌積滯, 祛痰開結
- **臣藥**: 담남성 – 祛風化痰定驚
  신곡 – 健胃消食化滯
  주사 – 鎮靜安神

---

2 고금의방집성(古今醫方集成)

찾아보기

저자 최 현 명

- 한의학박사
- 상지대학교 한의과대학 대학원 외래교수(現)
- 경희영창한의원 원장(現)
- KBS1, KBS2, tvn, 이데일리티비, 채널A, 채널view, mbn 자문 출연
- 저서
  - 내 몸을 살리는 공진단이야기
  - 본초학 입문 필독서 시리즈 1 : 약성가괄사백미

방제학 입문 필독서 시리즈 2

탕 두 가 결

인　쇄　2019년 3월 8일
발　행　2019년 3월 15일
편　저　최현명
발 행 인　김정찬
발 행 처　도서출판 정담
주　소　서울특별시 송파구 송이로17길 50-27
(가락동 13-10) 2층
전　화　02-443-2791
팩　스　02-430-7370
홈페이지　www.jdb.co.kr
등　록　제 22-135호
정　가　38,000원
I S B N　978-89-8085-857-6